AF552151

Annette Hinz-Wessels

Das Robert Koch-Institut im Nationalsozialismus

Kulturverlag Kadmos Berlin

Titelseite oben: unter Verwendung des Fotos Reichsgesundheitsführer Leonardo Conti bei einer Institutsbesichtigung, 1.4.1942. Im Vordergrund Gerhard Rose. Titelseite unten: Robert Koch-Ehrung anlässlich seines 25. Todestages

Bibliografische Information Der Deutschen Nationalbibliothek

Die Deutsche Nationalbibliothek verzeichnet diese Publikation in der Deutschen Nationalbibliografie; detaillierte bibliografische Daten sind im Internet über <http://dnb.d-nb.de> abrufbar

Internet: www.kulturverlag-kadmos.de
Umschlaggestaltung: kaleidogramm, Berlin,
Gestaltung und Satz: kaleidogramm, Berlin
Druck: Opolgraf SA
Printed in EU
ISBN 978-3-86599-463-9

Inhalt

Vorwort

Dieses Buch ist Ergebnis eines zweijährigen Forschungsprojekts. Im April 2006 nahm eine kleine Forschergruppe die Arbeit am Berliner Institut für Geschichte der Medizin auf. Sie hatte die Aufgabe, der Frage nach den Verstrickungen des Robert Koch-Instituts während der Zeit des Nationalsozialismus nachzugehen. Ein besonderes Interesse galt einerseits der Beteiligung von Mitarbeiterinnen und Mitarbeitern des Instituts an den »Verbrechen gegen die Menschlichkeit« – ob nun im Zuge der »Ostraumpolitik«, bei der Entwicklung von Arzneimitteln und Impfstoffen oder im Rahmen von erb- und rassenhygienisch motivierten Forschungen – und andererseits der Haltung des Robert Koch-Instituts als öffentliche Institution in dieser Zeit.

Initiiert und finanziert wurde die Forschung durch das Robert Koch-Institut. Dem Beispiel anderer großer Forschungseinrichtungen folgend hatte sich das Präsidium des Instituts entschlossen, sich offensiv mit der eigenen Vergangenheit auseinanderzusetzen. Seit den Nürnberger Ärzteprozessen war bekannt, dass Gerhard Rose, Leiter der Abteilung für Tropenmedizin und zugleich Vizepräsident der Einrichtung, maßgeblich an Versuchen mit Fleckfieberimpfungen in Konzentrationslagern beteiligt war. Die Beteiligung weiterer Wissenschaftler wurde vermutet. Einen konkreten Anlass für diese Aufarbeitung gab es nicht. Anders als beispielsweise im Falle der Max-Planck-Gesellschaft gab es auch keine aktuelle Debatte. Vielmehr wollte Reinhard Burger, zu dieser Zeit Vizepräsident des Instituts und treibende Kraft der Initiative, solchen Nachfragen bereits im Vorfeld entgegnen. Mit der umfangreichen Ausstattung des Forschungsprojekts in Form von zwei halben wissenschaftlichen Mitarbeiterstellen, studentischen Hilfskräften und umfangreichen Mitteln für zwei wissenschaftliche Tagungen hat das Institut einen beispielhaften Schritt getan.

Begleitet und kuratiert wurde das Forschungsprojekt durch die *Kommission zur Geschichte des Robert Koch-Instituts im Nationalsozialismus*. Mit Christian Bonah, Strasbourg; Christoph Gradmann, Oslo; Volker Hess, Berlin; Marion Hulverscheidt, Heidelberg (seit 2007); Peter Kröner, Münster; Andrew Mendelsohn, London; Carola Sachse, Wien; Rüdiger vom Bruch, Berlin; Paul Weindling, Oxford und Rolf Winau, Berlin († 2006) war der Beirat international besetzt und wissenschaftlich ausgewiesen.

Diese Expertise sichert die vom Robert Koch-Institut eingeforderte Unabhängigkeit des Forschungsprojekts und steht für die Objektivität und Gewähr der Forschungsresultate ein. Auch die Entstehung dieses Buchs hat der wissenschaftliche Beirat kritisch und engagiert begleitet. Getragen und durchgeführt wurde das Vorhaben von den wissenschaftlichen Mitarbeiterinnen des Projekts, Marion Hulverscheidt (bis Ende 2006), Anja Laukötter (seit August 2006) und Annette Hinz-Wessels. Ohne ihre Forschungen wäre das Buch nicht entstanden. Hierfür sei allen drei ganz herzlich gedankt.

Ein besonderer Dank gilt Reinhard Burger. Ihm war das Forschungsprojekt eine Herzensangelegenheit – und dank seines Engagements war das Robert Koch-Institut für uns stets mehr als nur ein Drittmittel- und Auftraggeber, nämlich eine um ihre eigene Geschichte und die damit verbundene Identität ringende Institution. Es kann hier nicht allen namentlich gedankt werden, die zum Gelingen dieses Projekts beitragen haben. Stellvertretend für die stets hilfsbereiten Institutsmitarbeiter gilt ein ausdrücklicher Dank jedoch dem ehemaligen Präsidenten des Robert Koch-Instituts, Reinhard Kurth, sowie der Verwaltungsleiterin, Anke Engelbert, und namentlich Frau Ulrike Folkens, ferner der Sekretärin des Berliner Instituts für Geschichte der Medizin, Stefanie Voth, und der studentischen Hilfskraft des Projekts, Lukas Engelmann.

Die Ergebnisse des Forschungsvorhabens werden der Öffentlichkeit in drei Formaten präsentiert: Neben mehreren Aufsätzen in medizin- und wissenschaftshistorischen Zeitschriften wird der von Anja Laukötter und Marion Hulverscheidt herausgegebene Sammelband das ganze Spektrum der national und international laufenden Forschungen bieten. Das vorliegende Buch hat ein anderes Ziel: Es will auf der Grundlage vorhandener Literatur und umfangreicher Archivrecherchen in einem handlichen Format und möglichst allgemein verständlich die Geschichte des Robert Koch-Instituts im Nationalsozialismus darstellen – angesichts der Vielfalt der Aufgaben dieser Einrichtung und der Bandbreite der vorliegenden Forschungen und Archivalien ein Unterfangen, das nur mit erheblichem Aufwand zu realisieren war.

Volker Hess, für die *Kommission zur Geschichte des Robert Koch-Instituts im Nationalsozialismus* im Juli 2008

Vorwort zur dritten Auflage

Als im Oktober 2008 »Das Robert Koch-Institut im Nationalsozialismus« erschien, hätte niemand, auch die Autorin und der Verlag nicht, damit gerechnet, dass dieses kompakte Buch 2012 eine zweite und nun sogar eine dritte Auflage erlebt. Das ist selbst in den Geschichtswissenschaften, wo wissenschaftliche Publikationen erst im zweiten oder dritten Jahr den Gipfel der Aufmerksamkeit erreichen, außergewöhnlich, ganz abgesehen von den Lebenswissenschaften, in denen Zitate üblicherweise nur in den ersten zwei Jahre nach Erscheinen als Indiz einer Rezeption gezählt werden. So stellt die erneute Auflage einen nachdrücklichen Beleg für die Qualität der Darstellung dar, die als Auftragsarbeit aus einem bemerkenswerten Forschungsprojekt (siehe Vorwort 2008) hervorgegangen ist. Das noch im gleichen Jahr mit dem »Herbert-Lewin-Preis zur Rolle der Ärzteschaft in der Zeit des Nationalsozialismus« ausgezeichnete Werk von Annette Hinz-Wessels markiert auch heute noch den Stand der Forschung. Knapp, präzise und unaufgeregt bilanziert die Historikerin, wie einzelne Mitarbeiter und die renommierte Institution im Ganzen in die medizinischen Verbrechen des Nationalsozialismus involviert war.

Das aktuelle Interesse an der Geschichte des Robert Koch-Instituts, das seit Monaten im Zentrum der täglichen Nachrichten steht, ist keine Überraschung. Die anhaltende Nachfrage belegt aber auch, dass eine kritische Auseinandersetzung mit der eigenen Vergangenheit das Ansehen einer Institution keineswegs beschädigt oder ihrer wissenschaftlichen Anerkennung und öffentlichen Reputation im Wege steht. Ganz im Gegenteil: Eine ernsthafte Beschäftigung mit der eigenen Geschichte, so schmerzhaft sie manchmal auch sein mag, bildet eine der Voraussetzungen für die Authentizität und Glaubwürdigkeit einer Institution, die mit ihrer Expertise weit über Deutschland hinaus Halt und Orientierung bietet in diesen Zeiten der Corona-Pandemie.

Berlin, im September 2020

Prof. Dr. Volker Hess,
Charité Universitätsmedizin Berlin

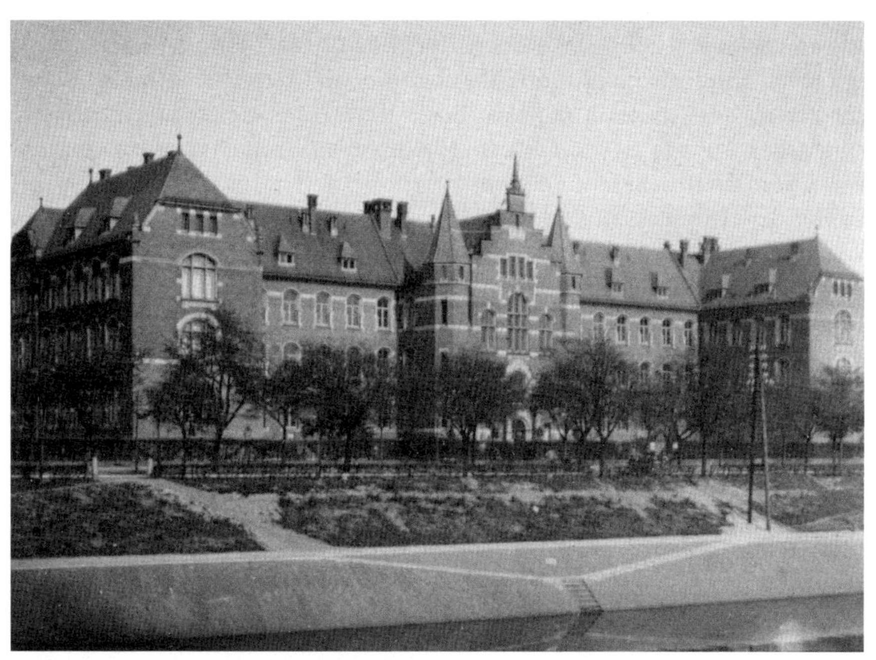

Das Robert Koch-Institut (um 1900)

I. Historischer Überblick

Mit der Gründung des Robert Koch-Instituts im Jahr 1891 wurde die moderne Bakteriologie in Deutschland auch außerhalb der medizinischen Fakultäten institutionalisiert. Die Aufgaben des Instituts bestanden in der wissenschaftlichen Erforschung der Infektionskrankheiten, der Beratung von Regierungsstellen in der Frage der Prävention und Bekämpfung von Infektionskrankheiten sowie der gesundheitlichen Versorgung der Bevölkerung. Mit diesem Auftrag nahm das Robert Koch-Institut eine Sonderstellung innerhalb der medizinischen Forschungslandschaft in der Kaiserzeit und der Weimarer Republik ein, wobei sich im internationalen Vergleich ähnliche Institutsgründungen finden lassen. Im folgenden Kapitel sollen die Gründungskonstellation, das Verhältnis des Robert Koch-Instituts zur staatlichen und akademischen Forschung, zu Militär und Industrie, ferner seine Auslandsbeziehungen bis zum Ende der Weimarer Republik nachgezeichnet werden, um seine Stellung innerhalb der nationalen und internationalen Wissenschaftslandschaft kurz vor der nationalsozialistischen Machtübernahme deutlich zu machen.

Das 1891 in Berlin errichtete »Königlich Preußische Institut für Infektionskrankheiten« sollte dem Direktor des Hygiene-Instituts an der Berliner Universität und international gefeierten Entdecker des Tuberkuloseerregers[1], Robert Koch (1843–1910), eine geeignete, von allen akademischen Lehrverpflichtungen befreite Arbeitsstätte für seine weiteren Forschungen auf dem Gebiet der Mikrobiologie bieten.[2] Vordergründig stand die Institutionsgründung in engem Zusammenhang mit der Geschichte des von Koch entdeckten vermeintlichen Heilmittels gegen Tuberkulose, des sogenannten Tuberkulins, doch verband die ihn fördernde preußische Ministerialbürokratie, insbesondere der zuständige Referent im Kultusministerium und »heimliche Kultusminister«, Friedrich Althoff (1839–1908), durchaus weitergehende Absichten mit diesem Schritt. Althoffs Pläne liefen auf eine außeruniversitäre, nach dem Vorbild der Berliner Physikalisch-Technischen Reichsanstalt und des Pariser Institut Pasteur organisierte Großforschungseinrichtung auf dem Gebiet der Mikrobiologie und Seuchenbekämpfung hinaus.[3]

Dieser Schritt, der einen Meilenstein in der Institutionalisierung der Bakteriologie als wissenschaftliche Disziplin bedeutete, war Folge ihres um 1870 beginnenden Aufstiegs »von einem Nischenfach für Botaniker und experimentelle Pathologen zu einer der Leitdisziplinen naturwissenschaftlich orientierter Medizin«.[4] Mit ihrer Etablierung als neue Leitwissenschaft verbinden sich die Namen von Louis Pasteur (1822–1895) und Robert Koch, deren Forschungen zu Entstehung und Ursachen von Krankheiten die Fundamente der modernen Mikrobiologie legten. Ihre Pionierleistungen, die spektakulären Erregernachweise und die Entwicklung wirksamer Impfstoffe und Therapien durch Koch, Pasteur und ihre Schüler wurden von der Öffentlichkeit auf der ganzen Welt wahrgenommen. Innerhalb weniger Jahre entstanden ab 1887 in Frankreich, Russland, Deutschland, England und anderen Staaten wissenschaftliche Institute, die sich speziell mit der Erforschung von Infektionskrankheiten und ihrer Bekämpfung befassten.

Als Vorbild für die bauliche Ausführung und die technischen Anlagen diente das Institut Pasteur in Paris.[5] Nach dem Wunsch Kochs bestand sein Institut aus einer wissenschaftlichen Abteilung, die in einem unmittelbar an die Charité angrenzenden Wohneckhaus in Triangel-Form untergebracht wurde, und einer Krankenabteilung, für die man eigens angefertigte Baracken mit mehr als einhundert Betten auf dem Charité-Gelände aufstellte. Zum wissenschaftlichen Personal zählten in der Anfangszeit neben dem am 8. Juli 1891 offiziell durch Wilhelm II. zum Direktor ernannten Koch zwei Abteilungsvorsteher sowie vier Assistenten, darunter zwei kommandierte Militärärzte, ferner drei Volontärassistenten.[6] Zwar standen zunächst Untersuchungen über das Tuberkulin im Vordergrund der Institutsarbeit, doch befassten sich die Mitarbeiter parallel auch mit anderen Forschungsfragen. Bereits in seiner Anfangsphase wurde das neue Institut anlässlich des Cholera-Ausbruchs in Hamburg im Jahr 1892 zudem in der konkreten Seuchenbekämpfung tätig.[7] Die Beratung von Regierungsstellen in Fragen der Prävention und Bekämpfung von Infektionskrankheiten, die Erarbeitung von Gutachten, Gesetzestexten und Richtlinien sowie die Umsetzung der getroffenen Entscheidungen in praktische Bekämpfungsmaßnahmen zählte neben der wissenschaftlichen Forschung seitdem zu seinen Hauptaufgaben. Darüber hinaus war das Institut konkret in der medizinischen Versorgung der Bevölkerung tätig: Nach dem Ersten Weltkrieg wurde es Medizinaluntersuchungsamt für den Regierungsbezirk Potsdam und Teile des Regierungsbezirkes Frankfurt/Oder. In der serologischen Abteilung wurden Untersuchungen auf Syphilis vorgenommen, zudem stellte das Institut diagnostische Sera und verschiedene Impfstoffe her und nahm im Rahmen der Tollwutprophylaxe selbst »Wutschutzbehandlungen« vor.

Schon bald nach der Institutsgründung wurde eine Verlegung der Einrichtung notwenig, für die das Kultusministerium ein geeignetes städtisches Grundstück am Nordufer des Spandauer Schifffahrtskanals neben dem bereits in Angriff genommenen vierten städtischen Krankenhaus (später Rudolf-Virchow-Krankenhaus) erwarb. Der nach den Plänen Kochs ausgeführte Institutsneubau wurde 1897 begonnen und im Herbst 1901 vollendet.[8]

Koch selbst behielt die Institutsleitung bis zu seiner Pensionierung im Oktober 1904 inne. Nachfolger wurde der von ihm favorisierte Ordinarius für Hygiene an der Universität Gießen, Georg Gaffky (1850–1918), der die Stelle jedoch nur auf den dringenden Wunsch seines Lehrers und engen Freundes Robert Koch annahm.[9] Während Gaffkys Amtszeit wurde dem Institut anlässlich der 30-jährigen Wiederkehr der Entdeckung des Tuberkelbazillus am 24. März 1912 der Namenszusatz »Robert Koch« verliehen.

Nach Gaffkys Ausscheiden im Jahr 1913 belastete das vergleichsweise geringe Direktorengehalt die Suche nach einem Nachfolger erheblich.[10] Die Wunschkandidaten der Kultusbehörde, nämlich Friedrich Löffler (1852–1915) in Greifswald, Richard Pfeiffer (1858–1945) in Breslau und Wilhelm Kolle (1868–1935) in Bern – sämtlich Schüler von Koch –, lehnten es nach vertraulichen Verhandlungen ab, ihre besser dotierten Universitätsstellen zugunsten der Leitung des Robert Koch-Instituts aufzugeben.[11] Schließlich trat Löffler doch die Nachfolge an – nachdem ihm eine nichtpensionsfähige Zulage gewährt worden war. Angesichts seines frühen Todes am 9. April 1915 bildete sein Direktorat jedoch nur eine kurze Episode in der Institutsgeschichte. Seine Nachfolge bereitete diesmal noch größere Schwierigkeiten als zwei Jahre zuvor. Die Verhandlungen mit mehreren Professoren der Hygiene scheiterten zum einen an der fehlenden Lehrtätigkeit, auf die die Mehrzahl der Hochschullehrer nicht verzichten wollte, zum anderen an den erheblich höheren Einnahmemöglichkeiten an den Universitäten.[12] Der Innenminister sah sich schließlich gezwungen, auf einen Gelehrten zurückgreifen zu müssen, »der zwar wissenschaftlich tüchtig, aber doch nicht so allgemein anerkannt« war, nämlich auf den bisherigen Abteilungsvorsteher am Institut, Fred Neufeld (1869–1945).[13] Mit Neufeld, der die Einrichtung bis 1933 leiten sollte, trat erstmals ein Wissenschaftler an die Spitze des Instituts, der bis auf einen mehrjährigen Aufenthalt im Kaiserlichen Gesundheitsamt seine gesamte Berufslaufbahn am Robert Koch-Institut absolviert hatte. Anders als seine Vorgänger, die im Zuge der Etablierung der Bakteriologie auf die in den 1880er Jahren neugegründeten Hygiene-Lehrstühle gelangten, konnte Neufeld nicht auf eine Hochschulkarriere zurückblicken.

Die zunehmende Distanz zwischen den Hygiene-Instituten der Universitäten und dem Robert Koch-Institut, die in der »Hausberufung« Neufelds zum Ausdruck kam, spiegelte sich auch in der Debatte um die ministerielle Zuordnung wider. Wie die Universitäten und ihre Institute gehörte das Robert Koch-Institut zunächst zum Ressort des Ministeriums der geistlichen, Unterrichts- und Medizinalangelegenheiten, wechselte jedoch bei einer Neuverteilung der ministeriellen Aufgabengebiete mit der gesamten Medizinalabteilung zum 1. April 1911 in den Zuständigkeitsbereich des Innenministeriums.[14] Nach dem Ersten Weltkrieg wurde es dem neugegründeten Ministerium für Volkswohlfahrt zugeschlagen. Schon Kochs Nachfolger Gaffky hatte den Wechsel zum Innenministerium und die damit verbundene Trennung von der akademischen Forschung bedauert.[15] Aus demselben Grund trat Neufeld bei der Auflösung des Wohlfahrtsministeriums im Jahr 1932 vehement für eine Anbindung an das Wissenschaftsministerium ein. Seiner Auffassung nach lief das Institut ansonsten Gefahr, zu Lasten seiner Forschungstätigkeit allein auf den medizinalpolizeilichen Aufgabenbereich reduziert zu werden.[16] Das Innenministerium lehnte Neufelds Wunsch jedoch rundherum ab. Auf eine ressorteigene wissenschaftliche Beratung in der Seuchenbekämpfung wollte man keinesfalls verzichten. Die Schuld für die Situation sah das Innenministerium beim Kultusministerium, das den eigenen Bemühungen um einen personellen Austausch zwischen Universitäten und Robert Koch-Institut kein Entgegenkommen gezeigt habe.[17]

Die Folge dieser Haltung war seit dem Ersten Weltkrieg offensichtlich geworden. Trotz des weiterhin hervorragenden Rufes als Forschungseinrichtung fand kein Personaltransfer zwischen dem Robert Koch-Institut und den Universitäten mehr statt. Die Abteilungsleiter, die den Professorentitel als Amtsbezeichnung führten, wurden zwar regelmäßig zu Honorarprofessoren ernannt, jedoch nicht mehr auf Universitätslehrstühle berufen. Auf der anderen Seite fanden sich keine Professoren zur Übernahme von Leitungsfunktionen am Institut bereit. Der letzte Wechsel eines Universitätslehrers an das Robert Koch-Institut erfolgte 1919, als der bisherige Abteilungsvorsteher am Pathologischen Institut der Berliner Universität, Julius Morgenroth (1871–1924), an die Spitze der neugeschaffenen Chemotherapeutischen Abteilung trat. Dieser mangelnde Personalaustausch veränderte die Mitarbeiterstruktur des Instituts erheblich[18], denn nun erfolgte die Wiederbesetzung freigewordener Abteilungsleiterstellen ausschließlich aus dem bestehenden Mitarbeiterstab. Mangels Aufstiegsmöglichkeiten in besser besoldete Stellen an anderen Instituten – vor allem auf Universitätslehrstühle für Hygiene –, wandelten sich die Abteilungsleiterstellen in der Weimarer Zeit zu »Lebensstellungen«. Die daraus abgeleiteten Forderungen nach einer finanziellen Gleichstellung mit den Ordinarien und

Abteilungsleitern an Universitätsinstituten oder mit den wissenschaftlichen Mitgliedern der Kaiser-Wilhelm-Institute fanden allerdings keine ministerielle Zustimmung.[19]

Im Zuge der Weiterentwicklung und Ausdifferenzierung der Bakteriologie waren das Institut nach der Wende zum 20. Jahrhundert schrittweise ausgebaut und neue Abteilungen zur Bearbeitung von Spezialfragen eingerichtet worden. Bereits 1901 wurde eine Abteilung für besonders gefährliche Krankheiten gegründet, die später als »Seuchenabteilung« die unterschiedlichsten Fragestellungen in der Bakteriologie bearbeitete. Im selben Jahr entstand eine Chemische Abteilung, auf der unter Bernhard Proskauer (1851–1915) und später unter dem langjährigen Abteilungsleiter Georg Lockemann (1871–1959) vor allem Untersuchungen über Desinfektion, Konservierung und Sterilisierung stattfanden. Das 1902 errichtete Serologische Laboratorium diente unter der Leitung von August von Wassermann (1866–1925) und seinem Nachfolger Richard Otto (1872–1952) in erster Linie der Behandlung von Immunitätsfragen. Die von Koch und seinen Mitarbeitern betriebene Tropenforschung wurde in der 1905 gegründeten Abteilung für Tropenkrankheiten und -hygiene fortgeführt. 1906 wurde darüber hinaus die bereits 1898 begründete Wutschutzabteilung selbständig und erhielt mit Otto Lentz (1873–1952) eine eigene Leitung. Ein weiterer Institutsausbau führte 1913 zur Abtrennung einer allgemeinbakteriologischen Abteilung und während des Weltkriegs zur Errichtung einer eigenständigen Pockenabteilung. Deren langjähriger Leiter, Heinrich A. Gins (1883–1968), stand zugleich der staatlichen Impfanstalt in Berlin vor. Schließlich folgten 1919 die Gründung der Chemotherapeutischen Abteilung und im darauffolgenden Jahr die Abtrennung eines Untersuchungsamts für die Regierungsbezirke Potsdam und Frankfurt/Oder von der Seuchenabteilung. In der Weimarer Zeit gliederte sich das Institut in insgesamt zehn Abteilungen: 1. Abteilung des Direktors; 2. Allgemeinbakteriologische Abteilung; 3. Seuchenabteilung; 4. Untersuchungsamt; 5. Serologische Abteilung; 6. Tropenabteilung; 7. Wutschutzabteilung; 8. Pockenabteilung; 9. Chemotherapeutische Abteilung; 10. Chemische Abteilung.[20]

Enge Verbindungen – sowohl in personeller als auch in institutioneller Hinsicht – bestanden seit der Institutsgründung zum Kaiserlichen Gesundheitsamt (ab 1918 Reichsgesundheitsamt), das 1876 als wissenschaftliche Zentralbehörde auf dem Gebiet des Medizinal- und Veterinärwesens im Deutschen Reich gegründet worden war. Als Arbeitsstätte Robert Kochs in den 1880er Jahren stellte es zudem die Wiege der bakteriologischen Forschung in Deutschland dar.[21] Koch wechselte zwar 1885 an die Spitze des neugegründeten Hygiene-Instituts der Berliner Universität und später an das eigens für ihn errichtete Preußische Institut für Infektionskrankheiten, gehörte jedoch dem Kaiserlichen Gesundheitsamt weiterhin als ordentliches Mitglied im Nebenamt (ab 1892 als außerordentliches Mitglied) an, bis diese Einrichtung durch die Bildung des Reichsgesundheitsrates im Jahre 1901 abgeschafft wurde.[22] Die Zusammenarbeit der beiden Institutionen, die in der Forschung gar als Arbeitsteilung beschrieben wird[23], ergab sich schon aufgrund der starken Länderautonomie auf dem Gebiet des Medizinal- und Veterinärwesens und der geringen Befugnisse des Reichsgesundheitsamts, dessen Aufgaben im Wesentlichen in der Beratung von Regierungsstellen, Vorbereitung von Gesetzen und Aufklärung der Bevölkerung bestanden. Sie wurde besonders im Rahmen der Seuchenbekämpfung sichtbar wie beispielsweise während der Cholera-Epidemie im Jahr 1892 und der 1903 anlaufenden systematischen Typhusbekämpfung im Südwesten Deutschlands, ferner bei den gemeinsamen wissenschaftlichen Untersuchungen der Lübecker Impfkatastrophe von 1930.[24] Auch die gemeinsamen Studienreisen zur Erforschung einzelner Seuchen wie die Pestexpeditionen 1897 nach Indien und 1899 nach Portugal oder die Schlafkrankheitsexpedition nach Deutsch-Ostafrika in den Jahren 1906/07 sind Ausdruck dieser engen personellen und institutionellen Kooperation.[25]

Darüber hinaus stand das Robert Koch-Institut – wie auch das Kaiserliche Gesundheitsamt – in enger Verbindung mit dem Militär. Bereits am Kaiserlichen Gesundheitsamt hatte Koch, der aufgrund einer hochgradigen Kurzsichtigkeit nicht die erhoffte militärärztliche Laufbahn einschlagen konnte[26], eng mit Angehörigen des Sanitätscorps zusammengearbeitet. Seine beiden ältesten Schüler und späteren Nachfolger im Amt des Institutsdirektors, Gaffky und Löffler, waren als Sanitätsoffiziere zum Kaiserlichen Gesundheitsamt abgeordnet. Diese Kommandos zur bakteriologischen Spezialausbildung wurden beim Kaiserlichen Gesundheitsamt bereits seit 1877 durchgeführt und waren nach der Gründung des Instituts für Infektionskrankheiten auch dort üblich.[27] Die regelmäßige Anwesenheit von zwei bis drei Militärärzten war von beiderseitigem Nutzen, denn die zur Fortbildung abkommandierten Sanitätsoffiziere übernahmen Aufgaben des Instituts, ohne dessen Budget zu belasten. Zu diesen Militärärzten zählte auch der spätere Präsident des Robert Koch-Instituts, Friedrich Karl Kleine (1869–1951), der 1900 als Sanitätsoffizier an das Institut kam und Koch in den folgenden Jahren mehrfach auf dessen Tropenexpeditionen begleitete. Diese wissenschaftlich-militärische Zusammenarbeit im beiderseitigen Interesse beschränkte sich nicht nur auf die bakteriologische Fortbildung von Militärärzten und deren Einbindung in die Institutsaufgaben, sondern erstreckte sich auch auf die praktische Seuchenbekämpfung. Bekanntestes Beispiel ist die oben bereits erwähnte systematische Typhusbekämpfung im südwestlichen Grenzgebiet des Reiches, das als mögliches Aufmarschgebiet gegen Frankreich von besonderem militärischem Interesse war (»Schlieffen-Plan«).[28] Infolge der im Versailler Vertrag festgelegten Bestimmungen über die deutschen Streitkräfte (Reduzierung auf ein 100.000-Mann-Heer, Auflösung der militärischen Akademien etc.) brachen die direkten Kontakte zwischen dem Institut und dem Militär nach dem Ersten Weltkrieg allerdings ab und wurden erst im Zuge der nationalsozialistischen Kriegsvorbereitungen wieder aufgenommen.[29]

Der Typ des aus kaiserlichen Kolonial- und Militärdiensten stammenden Wissenschaftlers lebte während der Weimarer Republik auf der Ebene der Abteilungsleiter jedoch weiter fort: Kleine, der im Weltkrieg als Chefarzt der Schutztruppe in Afrika tätig gewesen war, schied zum 1. April 1920 im Range eines Generaloberarztes aus dem Heeresdienst aus, um die Seuchenabteilung am Robert Koch-Institut zu übernehmen.[30] Ehemalige Militär- bzw. Kolonialärzte waren auch die langjährigen Abteilungsleiter Bruno Lange (1885–1942), Georg Lockemann, Richard Otto und Claus Schilling (1871–1946). Darüber hinaus verfügten zahlreiche Institutsmitglieder über Weltkriegserfahrungen als beratende Hygieniker oder Lazarettärzte.

Schon in der Gründungsphase war mit der Verlagerung der Tuberkulinproduktion in die Farbwerke Höchst eine enge Kooperation zwischen dem Robert Koch-Institut und der noch jungen pharmazeutisch-chemischen Industrie aufgenommen worden.[31] Die weitere Zusammenarbeit erstreckte sich vor allem auf die Prüfung von Arzneimitteln und zwar zum einen im staatlichen Auftrag, zum anderen im Auftrag der Industrie. So war die staatliche Kontrollstation zur Prüfung des von der Industrie hergestellten Diphtherieserums zunächst im Robert Koch-Institut eingerichtet worden, bevor sie 1896 in ein eigenes Institut unter der Leitung von Paul Ehrlich (1854–1915) umgewandelt und 1899 als Institut für experimentelle Therapie nach Frankfurt verlagert wurde.[32] Darüber hinaus waren Mitglieder des Instituts als staatliche Serumkontrolleure bei der Schering-Kahlbaum AG tätig.[33] Im Auftrag der Bayer-Werke Leverkusen unternahm Kleine Anfang der 1920er Jahre eine Forschungsreise nach Afrika, um die Wirkung des von Bayer entwickelten Präparates »Bayer 205« (Germanin) gegen menschliche und tierische Trypanosomenerkrankungen zu testen.[34] Derartige Kooperationen wurden auch unter dem NS-Regime weitergeführt und im Zweiten Weltkrieg noch erheblich ausgeweitet. Der Tropenmediziner Gerhard Rose führte ab 1939 in Zusammenarbeit mit der IG Farben Versuche mit synthetischen Prophylaxe- und Heilmitteln gegen Malaria an Psychiatriepatienten durch (vgl. Kap. III).

Exkurs: Wissenschaftlerinnen am Robert Koch-Institut

Im November 1894 trat mit Lydia Rabinowitsch (1871–1935, seit 1898 Rabinowitsch-Kempner) erstmals eine Wissenschaftlerin in das Institut ein, die später zu einer der führenden Persönlichkeiten in der Tuberkuloseforschung avancierte.[35] Nach einer einjährigen Tätigkeit als freiwillige wissenschaftliche Hilfsarbeiterin wechselte sie 1895 an das Woman's Medical College in Philadelphia (USA) und kehrte 1898 an das Koch'sche Institut zurück. Hier forschte sie vor allem zur Übertragung der Tuberkulose durch Milch, bis sie 1903 aufgrund der ablehnenden Haltung ihrer Kollegen das Institut verlassen und ihre Arbeit im Pathologischen Institut der Berliner Universität weiterführen musste.[36] Während ihres gesamten Institutsaufenthaltes hatte Lydia Rabinowitsch-Kempner keine vergütete Stellung innegehabt, ebenso wenig wie Rhoda Erdmann (1870–1935), die ab 1909 durch die Fürsprache ihres Doktorvaters Richard von Hertwig (1850–1937) einen Arbeitsplatz am Institut erhielt.[37] Sie forschte dort auf dem Gebiet der Protozoologie und Zellenlehre, bis sie 1913 mit einem Stipendium als Research Fellow an die Yale University wechselte. Nach ihrer Rückkehr aus den USA im Jahr 1919 habilitierte sie sich und richtete mit Unterstützung von Johannes Orth (1847–1923) am Institut für Krebsforschung eine Abteilung für experimentelle Zellforschung ein, die 1930 zu einem Universitätsinstitut aufgewertet wurde.[38]

In der Weimarer Republik stieg die Zahl der am Institut tätigen Wissenschaftlerinnen zwar, doch kamen diese mehrheitlich nur zur kurzzeitigen bakteriologischen Weiterbildung. Sie stammten weitgehend aus dem Ausland, vor allem aus der Sowjetunion.[39] Wenngleich Neufeld weiblichen Wissenschaftlern gegenüber durchaus aufgeschlossen war, riet er ihnen aufgrund ihrer schlechten Berufsaussichten grundsätzlich ab, unbesoldet am Institut zu arbeiten.[40] Zu den wenigen Frauen, die in der Weimarer Republik über einen längeren Zeitraum am Institut forschten, zählte die Allergologin Lucie Adelsberger (1895–1971, Abb. 1). Sie erhielt ab Januar 1928 eine monatliche Entlohnung in Höhe von 150 RM aus dem von Neufeld initiierten DFG-Forschungsprojekt über Überempfindlichkeiten. Zeitgleich arbeitete die aus Russland stammende Rochla Etinger geb. Tulczynska (1900–1990) gegen eine geringe Entschädigung in dem von der Notgemeinschaft unterstützten Forschungsprojekt über die Disposition von Infektionskrankheiten.[41] Beide Frauen, deren Arbeiten Neufeld sehr schätzte, mussten das Institut im Frühjahr 1933 aufgrund ihrer jüdischen Herkunft verlassen.

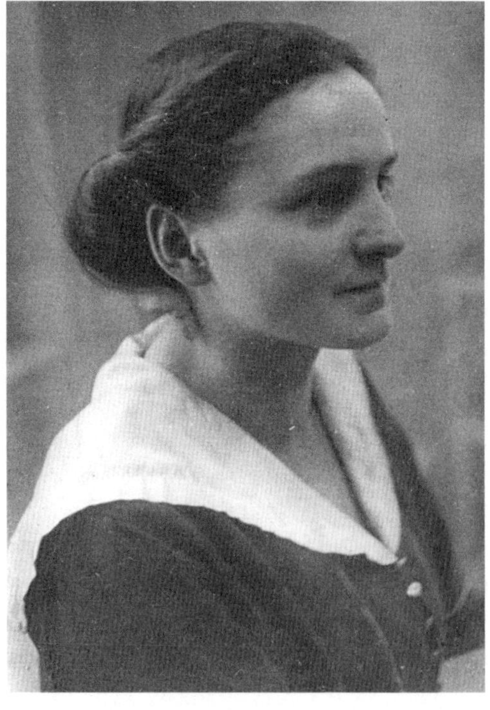

Abb. 1: Lucie Adelsberger, um 1930

Die geringe Anzahl von Wissenschaftlerinnen am Robert Koch-Institut entsprach der generell niedrigen Präsenz von Frauen im etablierten Wissenschaftsbetrieb in den ersten Jahrzehnten des 20. Jahrhunderts.[42] Insgesamt hatten zwischen 1901 und 1933 lediglich 15 Forscherinnen in Deutschland eine Titularprofessur inne bzw. erfolgreich eine Habilitation in der Medizin abgeschlossen. Von diesen waren immerhin zwei, nämlich Lydia Rabinowitsch-Kempner und Rhoda Erdmann, über mehrere Jahre am Robert Koch-Institut tätig gewesen.[43]

Die Anerkennung der wissenschaftlichen Leistungen Robert Kochs und seiner Schüler Emil von Behring (1854–1917) und Paul Ehrlich hatte ihren sichtbarsten Ausdruck in der Verleihung des Nobelpreises für Medizin gefunden. Eine derartig hohe Würdigung wurde späteren Mitarbeitern des Robert Koch-Instituts nicht mehr zuteil, auch wurden ihre Forschungsergebnisse in der Öffentlichkeit weitaus weniger wahrgenommen als in der Phase der spektakulären Erregernachweise. Dies lag nicht zuletzt an den sich ändernden Rahmenbedingungen: Zum einen führte die Weiterentwicklung der medizinischen Bakteriologie zu einer erheblichen Ausdifferenzierung des Faches und zur Spezialisierung der Wissenschaftler, zum anderen erhielt die Bakteriologie als bisher unangefochtene Leitwissenschaft der Hygiene und öffentlichen Gesundheitspflege nach der Jahrhundertwende Konkurrenz durch die neuen Disziplinen »Sozialhygiene« und »Rassenhygiene«.[44]

Unabhängig von diesen generellen Veränderungen bewahrte sich das Institut auch unter den Nachfolgern Kochs seinen hervorragenden Ruf als bakteriologische Forschungsstätte. Bis zum Beginn des Ersten Weltkriegs hielten sich regelmäßig ausländische Wissenschaftler zur Weiterbildung im Institut auf, darunter auch zahlreiche Forscher aus den Vereinigten Staaten.[45] Der Erste Weltkrieg konnte die Teilnahme des Instituts am internationalen Wissenschaftsaustausch nicht dauerhaft lahmlegen. Schon Anfang der 1920er Jahre wurde die regelmäßige Aufnahme von ausländischen Volontären wieder üblich, wenngleich nun vorrangig japanische und sowjetische Wissenschaftler(innen) um einen Praktikumsplatz nachsuchten. Mitarbeiter des Robert Koch-Instituts[46] wurden darüber hinaus schon in den frühen 1920er Jahren wieder zu Konferenzen im Ausland eingeladen, obwohl deutsche Forscher im Zuge alliierter Boykottmaßnahmen nach Kriegsende von zahlreichen internationalen Veranstaltungen ausgeschlossen waren.[47] Den ersten Anlass für eine Konferenzteilnahme bot das von der Hygiene-Organisation des Völkerbundes verfolgte Standardisierungsprogramm für Serum-Präparate.[48] Neufeld fehlte zwar noch auf der ersten Tagung im Dezember 1921 in London, besuchte jedoch die späteren Serum-Konferenzen in Paris 1922 und Genf 1924.[49] Im März 1922 nahm der Fleckfieberexperte am Robert Koch-Institut, Richard Otto, an der von der Hygiene-Organisation angeregten europäischen Sanitätskonferenz in Warschau teil.[50] Im darauffolgenden Jahr folgte er der Einladung der Hygiene-Organisation zur Teilnahme an wissenschaftlichen Untersuchungen über die Seradiagnostik der Syphilis in Kopenhagen.[51] Der Tropenmediziner Claus Schilling arbeitete seit 1925 in der internationalen Malariakommission des Völkerbundes mit.[52] Im selben Jahr wurde Friedrich Karl Kleine vom Völkerbund zum Mitglied einer Internationalen Kommission zur Erforschung der Schlafkrankheit ernannt.[53] Der Leiter der Pockenabteilung, Heinrich A. Gins, arbeitete in der Pockenkommission der Hygiene-Organisation mit, die zudem 1929 im Robert Koch-Institut tagte.[54] Durch die Mitarbeit in internationalen Gremien wurden die wissenschaftlichen Kontakte zu ausländischen Instituten mit ähnlichem Forschungs- und Aufgabenprofil wiederbelebt. Dies gilt auch für das Rockefeller Institute of Medical Research in New York.[55] 1924 erhielt der Instituts-Assistent Walter Levinthal (1896–1963) die Möglichkeit, am Rockefeller-Institut die dortigen Arbeitsmethoden näher kennen zu lernen. 1927 erging ein ähnliches Angebot an den Assistenten Fritz Kauffmann (1899–1978).[56] Im Herbst 1926 trat Neufeld auf Einladung des Direktors des Rockefeller-Instituts, Simon Flexner (1863–1946) eine USA-Reise an.[57] Bereits im darauffolgenden Jahr erwiderte Simon Flexner anlässlich einer Deutschlandreise den Besuch Neufelds (Abb. 2). Aus diesen persönlichen Treffen der beiden Forscher entwickelte sich ein langjähriger Briefkontakt und wissenschaftlicher Austausch, der sich bis weit in die 1930er Jahre verfolgen lässt.[58]

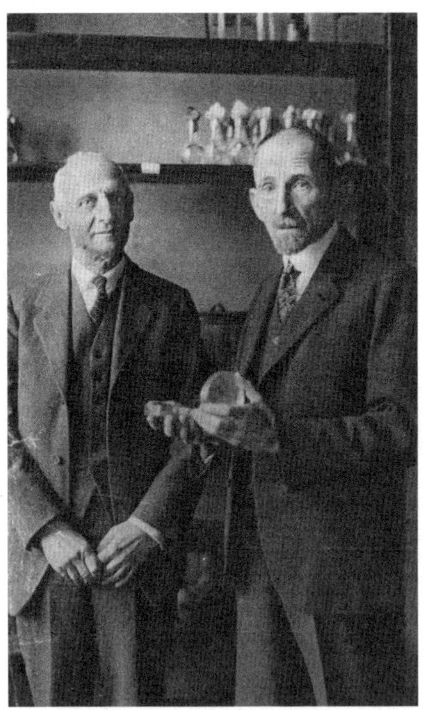

Abb. 2: Ein Foto von Fred Neufeld und Simon Flexner im Robert Koch-Institut erschien 1927 sowohl in deutschen Tageszeitungen als auch in der Weihnachtsausgabe der New York Times.

Neufeld nutzte seine USA-Reise auch zum Studium neuer, in Europa bisher nur wenig betriebener Forschungsrichtungen. Insbesondere die Untersuchungen Arthur F. Cocas (1875–1959) über Überempfindlichkeitskrankheiten (Heuschnupfen, Asthma) und dessen Ambulatorium fanden sein besonderes Interesse. Nach dem New Yorker Vorbild richtete Neufeld 1927 am Robert Koch-Institut ebenfalls ein Ambulatorium für Überempfindlichkeiten ein. Für dessen Betrieb sicherte er sich die Mitwirkung der Internistin und Kinderärztin Lucie Adelsberger, die Mitte der 1920er Jahre bereits am Institut gearbeitet und sich in ihrer Praxis im Berliner Wedding auf allergische Krankheiten spezialisiert hatte.[59] Das Ambulatorium war an die serologische Abteilung angebunden und fand in der Bevölkerung großen Zuspruch.[60] Auch die Notgemeinschaft der deutschen Wissenschaft erkannte die innovativen Forschungen auf dem Gebiet der Allergologie an und unterstützte sie mit finanziellen Zuschüssen.

Diese und weitere Zuwendungen der Notgemeinschaft sowie die Auszeichnungen verschiedener Institutsmitarbeiter für ihre Forschungen belegen, dass sich der mangelnde personelle Austausch mit den Universitäten keinesfalls negativ auf die wissenschaftliche Leistungsfähigkeit des Robert Koch-Instituts auswirkte. Die Notgemeinschaft[61] unterstützte ab 1923/24 zahlreiche Institutsstudien, sei es durch die Bewilligung von Forschungsstipendien oder die Bereitstellung von finanziellen Zuschüssen, technischem Gerät oder Versuchstieren. Die höchste Förderung erfuhren die 1927/28 gestellten Anträge von Fred Neufeld und Bruno Lange über vergleichende tierexperimentelle Untersuchungen des BCG-Impfstoffs gegen Tuberkulose, die mit insgesamt 25.000 RM unterstützt wurden. Weitere Bewilligungen erhielten die Abteilungsvorsteher Lockemann und Kleine sowie die Assistenten Werner Collier (1894–1960), Hans Loewenthal (*1899) und Hugo Kroó (1888–1953).[62] Darüber hinaus stellte die Notgemeinschaft für eine zweijährige Studienreise Kleines nach Afrika zur Erforschung der Trypanosomen-Krankheiten und der Tuberkulose insgesamt 28.000 RM zur Verfügung.[63]

Mehrere Institutsmitarbeiter wurden in der Weimarer Republik mit dem 1919 gestifteten Aronson-Preis für bedeutende wissenschaftliche Arbeiten auf dem Gebiet der Bakteriologie und experimentellen Therapie ausgezeichnet, so unter anderem 1924 Friedrich Karl Kleine für seine Arbeiten über die Trypanosomiasis und 1931 Richard Otto für seine Verdienste auf dem Gebiet der Immunitätsforschung.[64] Für die Entdeckung des Psittakose-Erregers erhielt Walter Levinthal im Jahre 1930 den neu gestifteten Paul Ehrlich-Preis.[65]

Darüber hinaus erhielten einzelne Institutsmitglieder seit Anfang der 1930er Jahre Forschungsbeihilfen von der Rockefeller Foundation. Schon 1928 wurden die Arbeiten einiger Abteilungsleiter durch das Pariser Büro der Rockefeller Foundation positiv evaluiert.[66] Im Oktober 1932 stellte die Rockefeller Foundation Fred Neufeld einen Betrag von 10.000 RM für seine Pneumokkoken-Forschungen zur Verfügung.[67] Im selben Jahr erhielten auch Claus Schilling zur Beschaffung von Tsetsefliegen und -puppen aus Afrika und Ulrich Friedemann (1877–1949) für seine Forschungen über die Ätiologie von Blutkrankheiten Beihilfen in Höhe von 10.000 RM bzw. 3.000 RM.[68] Darüber hinaus unterstützte die Rockefeller Foundation Forschungsaufenthalte junger ausländischer Wissenschaftler am Robert Koch-Institut.[69]

Die verschiedenen Gesuche einzelner Institutsmitglieder um Forschungsbeihilfen der Rockefeller Foundation waren unter dem Hinweis auf die in Deutschland herrschende Finanznot beantragt worden. Die staatlichen Sparmaßnahmen im Zuge der Wirtschaftskrise hatten Neufeld bereits im April 1930 zu einem mahnenden Brief an das Ministerium veranlasst, »im Interesse des Volkswohles« und der Fortführung der Forschungsarbeiten nicht zu radikal bei den Kürzungen zu verfahren.[70] Tatsächlich sanken die planmäßigen Ausgaben im Haushaltsjahr 1930 von 553.000 RM auf 444.215 RM im Haushaltsjahr 1933.[71] Diese Kürzungen gingen vor allem zu Lasten der Laboratoriumsausstattung und der Versorgung mit Versuchstieren.[72] Die dramatische Finanzlage verhinderte auch die Realisierung des von Neufeld mehrfach vorgetragenen Wunsches nach einem Institutsneubau.[73]

Zusammenfassend lässt sich festhalten: Friedrich Althoff hat nicht nur die preußische Universitätslandschaft beeinflusst, sondern war auch maßgeblich an der Gründung des Robert Koch-Instituts beteiligt. Als staatliche Einrichtung im Bereich des öffentlichen Gesundheitswesens hatte das Robert Koch-Institut sowohl einen Forschungs- als auch einen Versorgungsauftrag. Hierdurch unterschied es sich wesentlich von den Hygiene-Instituten der Universitäten, deren Wissenschaftler die akademische Freiheit, die Lehrtätigkeit sowie das höhere Gehalt eines Hochschullehrers zunehmend einer Mitarbeit am Robert Koch-Institut vorzogen. Eine enge personelle und wissenschaftliche Kooperation bestand dagegen mit dem Reichsgesundheitsamt, das dieselben Charakteristika – insbesondere die Verbindung zwischen Forschung und Dienstleistungen – aufwies. Die engen Beziehungen – zum beiderseitigen Vorteil – zum Militär wurden mit der deutschen Weltkriegsniederlage zwangsweise beendet, wenngleich die militärische Prägung der Institutsmitarbeiter aufgrund der personellen Kontinuität zumindest auf der Ebene der Abteilungsleiter erhalten blieb.

Als bakteriologische Forschungsstätte verfügte das Institut sowohl national als auch international über einen hervorragenden Ruf und stand in regelmäßigem Austausch mit ähnlichen Institutionen im Ausland. Dies galt nicht nur in der Kaiserzeit, als drei Mitarbeiter des Instituts mit dem Nobelpreis ausgezeichnet wurden, sondern auch in der Weimarer Republik. Dies zeigt die weiterhin große Anzahl an in- und ausländischen Volontären, die finanzielle Förderung von Forschungsprojekten durch Stiftungen im In- und Ausland sowie die Berufung von zahlreichen Institutsmitgliedern in Fachgremien der Hygiene-Organisation des Völkerbundes.

II. Vom »Institut für Infektionskrankheiten« zur »Reichsanstalt zur Bekämpfung der übertragbaren Krankheiten« – personeller Wandel und organisatorischer Umbau des Robert Koch-Instituts im »Dritten Reich«

Mit der Umsetzung des Gesetzes zur Wiederherstellung des Berufsbeamtentums im Jahr 1933 wurden mehrere Institutsmitarbeiter(innen) entlassen. Die alters- bzw. krankheitsbedingten Pensionierungen des Institutsdirektors und mehrerer Abteilungsleiter zogen weitere Wechsel auf der Führungsebene nach sich. Dieser einschneidende personelle Wandel schon zu Beginn der NS-Herrschaft hatte weitreichende Auswirkungen auf die Arbeits- und Forschungsschwerpunkte am Institut. Zudem wurde das Robert Koch-Institut 1935 dem Reichsgesundheitsamt angegliedert und dessen Präsidenten unterstellt. Diese Konstellation wurde erst während des Zweiten Weltkriegs mit der Aufwertung des Instituts zur selbständigen Reichseinrichtung beendet. In diesem Kapitel werden die personellen und organisatorischen Veränderungen, die das Institut unter dem NS-Regime erlebte, beschrieben und ihre Auswirkungen auf die Arbeits- und Forschungsbereiche des Robert Koch-Instituts aufgezeigt. Ein besonderes Augenmerk gilt hierbei der Einflussnahme von NSDAP und anderen Parteiorganisationen, der Wiederaufnahme der militärischen Zusammenarbeit und der Frage einer inhaltlichen Ausrichtung auf die ideologischen Interessen des NS-Staates.

Personalentlassungen nach der nationalsozialistischen Machtübernahme

Die jüdische Herkunft zweier prominenter Mitarbeiter Robert Kochs, nämlich Paul Ehrlichs und August von Wassermanns, mag darüber hinwegtäuschen, dass bis zum Ende des Wilhelminischen Kaiserreichs nur vereinzelt jüdische Bakteriologen am Robert Koch-Institut tätig waren. Dies lag vor allem an der militärischen Herkunft zahlreicher Mitarbeiter Kochs sowie seiner direkten Nachfolger Gaffky und Löffler.[74] Erst in der Weimarer Republik – unter der Leitung von Fred Neufeld – kam es zu einer wirklichen Öffnung des Instituts für jüdische Wissenschaftler. Nicht nur wurden mit dem damals 48-jährigen Julius Morgenroth 1919 ein Bakteriologe jüdischer Herkunft von der Berliner Universität an die Spitze der neugeschaffenen Chemotherapeutischen Abteilung[75] berufen, sondern auch vermehrt junge, vielversprechende jüdische Wissenschaftler eingestellt. Am Ende der Weimarer Republik stellten diese sogar die weit überwiegende Mehrheit des akademischen Mittelbaus im Institut: Zwei der planmäßigen drei Oberassistentenstellen sowie vier der fünf planmäßigen Assistentenstellen waren mit jüdischen Wissenschaftlern besetzt. Der endgültige Gleichzug mit ihren nichtjüdischen Kollegen, nämlich der hausinterne Aufstieg zum Abteilungsleiter bzw. -direktor, war ihnen allerdings noch nicht gelungen. Die beiden letzten in der Weimarer Republik freiwerdenden planmäßigen Leitungsstellen erhielten die nichtjüdischen Mitarbeiter Eduard Boecker (1886–1953) und Bruno Lange, obwohl der bereits 1911 eingetretene Georg Blumenthal (1888–1964) eine längere Institutszugehörigkeit vorweisen konnte.

Die sofort nach der nationalsozialistischen Machtübernahme einsetzende antisemitische Repression bekamen einzelne jüdische Wissenschaftler am Robert Koch-Institut unmittelbar zu spüren: Am 15. März 1933 wurde der Oberassistent Walter Levinthal (Abb. 3) – seit 1919 Institutsmitglied – beim Verlassen seiner Arbeitsstätte von einem auf dem Institutsgelände aufmarschierten Trupp von SA- und SS-Männern aufgrund der Denunziation einiger Institutsangestellten »verhaftet« und wegen angeblich defaitistischer Äußerungen über Nacht im Polizeigefängnis festgehalten. Nach seiner Freilassung wehrte sich Levinthal entschieden gegen die erhobenen Anschuldigungen und verwies auf bereits zurückliegende Zusammenstöße mit Anhängern des NS-Regimes

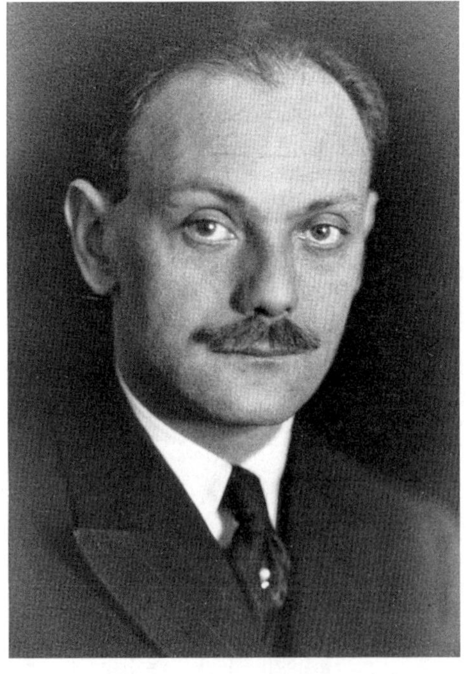

Abb. 3: Walter Levinthal, um 1930

in der Institutsbelegschaft. Konkret erinnerte er an einen Vorfall nach den Septemberwahlen 1930. Der damalige Auftritt eines Verwaltungsangestellten mit Parteiabzeichen im Knopfloch bildete für Levinthal den Anlass, sich für ein striktes Verbot des Tragens jeglicher Parteiabzeichen im Dienst einzusetzen.[76]

Nach den Schilderungen Levinthals fühlten sich Teile des Institutspersonals offensichtlich schon lange vor 1933 dem Nationalsozialismus verbunden.[77] Bei dem von ihm mit »K.« bezeichneten Institutsangestellten mit Parteiabzeichen handelte es sich um einen 33-jährigen Bürohilfsarbeiter, der 1928 in die NSDAP eingetreten war und Ende Juli 1933 auf seine Entlassung drang, um sich als SS-Angehöriger ganz »in den Dienst der Bewegung« stellen zu können. Nachweislich gehörten noch mindestens zwei weitere Büroangestellte sowie je drei technische Assistentinnen und Lohnempfänger bereits vor 1933 der NSDAP an.[78] Eine derartig frühe Parteimitgliedschaft lässt sich für wissenschaftliche Institutsmitarbeiter nicht nachweisen und auch im Jahr 1933 trat lediglich der außerplanmäßige Assistent der Tropenabteilung, Herbert Kunert (1903–1977) am 1. Mai der NSDAP bei. Die Mehrzahl der nichtjüdischen Wissenschaftler, von denen eine Vielzahl ihre berufliche Laufbahn als kaiserliche Kolonial- und Militärärzte begonnen hatte, war deutschnational eingestellt; zum Teil gehörten sie in der Weimarer Republik rechtskonservativen Parteien an.[79]

Aufgrund des Gesetzes zur Wiederherstellung des Berufsbeamtentums erhielten die planmäßigen Assistenten bzw. Oberassistenten Walter Levinthal, Georg Blumenthal, Hans Munter (1894–1935), Hans Loewenthal, Werner Silberstein (1899–2001), Fritz Kauffmann sowie das nebenamtliche wissenschaftliche Institutsmitglied Ulrich Friedemann am 31. März 1933 hre Kündigung zum 30. Juni 1933.[80] Die Entlassungsschreiben trugen die Unterschrift von Friedrich Karl Kleine in Vertretung des erkrankten Neufeld. Nur wenige Tage später wurde die Dienstenthebung auf den 15. Mai 1933 vorgezogen. Parallel erhielt auch die technische Assistentin Liesbet Lenneberg (*1904) als Jüdin ihre Kündigung. Der wissenschaftliche Hilfsarbeiter Werner Collier, der nach nationalsozialistischer Definition mit einer »Halbjüdin« verheiratet war[81], wurde offensichtlich gedrängt, sich eine andere Stelle zu suchen.[82] Er bemühte sich mehrfach um eine Stelle im Ausland, die er 1935 schließlich erhielt, und schied damit aus dem Institut aus.

Die genannten jüdischen Assistenten waren nicht die einzigen, die ihre Institutsarbeit einstellen mussten. Auch die übrigen jüdischen Wissenschaftler, die zwar über keine besoldeten Stellen verfügten, aber als Volontäre oder freiwillige wissenschaftliche Mitarbeiter zum Teil schon jahrelang am Institut ihre Forschungen – auch mit Unterstützung aus Drittmitteln – betrieben, mussten diese Tätigkeiten aufgeben. Hierzu zählten die bereits erwähnten

Forscherinnen Lucie Adelsberger und Rochla Etinger-Tulczynska sowie die beiden auf der Chemotherapeutischen Abteilung tätigen Dermatologen Ludwig Kleeberg (1890–1964, seit März 1931 am Institut) und Alfred Cohn (1890–1965, seit Mai 1922 am Institut).[83] Insgesamt mussten im Frühjahr 1933 mindestens zwölf Wissenschaftler(innen) ihre Forschungen am Robert Koch-Institut einstellen.[84]

Die mit der Anwendung des Gesetzes zur Wiederherstellung des Berufsbeamtentums verbundene Entlassungswelle nahm dem Institut mit einem Schlag den Großteil des akademischen Mittelbaues und damit den mutmaßlichen Führungsnachwuchs. Darüber hinaus bedeutete sie die Unterbrechung bzw. Einstellung von bisher erfolgreich betriebenen Projekten, fruchtbaren wissenschaftlichen Kooperationen und innovativen Forschungsrichtungen wie beispielsweise der Allergologie (Adelsberger und Munter) oder der Zell- und Gewebezüchtung (Hans Loewenthal) und der Krebsforschung (Collier und Cohn), die später nur teilweise und mit anderen Schwerpunkten durch neue Mitarbeiter am Robert Koch-Institut fortgesetzt wurden. Mit Walter Levinthal, der mit seiner Familie nach Großbritannien floh, verlor das Institut einen international bekannten Forscher, der nicht nur den nach ihm benannten Levinthal-Agar entwickelt, sondern 1930 auch als Erster den Psittakose-Erreger beschrieben und für diese Entdeckung den Paul-Ehrlich-Preis erhalten hatte.[85] Fritz Kauffmann hatte an einem Klassifizierungssystem der Salmonella-Gruppe auf serologischer Basis gearbeitet, das seit 1933 nach seinen Urhebern als Kauffmann-White-Schema bezeichnet wurde. Diese Arbeiten konnte er ab Sommer 1933 am Statens Seruminstitut in Kopenhagen unter Thorwald Madsen (1870–1957) weiterführen, bis er im Herbst 1943 vor den deutschen Besatzern mit seiner Familie nach Schweden flüchten musste.[86]

Wie Kauffmann zwangen der Arbeitsplatzverlust im Robert Koch-Institut und die mangelnden Aussichten auf eine weitere adäquate wissenschaftliche Beschäftigung die meisten entlassenen Institutsmitarbeiter zur unmittelbaren Emigration. Dieser Schritt war in vielen Fällen trotz des bereits erworbenen wissenschaftlichen Renommees mit einem »deutlichen Karrierebruch und persönlichen Verlusten« verbunden.[87]

Exkurs: Das Schicksal der 1933 emigrierten jüdischen Wissenschaftler des Robert Koch-Instituts

Der bei der Zellforscherin Rhoda Erdmann ausgebildete Hans Loewenthal, der in den 1920er Jahren im Robert Koch-Institut ein Laboratorium für Gewebezüchtung eingerichtet hatte, erhielt mit Unterstützung seiner ehemaligen Lehrerin, die seit der nationalsozialistischen Machtübernahme selbst unter erheblichem Druck stand, im Sommer 1933 eine Einladung der Direktorin des Strangeways Research Laboratory nach Cambridge, wo er beim III. Internationalen Kongress für experimentelle Zellforschung im August 1933 einen Vortrag hielt. Anschließend blieb er in England und arbeitete dort als Research Fellow an der London Hospital Medical School; in den 1950er Jahren war er als Arzt in Berkhamsted bei London tätig.

Werner Silberstein, der am Robert Koch-Institut gemeinsam mit Kauffmann über Salmonellen geforscht hatte, emigrierte 1933 zunächst nach Palästina, um dort am Hadassah Hospital in Jerusalem zu arbeiten. Von 1938 bis 1942 war er am Institut für Mikrobiologie und Seuchenlehre in Istanbul unter Hugo Braun (1881–1963) beschäftigt, bevor er erneut nach Palästina ging, um dort nach dem Zweiten Weltkrieg innerhalb des israelischen Gesundheitsministeriums als Direktor der Abteilung für Laboratorien des öffentlichen Gesundheitswesens entscheidend am Aufbau der staatlichen bakteriologischen Laboratorien mitzuwirken.[88]

Ulrich Friedemann war 1915 zunächst mit der Wahrnehmung der Stelle eines Leiters der Infektionsabteilung des Rudolf-Virchow-Krankenhauses beauftragt worden und hatte 1919 eine feste Anstellung als dirigierender Arzt erhalten. Damit gehörte er zugleich dem Robert Koch-Institut als nebenamtliches wissenschaftliches Mitglied an. Friedemann, der Ende der 1920er Jahren angesichts der ansteigenden Diphtheriezahlen vehement für eine aktive Schutzimpfung eintrat und sich auch an entsprechenden Studien der Hygiene-Kommission des Völkerbundes beteiligte, hatte im Oktober 1932 eine Forschungsbeihilfe der Rockefeller Foundation für seine Untersuchungen über die Ätiologie der menschlichen Blutkrankheiten erhalten. Mit Unterstützung der Rockefeller Foundation konnte er zunächst im Londoner National Institute for Medical Research und dessen Farm Laboratories arbeiten. Von London aus emigrierte er 1936 in die USA, wo er am Brooklyn Hospital in New York eine Anstellung als Bakteriologe fand.

Walter Levinthal, der in den 1920er Jahren am Rockefeller-Institut gearbeitet hatte, erhielt ebenfalls die Möglichkeit, mit Hilfe eines Stipendiums der Rockefeller Foundation für kurze Zeit am National Institute for Medical Research zu forschen. Ab 1934 arbeitete er am Center for Treatment of Rheumatism im südenglischen Bath, bevor er Leiter eines bakteriologischen Instituts in Edinburgh wurde.

Werner Collier, der vor Beginn seiner Tätigkeit am Robert Koch-Institut 1928 drei Jahre lang ein parasitologisches Labor in Buenos Aires geleitet hatte, bemühte sich seit 1933 intensiv um eine Stellung im Ausland. Nach seiner Kündigung 1935 arbeitete er zunächst im Instituut voor praeventive Geneeskunde im holländischen Leiden, bevor er 1937 zum Leiter des Serologischen Laboratoriums des Eijkman-Instituts in Batavia auf Java ernannt wurde. In den Jahren 1941/42 übernahm er die Lyssa-Abteilung im Pasteur-Institut in Bandung. Bei der japanischen Besetzung Javas wurde Collier mit seiner Familie zunächst interniert und konnte erst 1944 seine Arbeit wieder fortsetzen. In den 1950er Jahren übernahm er, inzwischen niederländischer Staatsbürger geworden, zunächst das bakteriologische Labor in Parinambo (Surinam), bevor er 1957 an das Instituut voor Tropische Hygiëne en Geographische Pathologie in Amsterdam berufen wurde.

Rochla Etinger-Tulczynska emigrierte mit ihrem Ehemann, dem Mathematiker Simcha Etinger, über Italien nach Palästina.[89] Ihre Hoffnungen, dort ihre Forschungen sofort weiterführen zu können, zerschlugen sich zunächst, später arbeitete sie jedoch erfolgreich am Department for Food Technology des National and University Institute for Agriculture in Rehovot. Die ebenfalls entlassene technische Assistentin Liesbet Lenneberg, die mit einer dreimonatigen Unterbrechung seit Februar 1927 am Robert Koch-Institut beschäftigt gewesen war, arbeitete nach ihrer Kündigung für kurze Zeit am Institut Pasteur in Paris. Im Februar 1935 erhielt sie eine Stelle am Institut »Carlo Forlanini« in Rom und nahm nach der Heirat mit Professor Virgilio Maccone die italienische Staatsbürgerschaft an.

Alfred Cohn forschte 1933/34 zunächst am St. Mary's Hospital in London, bevor er 1934 Associate Professor an der Yale University wurde. Später arbeitete er am New York Health Department und unterhielt gleichzeitig eine Praxis für Dermatologie.

Der Dermatologe Ludwig Kleeberg, der sich als freiwilliger wissenschaftlicher Hilfsarbeiter von März 1931 bis März 1933 auf der Chemotherapeutischen Abteilung unter Otto an Arbeiten über die Geschlechtskrankheit Lymphogranuloma beteiligt hatte, hielt sich nach seinem Ausscheiden offensichtlich zunächst in den Niederlanden auf. 1935 emigrierte er dann nach England und 1949 von dort in die USA.[90]

In Berlin verblieben lediglich die Wissenschaftler Hans Munter, Georg Blumenthal und Lucie Adelsberger. Während Munter jedoch bereits am 7. Februar 1935 – eine Woche vor seinem 40. Geburtstag – unter nicht geklärten Umständen im Berliner Franziskus-Krankenhaus verstarb[91], konnte Georg Blumenthal, der mit einer »Arierin« verheiratet war, noch bis zum Approbationsentzug Ende September 1938 als Facharzt für Augenkrankheiten eine bereits 1928 eröffnete Praxis weiterführen.[92] Seine 1932 eingereichte Habilitationsschrift wurde von der Medizinischen Fakultät der Universität Berlin 1933 zurückgezogen. 1942 musste das Ehepaar Blumenthal seine Wohnung verlassen und tauchte 1944 nach einer kurzzeitigen Verhaftung Blumenthals unter. Beide fanden zunächst Unterschlupf bei einem Bauern in Polen, von wo Blumenthal allerdings schon nach einem Monat wieder nach Berlin zurückkehrte. Hier konnte er sich zunächst allein, später mit seiner Frau, bis Kriegsende auf der Insel Marienwerder versteckt halten.[93]

Lucie Adelsberger, die aus Sorge um ihre ebenfalls in Berlin lebende Mutter Arbeitsangebote aus den USA verwarf, führte ihre Praxis über den 30. September 1938 hinaus als jüdische »Krankenbehandlerin« weiter, bis sie am 17. Mai 1943 mit dem »38. Osttransport« nach Auschwitz deportiert wurde. Sie überlebte die Shoa und emigrierte im Oktober 1946 in die USA, wo sie über 20 Jahre lang im New Yorker Montefiore Hospital und Medical Center arbeitete.[94]

Die persönliche Haltung der am Institut verbliebenen Mitarbeiter zu den Entlassungen ihrer jüdischen Kollegen lässt sich mangels Quellen nicht näher bestimmen. Protestbekundungen gegen das staatliche Vorgehen sind nicht dokumentiert; im Einzelfall lässt sich aus den überlieferten Arbeitszeugnissen das Bemühen herauslesen, den Mitarbeitern durch eine positive Beurteilung den Weg in eine neue Stelle zu erleichtern. Nach einer späteren Beschreibung des damaligen Institutsassistenten Joseph Fortner (1893–1969) verhielt sich das Gros der Institutswissenschaftler dem neuen System gegenüber nicht anders als irgendeine Ansammlung von Kleinbürgern, in denen bloße Opportunisten, Überängstliche und Leute existierten, die »ernsthaft das ›Tausendjährige Reich‹ kommen sahen«. Diese seien, so Fortners Vorwurf, »durch die Austreibung ihrer langjährigen jüdischen Kollegen und Mitarbeiter« wenig beeindruckt worden.[95]

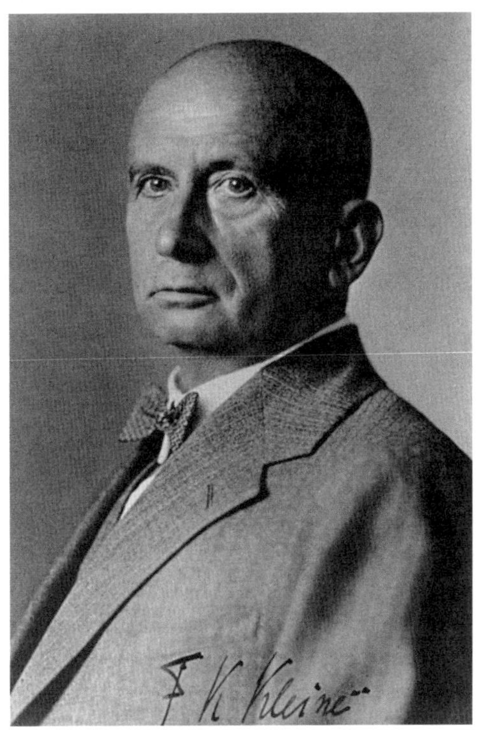

Abb. 4: Friedrich Karl Kleine, um 1933

Die Haltung Kleines (Abb. 4), dem in Vertretung des erkrankten Präsidenten der Vollzug der nationalsozialistischen Gesetzgebung zufiel, ist aufgrund der Überlieferung nur schwer einzuschätzen. Nachweislich gehörte er – ebenso wie Abteilungsleiter Georg Lockemann – zu den Unterzeichnern des Aufrufs »Die Berliner Hochschullehrer für Adolf Hitler«, der am 4./5. März 1933 anlässlich der Reichstagswahlen in der Münchner Ausgabe des Völkischen Beobachters erschien.[96] Darüber hinaus erhoffte sich Kleine von der neuen Regierung offensichtlich auch einen konkreten Nutzen für das Robert Koch-Institut. Unter dem Hinweis, dass früher zahlreiche Universitätslehrer aus dem Institut hervorgegangen seien, bat er als Präsident des Robert Koch-Instituts das Preußische Wissenschaftsministerium im November 1933, »bei der Neubesetzung von Lehrstühlen der Hygiene Mitglieder unseres Instituts gütigst berücksichtigen zu wollen«.[97] Fortner, der im Sommer 1933 kurzfristig von Kleine zum Leiter einer neuen Veterinärabteilung befördert worden war, nahm Kleine gegen spätere Vorwürfe in Schutz und betonte ausdrücklich, Kleine habe nicht zu den »Nazis« gehört, vielmehr habe er mit »Bedacht und Vorsicht« gewirkt. Dieser Interpretation entspricht auch die im September 1933 an den Preußischen Innenminister gerichtete Bitte Kleines, »dem Institut den Weg zu weisen, der jetzt bei der Einstellung von Ausländern [...] nichtarischer Abstammung einzuschlagen« sei.[98]

Ablösung der bisherigen Führungsriege

Schon die Entlassung der jüdischen Wissenschaftler, die den akademischen Mittelbau dominiert hatten, und die kurzfristig an ihrer Stelle neu eingestellten Assistenten veränderten das personelle Profil des Instituts erheblich. Darüber hinaus kam es zwischen 1933 und 1937 zu einem fast vollständigen Austausch der Führungsriege, d.h. des Institutsdirektors sowie der Abteilungsvorsteher. Lediglich drei der insgesamt neun langjährigen Abteilungsvorsteher, nämlich Eduard Boecker, Heinrich Gins und Bruno Lange verblieben im Amt. Trotzdem wäre es voreilig, von einem planmäßigen Umbau des Instituts mit dem Ziel der Entmachtung der bisherigen Führungsriege zu sprechen.[99] Die Veränderungen innerhalb der Abteilungsleiterriege beruhten wie im Falle des Tropenmediziners Schilling und des Chemikers Lockemann, die beide seit 1905 bzw. 1907 ihrer Abteilung vorgestanden hatten, auf einem regulären Ausscheiden infolge des Erreichens der Altersgrenze, des Weiteren wie im Falles des Direktors Neufeld sowie der Abteilungsleiter Josef Koch (1872–1944) und Oskar Schiemann (1875–1945) auf krankheitsbedingten Pensionierungen, ferner auf einem Personalaustausch mit dem Reichsgesundheitsamt aufgrund einer Neustrukturierung der Forschungsgebiete beider Institutionen und schließlich auf Neuberufungen von außen sowie eines augenscheinlichen Karrieresprungs des Abteilungsleiters Richard Otto an die Spitze des Staatlichen Instituts für experimentelle Therapie in Frankfurt als Nachfolger des verstorbenen Direktors Wilhelm Kolle.

Sieht man sich die krankheitsbedingten Pensionierungen im Einzelnen an, so sprechen die vorliegenden Dokumente mehrheitlich gegen ein von nationalsozialistischer Seite erzwungenes Ausscheiden. Dies ist besonders augenfällig beim Leiter der Wutschutzabteilung Josef Koch, dessen wissenschaftliche Äußerungen und Gesundheitszustand schon 1931 vom damaligen Präsidenten Neufeld als schwere Belastung für das Institut beschrieben wurden.[100] Neufelds Bedenken gegen Kochs Arbeit gingen schließlich so weit, noch im April 1933, als er bereits selbst vertreten wurde, die Auflösung der Wutschutzabteilung und die gleichzeitige vorläufige Versetzung Kochs in den Ruhestand zu beantragen. Mit Zustimmung des Ministeriums forderte Neufeld im Juni 1933 noch kurz vor seiner eigenen Pensionierung Koch auf, seine Versetzung in den Ruhestand zu beantragen, was Letzterer auch umgehend tat.

Auch für die 1936 von Schiemann beantragte vorzeitige Pensionierung finden sich keine Indizien für einen erzwungenen Abschied. Nach ärztlichen Angaben litt Schiemann seit 1932 im Anschluss an eine Operation an zunehmender allgemeiner Verbrauchtheit. Tatsächlich hatte Schiemann seit 1931, also seit bereits fünf Jahren, keinen einzigen wissenschaftlichen Beitrag mehr publiziert, ein krankheitsbedingtes Ausscheiden scheint also durchaus plausibel.

Umstritten sind die Gründe für die von Fred Neufeld im Mai 1933 beantragte Versetzung in den Ruhestand. Zu diesem Zeitpunkt war dieser 64 Jahre alt und stand dem Robert Koch-Institut bereits 16 Jahre als Direktor vor. Die von ihm betriebene Institutspolitik widersprach allerdings in vielen Fällen nationalsozialistischen Grundüberzeugungen. Nach dem Ersten Weltkrieg hatte sich Neufeld für die Wiederaufnahme von Auslandsbeziehungen eingesetzt und selbst internationale Kontakte gesucht und gepflegt. Unter seiner Leitung arbeiteten zahlreiche jüdische Wissenschaftler am Robert Koch-Institut, ganz im Gegensatz zum konservativ geprägten Reichsgesundheitsamt, in dem nach dem Ersten Weltkrieg zahlreiche Militärärzte – insbesondere aus den verloren gegangenen deutschen Ostgebieten – unterkamen. Zum Teil wird Neufelds Antrag von der wissenschaftshistorischen Forschung daher als eine »erzwungene« Pensionierung gewertet.[101] Der damalige Assistent Joseph Fortner schreibt in seinen Erinnerungen dagegen, Neufeld sei aus Krankheitsgründen kurz vor der Altersgrenze zurückgetreten.[102] Nach Andrew Mendelsohn gab Neufeld die Institutsleitung »teilweise krankheitshalber« auf. Er hätte sie, so Mendelsohns Einschätzung, möglicherweise behalten können, wenn er stärker dem Typus eines aggressiven Bakterienjägers entsprochen hätte.[103] Nach Aktenlage meldete sich Neufeld am 22. Februar 1933 krank und bestimmte Kleine zu seinem Vertreter, anschließend bat er zunächst um Urlaub und dann unter Hinweis auf ärztliche Stellungnahmen um Versetzung in den dauernden Ruhestand zum 1. Juli 1933. Überraschend ist in diesem Zusammenhang jedoch, dass der Hauptgeschäftsführer der DNVP schon am 28. Februar 1933, also nur sechs Tage nach der ersten Krankmeldung Neufelds, an Hermann Göring (1893–1946), den neuen preußischen Innenminister, schrieb: »Wie ich aus zuverlässiger Quelle höre, ist eine Neubesetzung des Präsidentenposten des Preussischen Instituts für Infektionskrankheiten Robert Koch (z. Zt. Geheimrat Neufeld), in kürzester Zeit beabsichtigt.«[104] Als Nachfolger empfahl der DNVP-Politiker den nur drei Monate jüngeren Vertreter Neufelds, also Kleine, den er als einen Gelehrten von internationalem Ruf, Assistenten von Robert Koch und unermüdlichen Vorkämpfer für den nationalen Gedanken lobte. Wie von deutschnationaler Seite – aber auch von Neufeld[105] – empfohlen, wurde Kleine tatsächlich neuer Institutsleiter, obwohl er bereits »im vorgerückten Lebensalter« stand. Seine Berufung erfolgte, so Göring, »in Anerkennung seiner hervorragenden wissenschaftlichen Leistungen und weil ich ihn für das Amt des Präsidenten [...] für besonders geeignet halte«.[106] Tatsächlich erschien Kleine, um mit Andrew Mendelsohn zu sprechen, von seinem Lebenslauf »ausreichend militärisch, kolonial und bakterienvernichtend«, es ist jedoch kein Widerspruch, wenn man gleichzeitig Joseph Fortner beipflichtet, für den Kleine aufgrund seiner wissenschaftlichen Reputation, seiner langjährigen Institutszugehörigkeit und seiner Erfahrungen als Stellvertreter Neufelds »einfach der gegebene Nachfolger« von Neufeld war.[107]

Nicht nur von der heutigen Forschung, sondern auch von damaligen Zeitgenossen wurde Neufelds Antrag auf Pensionierung misstrauisch unter die Lupe genommen. Seitens der Rockefeller Foundation fragte man sich angesichts seiner Krankmeldung, »whether he is actually ill or suffering from Hitleritis«.[108] Neufeld bemühte sich daraufhin, die amerikanischen Zweifel zu zerstreuen: »My retreat was voluntary and (as I have a clear Aryan pedigree) the only reason for it – and a sufficient reason it seems to me – was my disease. Otherwise the government would not have made me a honorary member of the Institute.«[109] Daraufhin setzte die Rockefeller Foundation die Förderung seiner Pneumokokkenforschung, für die Neufeld weiterhin einen Arbeitsplatz im Institut nutzte, bis 1936 weiter fort.[110]

Ähnlich zwiespältig wie die Pensionierung Neufelds beurteilt die heutige wissenschaftshistorische Forschung[111] den frühen Rücktritt seines Nachfolgers Kleine, der bereits zum September 1934 ebenfalls »auf eigenen Antrag« in den Ruhestand trat. Vieles spricht jedoch für eine lang überlegte Entscheidung Kleines und nicht für ein von nationalsozialistischer Seite erzwungenes Ausscheiden bzw. frustriertes Aufgeben. Bereits im Dezember 1933 hatte Kleine im Hinblick auf die notwendig gewordene Verschiebung einer schon lange geplanten neuen Afrika-Expedition gegenüber dem Auswärtigen Amt erklärt, dass er seine Ausreise »bis auf den nächsten Herbst verschieben« müsse.[112] Kleine, der im Mai 1934 seinen 65. Geburtstag feiern sollte, hatte also bereits Ende 1933 beschlossen, seinen Dienst im Herbst 1934 zu quittieren, um endlich die langgeplante Expedition angehen zu können.

Sein Nachfolger – allerdings nur als kommissarischer Leiter – wurde sein bisheriger Vertreter Richard Otto, der seit 1913 die Serologische Abteilung leitete und wie Kleine ein renommierter Wissenschaftler und deutschnational geprägt war. Ursprünglich hatte das Preußische Innenministerium den in ihrer Medizinalabteilung tätigen Ministerialrat Otto Lentz (1873–1952) als Nachfolger Kleines vorgesehen.[113] Als Schüler Kochs, langjähriges ehemaliges Mitglied des Robert Koch-Instituts und früherer Leiter der Bakteriologischen Abteilung des Kaiserlichen Gesundheitsamts verfügte dieser unzweifelhaft über die notwendigen Fachkenntnisse und Führungserfahrungen. Seine Ernennung scheiterte jedoch im Zuge der nationalsozialistischen Gleichschaltungspolitik am Einspruch des Reichsinnenministeriums, das im September 1934 das Preußische Innenministerium aufforderte, die »Besetzung der zur Zeit freien Präsidentenstellen bei dem »Institut für Infektionskrankheiten Robert Koch« und bei der »Landesanstalt für Wasser-, Boden- und Lufthygiene [...] vorerst einzustellen, um der bei einer Vereinigung der Preußischen Gesundheitsverwaltung mit der des Reichs etwa notwendig werdenden Neuorganisation Spielraum zu lassen«.[114] Laut Fortner hatte der nach Kleines Abgang nur zum kommissarischen Institutsleiter ernannte Otto durchaus Ambitionen, Direktor des Robert Koch-Instituts zu werden.[115] Dies gelang ihm jedoch nicht. Nach dem plötzlichen Tod Wilhelm Kolles im Mai 1935 wurde Otto im August 1935 zunächst mit der kommissarischen Leitung des Staatlichen Instituts für experimentelle Therapie in Frankfurt beauftragt und im April 1936 zu dessen Direktor ernannt.

Die Unterstellung des Robert Koch-Instituts unter den Präsidenten des Reichsgesundheitsamts

Im Zuge der Vereinheitlichung des Gesundheitswesens und der nationalsozialistischen Gleichschaltungspolitik wurde der seit 1933 amtierende Präsident des Reichsgesundheitsamts, Hans Reiter (1881–1969), am 1. Februar 1935 mit der Leitung des Robert Koch-Instituts sowie der Preußischen Landesanstalt für Wasser-, Boden- und Lufthygiene beauftragt.[116] Anschließend wurden die bisher im Reichsgesundheitsamt von der Biologischen Abteilung wahrgenommenen Aufgaben im Bereich der Infektionskrankheiten einschließlich des hierfür tätigen Personals sukzessive in das Robert Koch-Institut überführt. Im Gegenzug wanderte die erst 1933 unter Kleine gegründete Veterinärabteilung an das Reichsgesundheitsamt. Zu einem ähnlichen Austausch der Aufgaben kam es auch zwischen dem Reichsgesundheitsamt und der Preußischen Landesanstalt für Wasser-, Boden- und Lufthygiene. Diese Umstrukturierungen entsprachen den nach der Machtübernahme in allen Staats- und Gesellschaftsbereichen initiierten Gleichschaltungs- und Zentralisierungsbestrebungen, die die vollständige Durchsetzung der nationalsozialistischen Ideologie erst ermöglichten. Sie waren gleichfalls Folge des am 25. Oktober 1934 ergangenen Erlasses »über die Zusammenlegung der Innenministerien des Reiches und Preußens mit der Errichtung der Abteilung IV ›Volksgesundheit‹ in diesem nun einheitlichen Ministerium«.[117] Nach Reiter (Abb. 5) wirkte das Robert Koch-Institut fortan als »das zum RGA. gehörende Spezialinstitut für human-medizinische-bakteriologische Fragen«.[118]

Die Berufung zum Präsidenten des Reichsgesundheitsamts hatte der seit 1926 amtierende Direktor des Landesgesundheitsamts Mecklenburg-Schwerin sowohl seiner zweifelsfreien fachlichen Eignung als auch seiner eindeutigen nationalsozialistischen Gesinnung zu verdanken. Reiter war ein international anerkannter Bakteriologe und Immunitätsforscher und während seiner Zeit am Schweriner Landesgesundheitsamt und als außerordentlicher Professor an der Universität Rostock insbesondere mit sozialhygienischen Fragestellungen befasst.[119] Ab 1923 nahm er in seine Vorlesungen auch rassenhygienische Themen auf. Im August 1931 wurde Reiter Mitglied der NSDAP und zog im Juli 1932 für diese in den Landtag von Mecklenburg-Schwerin ein. Seine Präsidentschaft nutzte Reiter zu einer klaren Ausrichtung des Reichsgesundheitsamts an den gesundheitspolitischen Zielen des nationalsozialistischen Staates und dem Primat der »Erbbiologie«. Die Unterstellung des Robert Koch-Instituts – wie auch der Landesanstalt für Wasser-, Boden- und Lufthygiene – unter den Präsidenten des Reichsgesundheitsamts gehörte durchaus zur »praktische[n] Umsetzung der Reiterschen Konzeption« und bedeutete zugleich einen persönlichen Machtzuwachs.[120] In der von ihm verfochtenen »Deutschen Hygiene« spielten die Infektionskrankheiten als die originären Forschungsthemen des Robert Koch-Instituts aber nur eine untergeordnete Rolle gegenüber der nun alles dominierenden Rassenhygiene.[121] Unter Reiter erlebte das Reichsgesundheitsamt eine grundlegende Neugliederung der Arbeitsgebiete, die Bildung neuer Forschungsschwerpunkte (Arbeitshygiene, Ernährungsforschung) sowie die erhebliche Erweiterung seiner Aufgaben im Rahmen der nationalsozialistischen Erb- und Rassenpflege. Für Letztere wurde 1935 eigens eine Abteilung mit mehreren Unterabteilungen eingerichtet, so dass das Reichsgesundheitsamt anstelle der ehemals vier großen Fachabteilungen nach der Neustrukturierung über zehn selbstständige Abteilungen verfügte. Einem derartigen Umbau im Dienste der »Volksgesundheit« war das Robert Koch-Institut nicht ausgesetzt. Mit der Biologischen Abteilung des Reichsgesundheitsamts übernahm es die bisher dort wahrgenommenen Arbeiten auf dem Gebiet

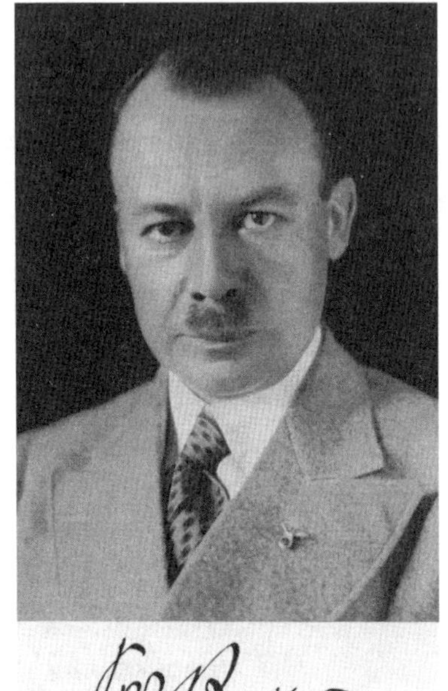
Abb. 5: Hans Reiter, 1930er Jahre

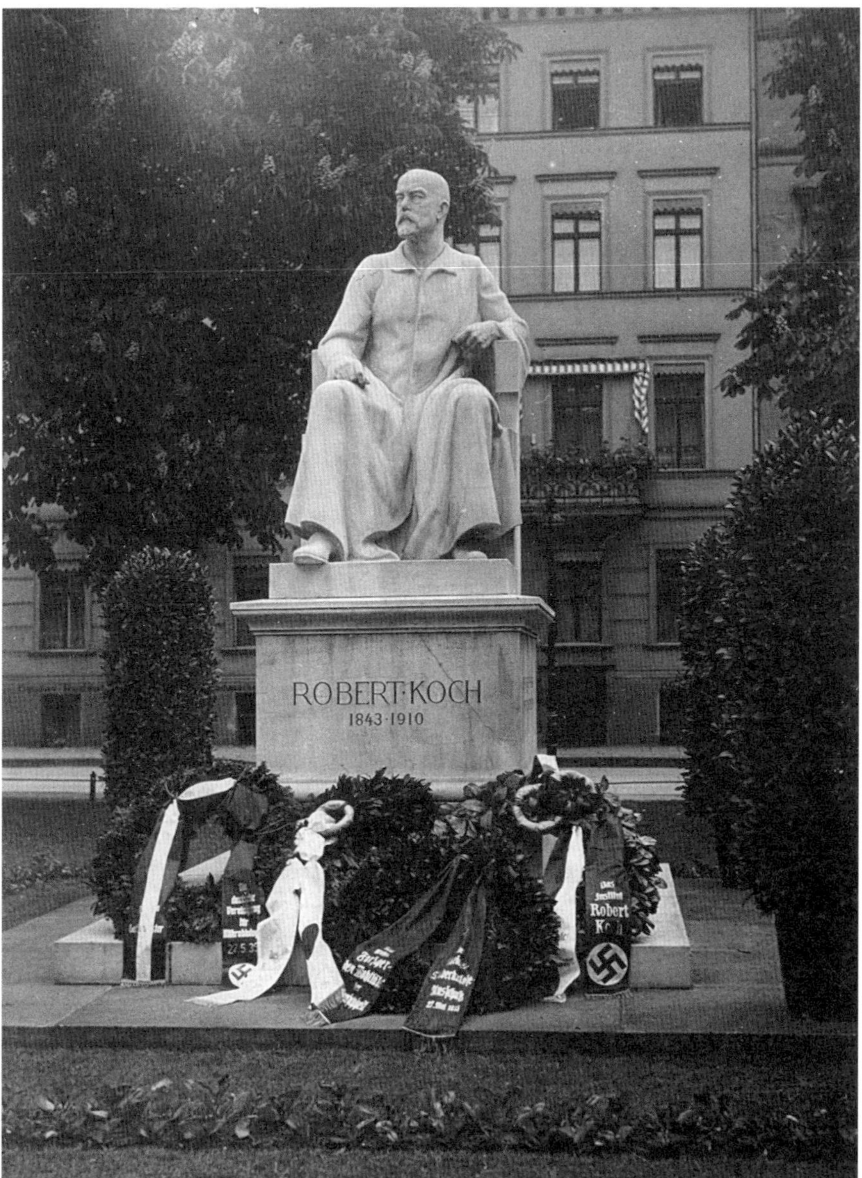

Abb. 6: Ehrung Robert Kochs durch Kranzniederlegungen anlässlich seines 25. Todestages, 1935

der Infektionskrankheiten; seine Kompetenzen, Aufgaben und Forschungsschwerpunkte wurden – abgesehen von der Institutionalisierung der am Reichsgesundheitsamt bereits etablierten Zell- und Virusforschung in einer eigenen Abteilung – nicht verändert. Gleichwohl bedeutete die Angliederung an das Reichsgesundheitsamt eine »institutionelle Vereinfachung bisheriger Doppelstrukturen« und die Bündelung der bakteriologischen Forschung an einer Stelle, was eine effizientere Lenkung und schnellere Reaktion auf wissenschaftliche Neuentwicklungen – nicht zuletzt im militärischen Interesse des Herrschaftssystems – ermöglichte.[122]

Im Zuge der Übernahme der Biologischen Abteilung kamen sukzessive deren wissenschaftliche Mitglieder Eugen Gildemeister (1878–1945), Eugen Haagen (1898–1972), Hans Schlossberger (1887–1960), Ludwig Lange (1873–1948) sowie später noch Ekkehard Hailer (1877–1939) an das Robert Koch-Institut. Die Übernahme erfolgte zunächst ohne einen Zuwachs auf der Ebene des wissenschaftlichen Personals, sondern unter Ausnutzung von frei werdenden Stellen, so dass sich der Wechsel insgesamt über einen längeren Zeitraum erstreckte; lediglich die Zahl der Angestellten und Lohnempfänger erhöhte sich um drei.

Bei der Biologischen Abteilung des Reichsgesundheitsamts handelte es sich nach einem Urteil des späteren Präsidenten des Bundesgesundheitsamts, Walter Liese (1899–1988), aus den 1960er Jahren um eine »hochangesehene« Abteilung, die durchaus über auch international renommierte Wissenschaftler verfügte. Der bei Rhoda Erdmann ausgebildete Zell- und Virusforscher Eugen Haagen hatte Anfang der 1930er Jahre auf Einladung des Rockefeller-Instituts drei Jahre lang am dortigen Gelbfieber-Laboratorium in New York geforscht. Gemeinsam mit dem späteren Nobelpreisträger Max Theiler (1899–1972) war ihm die erstmalige Züchtung eines Gelbfieberstammes in embryonalem Hühnergewebe gelungen. 1941 erhielt Haagen eine Professur für Bakteriologie und Hygiene an der neuerrichteten Reichsuniversität in Straßburg. Hans Schlossberger war bereits 1933 vom Preußischen Innenministerium zum Nachfolger Wilhelm Kolles als Direktor des Staatlichen Instituts für experimentelle Therapie in Frankfurt vorgeschlagen worden, bevor durch Intervention des Reichswehrministers und der NSDAP-Gauleitung die Pensionierung Kolles verschoben wurde.[123] Als einzigem Abteilungsvorsteher des Robert Koch-Instituts neben Haagen gelang Schlossberger ebenfalls 1941 der Karrieresprung auf einen Lehrstuhl für Hygiene, und zwar an der Universität Jena.

Zum geschäftsführenden Direktor des Robert Koch-Instituts mit der Amtsbezeichnung »Vizepräsident und Professor« wurde der damals 56-jährige Eugen Gildemeister (Abb. 7) bestimmt. Gildemeister war wie viele seiner Kollegen am Robert Koch-Institut und am Reichsgesundheitsamt in

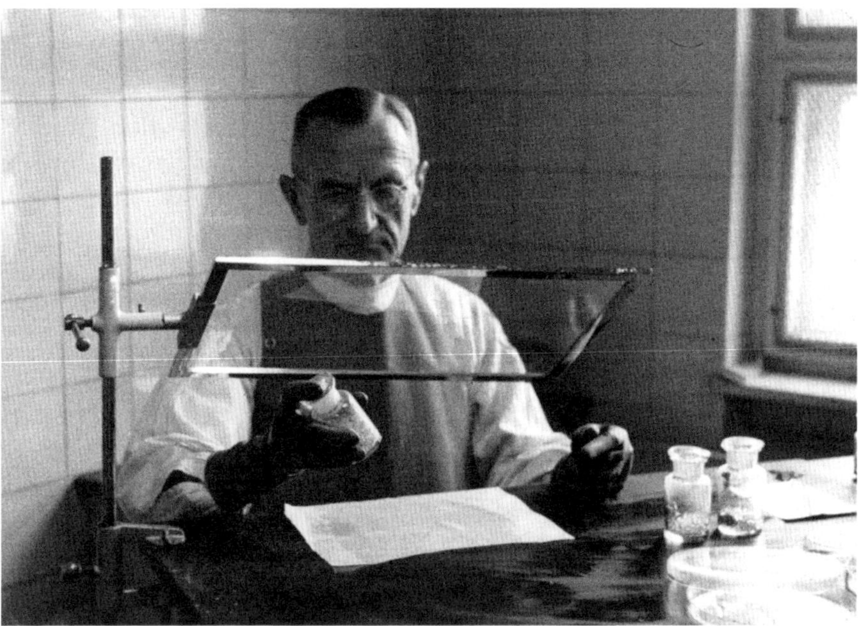

Abb. 7: Eugen Gildemeister, undatiert

der Kaiserzeit Sanitätsoffizier gewesen und als solcher mehrere Jahre an das Hygienische Institut in Posen und an das Reichsgesundheitsamt abkommandiert. Nach dem Ausscheiden aus dem aktiven Sanitätsdienst trat er im Jahr 1913 in das Hygienische Institut in Posen ein. Nach dem Ersten Weltkrieg, den Gildemeister als beratender Hygieniker erlebte, wurde er vom Reichsgesundheitsamt übernommen und leitete dort das Laboratorium für Seuchenforschung. Im Februar 1935 – kurz vor seinem Wechsel an das Robert Koch-Institut – wurde er als Nachfolger des altersbedingt ausgeschiedenen Ludwig Haendel (1869–1939) zum Direktor der Biologischen Abteilung ernannt. Als Wissenschaftler verfügte Gildemeister über einen guten Ruf im In- und Ausland. Sein spezielles Interesse galt der Virusforschung und der Erforschung der Bakteriophagen. Für seine Untersuchungen über die Kultivierung von Vakzine- und Poliomyelitisviren erhielt er im Sommer 1932 von der Rockefeller Foundation eine Forschungsbeihilfe von 2000 RM, nachdem sich Mitarbeiter der Rockefeller Foundation persönlich in Berlin von seinen wissenschaftlichen Leistungen überzeugt hatten.[124]

Fortner bezeichnete Gildemeister rückblickend als »Märzgefallenen«, in Anspielung auf den von Gildemeister 1933 vollzogenen Schritt zum überzeugten Anhänger des Nationalsozialismus.[125] Ähnlich urteilte ein Mitarbeiter der Rockefeller Foundation nach einem Treffen mit Gildemeister in den Laboratorien des Reichsgesundheitsamts am 26. Mai 1933: »G. is the first real Nazi professor that I have encountered. He does not say he is a member of the party, but he strongly defends the present régime. Says he is absolutely sure that the universities and scientific institutes will go forward as result of the new nationalism; that research will be strengthened rather than weakened. He apparently considers unimportant the loss of distinguished Jews, regarding this as a small price to pay for the expected gain.«[126] Tatsächlich hatte Gildemeister von 1924 bis 1932 der DVP angehört[127] und trat erst 1937 nach Aufhebung der Mitgliedersperre der NSDAP bei. Im selben Jahr vollzogen auch die amtierenden Abteilungsvorsteher Haagen[128], Boecker, Gins und möglicherweise auch Schlossberger[129] den Eintritt in die NSDAP.[130] Ob es sich hier in jedem Fall um wirkliche Überzeugung handelte oder um eine Art »Kollektivzwang«, lässt sich nicht eindeutig klären.

Die wissenschaftlichen Schwerpunkte des Instituts änderten sich durch die Neustrukturierung der Aufgabengebiete und die Übernahme der Mitarbeiter des Reichsgesundheitsamts nur geringfügig. Anstelle der an das Reichsgesundheitsamt abgegebenen Veterinärabteilung errichtete man nun eine eigenständige Abteilung für Zell- und Virusforschung, die vor allem den Forschungsinteressen Haagens und Gildemeisters entsprach. Außerdem wurden die bakteriologischen und serologischen Aufgaben einschließ-

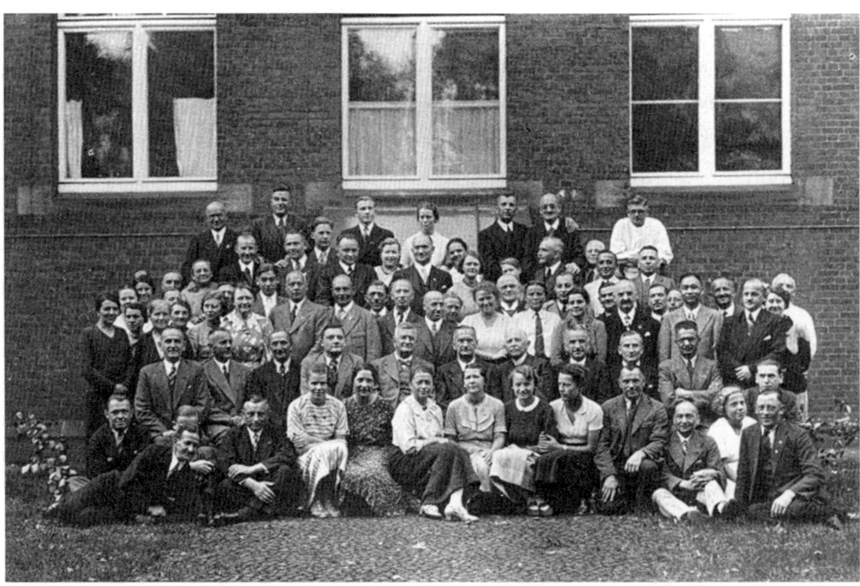

Abb. 8: Mitarbeiter des Robert Koch-Instituts, 1936

lich der Herstellung und laufenden Abgabe humanmedizinischer Seren und Impfstoffe, die bisher in beiden Instituten wahrgenommen worden waren, sowie die Aufgaben im Bereich des Desinfektionswesens nun im Robert Koch-Institut konzentriert.[131] Der Tätigkeitsbericht des Instituts für 1936/1937 zeigt daher nur geringe Abweichungen gegenüber früheren Einteilungen auf: 1. Seuchenabteilung, 2. Serologische Abteilung, 3. Tuberkuloseabteilung, 4. Wutschutzabteilung, 5. Pockenabteilung, 6. Tropenabteilung, 7. Biochemische Abteilung, 8. Abteilung für experimentelle Zell- und Virusforschung, 9. die Chemische Abteilung sowie 10. das Laboratorium des geschäftsführenden Direktors.[132] Eine Änderung trat lediglich nach dem Ausscheiden Ludwig Langes im August 1938 ein, als man die bisherige Biochemische Abteilung auflöste, die ihr übertragenen Aufgaben der chemischen Abteilung zuwies und stattdessen die Aufgabengebiete der serologischen Abteilung teilte und eine Abteilung für experimentelle Therapie unter der Leitung von Hans Schlossberger sowie eine Serodiagnostische Abteilung unter dem neu ins Institut eingetretenen Werner Fischer (1895–1945) schuf.[133]

Personalveränderungen durch Berufungen von außen

Der Personalaustausch mit dem Reichsgesundheitsamt war von oben oktroyiert worden. Daher müssen vor allem die von außen erfolgten Berufungen auf vakant werdende Abteilungsleiterstellen näher betrachtet werden, will man die im Nationalsozialismus betriebene Personalpolitik des Robert Koch-Instituts genauer beurteilen. Insgesamt wurden vier Abteilungsvorsteher zwischen 1933 und 1939 von außen an das Robert Koch-Institut berufen. Bereits 1933 trat der Hygieniker Max Gundel (1901–1949) anstelle des ausgeschiedenen Josef Koch in das Institut ein und übernahm nach einem internen Revirement die Seuchenabteilung. Im Jahr 1936, als Gundel an die Spitze des Hygiene-Instituts des Ruhrgebietes in Gelsenkirchen wechselte, kamen als sein Nachfolger Traugott Wohlfeil (1900–1945) sowie der Tropenmediziner Gerhard Rose (1896–1992) an das Institut. Letzterer übernahm anstelle des altersbedingt ausscheidenden Claus Schilling die Leitung der Tropenabteilung. Als Nachfolger des ebenfalls altersbedingt in den Ruhestand tretenden Ludwig Lange wurde 1938 der Serologe Werner Fischer berufen, der die Blutgruppenforschung ans Robert Koch-Institut brachte. Alle von außen neu in das Institut eintretenden Abteilungsleiter waren zum Zeitpunkt ihrer Berufung bereits Parteimitglieder. Sie gehörten zudem alle einer neuen Generation an: Sie waren sämtlich zwischen 1895 und 1901 geboren, hatten den Weltkrieg noch als junge, teils ganz junge

Soldaten mitgemacht. Gundel, Rose und Fischer hatten sich nach dem Krieg einem Freikorps bzw. Zeitfreiwilligenregiment angeschlossen und entweder im Ruhrgebiet kommunistische Aufstände bekämpft oder an den Grenzlandkriegen in Oberschlesien teilgenommen; Rose gehörte gar dem berüchtigten Freikorps Rossbach an.[134] Alle drei waren zuvor Assistenten an der Heidelberger Universität gewesen, weshalb in der Forschung auf eine besondere Heidelberg-Berlin-Verbindung und auf den Einfluss der in Heidelberg wirkenden Hygieniker Emil Gotschlich (1870–1949) und Ernst Rodenwaldt (1878–1965) und ihr Engagement für Rassenbiologie und Nationalsozialismus verwiesen wird.[135] Zu diesen Fachvertretern, die sich schon »früh für Rassenbiologie und Nationalsozialismus«[136] engagierten, zählte auch der Bonner Hugo Selter (1878–1952), ein überzeugter Nationalsozialist, von dessen Lehrstuhl der vierte von außen berufene Abteilungsvorsteher des Robert Koch-Instituts kam.[137] Traugott Wohlfeil hatte sich wie sein Chef am Bonner Hygiene-Institut schon »früh für die Etablierung der Rassenhygiene« eingesetzt. Er war im März 1933 in die NSDAP eingetreten und hielt für den NS-Ärztebund Schulungsvorträge über Vererbungslehre und Rassenhygiene.[138] Max Gundel war ebenfalls schon 1933 in die NSDAP eingetreten und hatte sich bereits 1928 mit einer Arbeit über »Rassenbiologische Untersuchungen an der Schleswig-Holsteinischen Bevölkerung unter Anwendung der Blutgruppenbestimmung« habilitiert. Der von 1926 bis 1929 in Heidelberg als Assistent tätige Gerhard Rose war nach eigenen Aussagen 1922 Mitbegründer der ersten Berliner Ortsgruppe der NSDAP gewesen.[139] Während seiner Tätigkeit in China pflegte er gute Beziehungen zum deutschen Generalkonsul von Shanghai, einem alten Kämpfer der Partei. Auch der 1938 eingestellte Werner Fischer gehörte zum Zeitpunkt seiner Berufung bereits der NSDAP an, er war ihr allerdings erst bei Aufhebung der Mitgliedersperre im Mai 1937 beigetreten. Zuvor war er in der SA aktiv gewesen und hatte dort Vorträge gehalten. Auch wenn die von außen kommenden Abteilungsleiter einem ganz bestimmten Typus einer neuen, deutschen Wissenschaftlergeneration entsprachen, so waren die Umstände ihrer Berufung durchaus verschieden und ihre wissenschaftliche Qualifikation ebenfalls. Gundel wurde aufgrund einer Empfehlung Gotschlichs noch unter Kleine ans Robert Koch-Institut berufen. Er hatte sich bereits 1928 habilitiert und, so Gotschlich in seinem Empfehlungsschreiben[140], trotz seiner Jugend schon sehr große wissenschaftliche Erfolge aufzuweisen, unter anderem als Referent auf renommierten Fachtagungen.

Auch Wohlfeil hatte sich früh, im Alter von 28 Jahren, habilitiert und war den Mitgliedern des Robert Koch-Instituts durch mehrere Referate vor der Deutschen Vereinigung für Mikrobiologie und eine größere Anzahl wissenschaftlicher Publikationen bekannt. Seine Bewerbung um die Nachfolge Gundels war ganz offensichtlich parteiinternen Auseinandersetzungen geschuldet, in deren Folge die von der Fakultät Bonn beantragte Ernennung zum nichtbeamteten außerordentlichen Professor im Mai 1936 scheiterte.[141] Eine Universitätskarriere stand Wohlfeil damit nicht mehr offen, vielmehr musste er notgedrungen eine andere »Lebensstellung« suchen. Auch Werner Fischers wissenschaftliche Qualifikation stand außer Zweifel. Er hatte lange Jahre am Staatlichen Institut für experimentelle Therapie in Frankfurt gearbeitet und es 1932 mit einem guten Zeugnis von Wilhelm Kolle verlassen, um für anderthalb Jahre als Rockefeller-Stipendiat am National Institute for Medical Research in London zu arbeiten. Anschließend wurde er Mitarbeiter des Instituts für experimentelle Krebsforschung in Heidelberg, dessen Leitung er nach der Beurlaubung von Hans Sachs (1877–1945) zeitweise übernahm. 1935 habilitierte er sich über »Blutgruppeneigenschaften beim Kaninchen«. Ernst Rodenwaldt, der die wissenschaftliche Abteilung des Instituts 1936 übernahm, setzte sich vergeblich für ein Extraordinariat für Fischer ein, um diesen in Heidelberg zu halten. Nach Rodenwaldts Angaben gegenüber dem Dekan stand »tatsächlich zur Zeit in Deutschland kein völlig durchgebildeter Serologe zur Verfügung [...], der sich an Erfahrung und Können mit Herrn Fischer vergleichen könnte«.[142]

Auf eine derartige wissenschaftliche Reputation konnte sich der dritte ehemalige Heidelberger Assistent, Gerhard Rose, nicht berufen. Tatsächlich ist Roses Eintritt in das Robert Koch-Institut in erster Linie auf sein eigenes Drängen und die Unterstützung einflussreicher Nationalsozialisten zurückzuführen.[143] Seit Anfang 1934 bemühte sich Rose, der zu diesem Zeitpunkt bereits fünf Jahre lang die Landesanstalt für Gesundheitswesen der chinesischen Provinz Chekiang leitete, in Deutschland eine aus seiner Sicht angemessene Stelle zu erhalten. Unterstützung fand er vor allem beim deutschen Generalkonsul in Shanghai und bei der Auslandsorganisation der NSDAP. Nachdem zunächst ein Wechsel in die Biologische Abteilung des Reichsgesundheitsamts vermutlich an dem bereits eingeleiteten organisatorischen Umbau gescheitert war, stellte Reiter in Aussicht, Rose bei der im Herbst 1936 notwendig werdenden Neubesetzung der tropenmedizinischen Abteilung des Robert Koch-Instituts zu berücksichtigen. Zu dieser Nachfolge kam es dann auch, sehr zur Erleichterung der Sachbearbeiter im Wissenschaftsministerium, von denen Rose parallel das Angebot zur Übernahme einer ordentlichen Professur für Hygiene eingefordert hatte. Rose war jedoch nach einer ministeriellen Umfrage unter verschiedenen Hygiene-Professoren in Deutschland persönlich und wissenschaftlich völlig unbekannt.[144]

Mit Ausnahme des Falles Rose handelte es sich bei allen anderen Stellenbesetzungen also augenscheinlich um Entscheidungen, die vorrangig aufgrund der wissenschaftlichen Qualifikation der Bewerber gefällt worden waren. Allerdings hatten sämtliche von außen berufenen Abteilungsleiter ursprünglich mit einer akademischen Laufbahn geliebäugelt, die ihnen jedoch aus unterschiedlichen Motiven verwehrt blieb.

Darüber hinaus handelte es sich bei allen vier Neuberufungen um Männer mit »nationalsozialistischer Gesinnung«, die im weiteren Verlauf ihrer Karriere – dies gilt auf jeden Fall für Gundel, Fischer und Rose – an den Gewaltverbrechen des NS-Regimes beteiligt waren. Das Robert Koch-Institut war damit fest in nationalsozialistischer Hand, denn auch Gildemeister und Haagen teilten diese Überzeugung, und den Abteilungsleitern Boecker, Gins, Bruno Lange (seit 1941 NSDAP) sowie möglicherweise Schlossberger ist zumindest eine formelle Parteimitgliedschaft nachzuweisen.

Wies die Ebene der Abteilungsleiter während der nationalsozialistischen Diktatur insgesamt gesehen eine große Kontinuität auf, so herrschte beim akademischen Mittelbau zunächst eine große Fluktuation. Fast verärgert stellte Reiter Ende 1936 fest, dass die wissenschaftlichen Assistenten seit 1933 »in ununterbrochener Reihenfolge gewechselt« und ihren Institutsaufenthalt zumeist nur zur kurzen bakteriologischen Ausbildung genutzt hätten, um sich dann anderen ärztlichen Gebieten zuzuwenden.[145] Erst der Zweite Weltkrieg beendete diese schnellen Wechsel auf den Assistentenstellen.

Nach der Unterstellung unter das Reichsgesundheitsamt wurde das Institut sukzessive personell ausgebaut, der Institutshaushalt kontinuierlich aufgestockt. Für das Haushaltsjahr 1936 genehmigte das Reichsinnenministerium die Einstellung eines 7. Assistenten, der in der Chemischen Abteilung arbeiten sollte.[146] Weiterhin hatte das Institut jedoch mit dem mangelnden Interesse des wissenschaftlichen Nachwuchses an einer längerfristigen Forschungstätigkeit am Robert Koch-Institut zu kämpfen: »Die Mehrzahl der Assistenten strebt nur eine bakteriologische Ausbildung an, um dann in die klinische Tätigkeit überzugehen«, so Gildemeister 1937. Um geeignete Assistenten besser an das Institut binden zu können, wurden zwei bisherige Assistentenstellen in zwei attraktivere Stellen für wissenschaftliche Mitglieder umgewandelt. Darüber hinaus schuf man je fünf weitere Planstellen für technische Assistentinnen sowie Lohnempfänger. Schließlich erhielt das Institut im Haushaltsjahr 1940 die Stelle eines wissenschaftlichen Mitgliedes für die Tropenabteilung und im darauffolgenden Jahr, unter Verweis auf aktuelle Kriegs- und Nachkriegserfordernisse, zwei weitere Stellen für wissenschaftliche Mitglieder in der Virus- und in der Pockenabteilung. Die im Haushalt veranschlagten Institutsausgaben stiegen von 447.095 RM im Jahr 1935 über 548.150 RM im Jahr 1937 auf 684.400 RM im Jahr 1939. Dieser kontinuierliche Zuwachs beruhte allerdings nicht nur auf der Steigerung der Personalkosten, sondern auch auf der Erhöhung der bereitgestellten Mittel für Laboratoriumsbedarf (Apparate, Instrumente, Chemikalien) und Versuchstiere. Hier kletterten die zugebilligten Beträge von 61.000 RM im Jahr 1935 über 106.000 RM im Jahr 1937 auf 160.000 RM im Jahr 1939.

Mit Kriegsausbruch wurden zahlreiche Wissenschaftler zum Dienst in der Wehrmacht einberufen. Zum Teil wurden sie anschließend von den militärischen Dienststellen wieder an das Robert Koch-Institut abkommandiert, um dort kriegswichtige Forschung sowie Impfstoffproduktion zu betreiben. Eine besondere militärische Karriere absolvierte Gerhard Rose, der seit seiner Rückkehr nach Deutschland als Reserveoffizier an Übungen der Luftwaffe teilgenommen hatte und 1939 als Beratender Hygieniker bei der Legion Kondor in Spanien tätig war.[147] Kurz vor Kriegsausbruch wurde er Beratender Hygieniker des Sanitätsinspekteurs der Luftwaffe und stieg innerhalb der Luftwaffe bis zum Generalarzt auf.

Schon zwei Jahre vor Kriegsbeginn hatte die Heeressanitätsinspektion im Zuge der Kriegsvorbereitungen ihr Interesse an einer Wiederbelebung der vormals engen Beziehungen zwischen dem Robert Koch-Institut und dem Militär bekundet. Im Februar 1937 bat Generaloberstabsarzt Anton Waldmann (1878–1941) Eugen Gildemeister, einer zweijährigen Kommandierung des Assistenzarztes Hermann Eyer (1906–1997) zur wissenschaftlichen Sonderausbildung an das Robert Koch-Institut zuzustimmen. Ausdrücklich fügte er hinzu, dass er für seine Verwendung und Weiterbildung besondere Wünsche habe, die er in persönlicher Rücksprache benennen wollte. Sowohl Gildemeister als auch sein Vorgesetzter Reiter begrüßten diesen Schritt.[148] Es ist nicht auszuschließen, dass die spätere Ernennung Eyers zum Leiter des Instituts für Fleckfieber- und Virusforschung des OKH im Wesentlichen auf seiner Ausbildung am Robert Koch-Institut beruhte.

Mit seiner Abordnung wurde die bis 1918 erfolgreich betriebene Zusammenarbeit – zum gegenseitigen Vorteil – zwischen dem Robert Koch-Institut und dem Militär wieder aufgenommen, denn in der Folgezeit wurden regelmäßig Sanitätsoffiziere an das Institut abkommandiert. Zum Teil diente die Abordnung der bakteriologischen Weiterbildung von Militärärzten für eine entsprechende Tätigkeit an der Front. Auf der anderen Seite unterstützten die Militärärzte die während des Weltkriegs im Robert Koch-Institut betriebene kriegswichtige Forschung.

Mit der vom Militär gewünschten bakteriologischen Ausbildung von Sanitätsoffizieren war das Robert Koch-Institut bereits 1937 zweifellos in die Kriegsvorbereitungen des NS-Staates eingebunden. Auch die bereits vor Kriegsausbruch von der DFG bzw. dem Reichsforschungsrat unterstützten Malariaarbeiten von Schilling und Rose können durchaus als kriegsrelevant bezeichnet werden (vgl. Kap. III). Eine generelle inhaltliche Ausrichtung der am Institut betriebenen Forschungen auf den geplanten Krieg ist dagegen nicht festzustellen. Dies gilt auch für die von Haagen und Gildemeister geleiteten Abteilungen, in denen sich später – nach dem deutschen Überfall auf Polen – die kriegsrelevante Forschung (Fleckfieber, Gelbfieber) maßgeblich konzentrierte.

Kurz vor Kriegsausbruch war der Leiter der Chemischen Abteilung Ekkehard Hailer verstorben. Seine Stelle übernahm am 1. Januar 1940 sein langjähriger Mitarbeiter am Reichsgesundheitsamt, Karl Heicken (1903–1982), der bereits 1936 als Assistent an das Robert Koch-Institut gewechselt war. Zur Überbrückung von Personalengpässen während des Kriegs mussten – trotz der Abordnung von Sanitätsoffizieren – die bereits im Ruhestand befindlichen Abteilungsleiter Georg Lockemann und Ludwig Lange wieder eingestellt werden. Im Herbst 1941 verließen zudem Hans Schlossberger und Eugen Haagen das Institut, um Lehrstühle für Hygiene und Bakteriologie an den Universitäten Jena und Straßburg zu übernehmen. Ihre Berufungen erscheinen vor dem Hintergrund des langjährigen vergeblichen Bemühens, Mitgliedern des Robert Koch-Instituts wieder Zugang zu den akademischen Lehr- und Forschungsstätten zu verschaffen, als Zeichen für eine erneute Annäherung an die Hochschulen – wenn auch erst in der Kriegszeit. Tatsächlich waren die Ernennungen umstritten gewesen und stießen im Falle Haagens auch auf fortgesetzten Widerstand höchster Parteiinstitutionen.[149] In einem Schreiben vom 8. Mai 1943 hieß es seitens der Parteikanzlei:

> Wenn ihm auch nicht die politische Zuverlässigkeit abgesprochen werden kann, so wird doch seine Ernennung […] von allen Stellen abgelehnt. Ohne Zweifel ist Haagen einer unserer erfolgreichsten Virusforscher, der nicht nur in Deutschland, sondern in der ganzen internationalen Welt als solcher bekannt ist. Sein Forschungsgebiet ist aber so stark spezialisiert, dass er auf dem allgemeinen Gebiet der Hygiene nicht so bewandert sein kann.[150]

Die Leitung der Abteilung für experimentelle Therapie wurde nach Schlossbergers Weggang nicht wieder besetzt, sondern vertretungsweise von Werner Fischer wahrgenommen. Die Virusabteilung übernahm nach Haagens Wechsel an die Reichsuniversität Straßburg offiziell der Wissenschaftliche Rat Heinrich Peter (*1910). 1942 verstarb zudem der Leiter der Tuberkulose-Abteilung, Bruno Lange. Die Abteilungsleitung übernahm zunächst der bereits im Ruhestand befindliche Ludwig Lange und nach dessen krankheitsbedingtem Ausscheiden im Jahr 1943 der Leiter der Wutschutzabteilung, Eduard Boecker, als zusätzliche Aufgabe.

Vom Forschungsinstitut zur administrierenden Reichsbehörde?

Zum 1. April 1942 wurden die bisher dem Präsidenten des Reichsgesundheitsamts unterstellten preußischen Einrichtungen – das Robert Koch-Institut und die Landesanstalt für Wasser-, Boden- und Lufthygiene – in selbständige Reichsanstalten umgewandelt. Das frühere Preußische Institut für Infektionskrankheiten »Robert Koch« führte fortan den Namen »Robert Koch-Institut, Reichsanstalt zur Bekämpfung übertragbarer Krankheiten«. Die Leitung als Präsident übernahm der bisherige geschäftsführende Direktor, Eugen Gildemeister, Vizepräsident wurde der Leiter der Tropenabteilung, Gerhard Rose.

Die Entlassung des Robert Koch-Instituts in die Selbständigkeit und die damit verbundene Aufwertung zur Reichsanstalt hatte vielfältige Gründe. Zum einen war sie dem Einflussverlust Reiters auf dem Gebiet der Gesundheitsverwaltung und innerparteilichen Auseinandersetzungen um seine Person geschuldet[151], zum anderen muss sie durchaus als verwaltungsmäßige Zwangsläufigkeit betrachtet werden angesichts der schon länger zu beobachtenden reichsweiten Aktivitäten des Instituts – beispielsweise bei der Diphtheriebekämpfung – und der generellen Tendenz zur »Verreichlichung«, die zahlreiche bisherige Landeseinrichtungen zu diesem Zeitpunkt erfasste.[152] Daneben dürften insbesondere aber auch politische Erwägungen

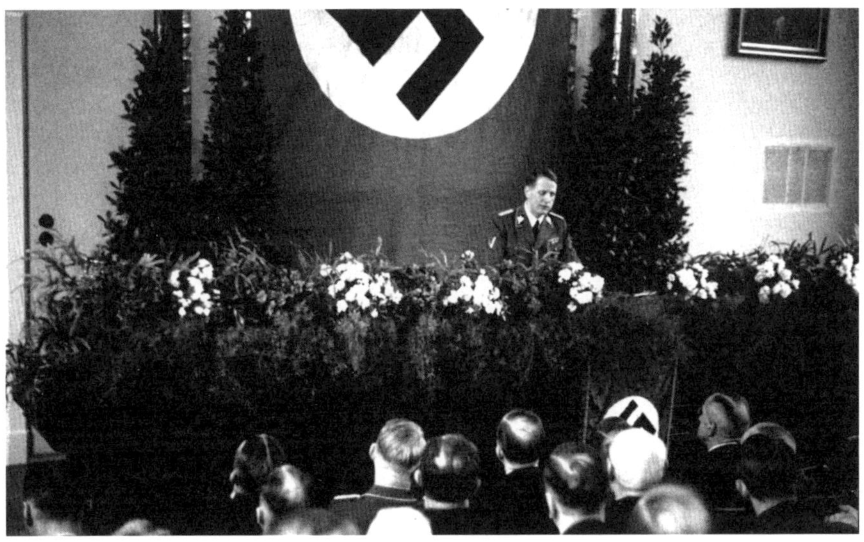

Abb. 9: Staatssekretär Leonardo Conti spricht im Hörsaal des Robert Koch-Instituts beim Festakt anlässlich der Übernahme des Instituts »auf das Reich«, 1.4.1942

eine Rolle gespielt haben, nämlich die mit den imperialen Vorstellungen verbundene Einsicht, dass mit dem angestrebten Weltreich auch eine »erhebliche[n] räumliche[n] Ausdehnung der staatlichen Gesundheitsdienste« notwendig werden würde.[153] Schließlich ist darauf zu verweisen, dass die Bekämpfung der Infektionskrankheiten, die als traditionelles Aufgabenfeld der staatlichen Gesundheitsverwaltung nach der Machtübernahme von der nationalsozialistischen Erbgesundheitspolitik stark in den Hintergrund gedrängt worden war, während des Kriegs angesichts der wachsenden Seuchengefahr wieder erheblich an Bedeutung gewann.[154]

In der Forschung wird darüber hinaus konstatiert, die Erhebung zur Reichsanstalt sei auch mit einem grundlegenden Funktionswandel des Robert Koch-Instituts im »Großdeutschen Reich« verbunden gewesen.[155] Das Robert Koch-Institut sollte vom Forschungsinstitut zu einer administrierenden Reichsbehörde umgeformt werden. Als Indiz hierfür werden die Nachkriegsäußerungen des damaligen Oberregierungsrates im Reichsgesundheitsamt, Walter Liese, herangezogen, nach denen dem Robert Koch-Institut die Rolle einer Zentralstelle der Medizinaluntersuchungsämter zugedacht gewesen war. Diese von Liese nicht weiter ausgeführte Bemerkung entspricht wortwörtlich den Forderungen von Reichsgesundheitsführer und Staatssekretär Leonardo Conti (1900–1945) (Abb. 9) in seiner feierlichen Ansprache anlässlich der Übernahme:

> Es ist nicht meine Absicht, daß Robert-Koch-Institut mit mehr Aufgaben zu belasten, als es die Seuchenforschung und Seuchenbekämpfung unbedingt erforderlich machen. Ich will aber dafür sorgen, daß die Schlagkraft des Instituts gefördert wird und daß die Wissenschaftler, die dort arbeiten, mehr als bisher in Verbindung mit kranken Menschen und mit der praktischen Seuchenbekämpfung bleiben. Das Robert-Koch-Institut soll die Zentralstelle für alle Medizinal-Untersuchungsämter des Reiches werden. Es soll uns möglichst reichlichen und guten Nachwuchs für diese Ämter geben, es soll auch bei der Fortbildung der praktischen Ärzte auf dem Gebiete der Infektionskrankheiten mehr als bisher mitwirken.[156]

Inwieweit diese Äußerungen Contis wirklich als konkrete, im Ministerium bereits vorbereitete Zukunftsplanung für die Nachkriegszeit aufzufassen sind, lässt sich mangels schriftlicher Überlieferung heute nicht mehr eindeutig klären. In der ministeriellen Begründung für den Haushalt der neuen Reichsanstalt wurden derartige Vorstellungen nicht geäußert, vielmehr hieß es dort:

> Das Institut Robert Koch ist auch bisher schon wiederholt mit der Untersuchung und Begutachtung von Krankheitsvorkommen ausserhalb Preussens beauftragt worden, nach der Verschmelzung der bakteriologischen Abteilung des Reichsgesundheitsamts mit dem Institut im Jahre 1935 war es bereits allgemein für das Reich tätig. Namentlich die gesundheitlichen Verhältnisse in den neuen

> Ostgebieten machen es erforderlich, jederzeit ein auf dem Gebiete der Infektionskrankheiten besonders erfahrenes wissenschaftliches Institut zur Erkennung und Bekämpfung von auftretenden Seuchen einsetzen zu können. In Übereinstimmung der beteiligten Ressorts wird daher das Institut mit Wirkung vom 1. April 1942 in eine Reichsanstalt umgewandelt und vom Reich übernommen.[157]

Auch die im Haushaltsentwurf für 1942 veranschlagten vier zusätzlichen Stellen von wissenschaftlichen Räten verweisen nicht auf einen beabsichtigten Funktionswandel. Vielmehr stärkte der vorgesehene Stellenzuwachs wissenschaftliche Forschung und praxisbezogene Arbeiten gleichermaßen: Während die neuen Stellen in der Abteilung des Präsidenten und der Wutschutzabteilung zur Förderung der klinischen Tätigkeit und der Herstellung von Impfstoff gedacht waren, sollten die Inhaber der neuzuschaffenden Stellen in der Tropen- und der Tuberkulose-Abteilung grundlegende wissenschaftliche Arbeit leisten. Auch in den späteren Haushaltsaufstellungen für 1943 und 1944 finden sich keinerlei Hinweise für einen Wandel zur administrierenden Reichsbehörde. Letztlich bewilligt wurden 1942 – neben einem Regierungsamtmann und einem Amtsgehilfen – lediglich zwei der ursprünglich vier vorgesehenen wissenschaftlichen Ratsstellen, nämlich diejenigen für die Abteilung des Präsidenten und für die Tropenabteilung. Darüber hinaus stellt sich die Frage, welche Bedeutung den Äußerungen Contis angesichts dessen sinkenden Einflusses auf gesundheitspolitische Entscheidungsprozesse zuzumessen ist. Zum Zeitpunkt der »Verreichlichung« des Robert Koch-Instituts hatte Conti bereits den Zenit seiner Macht überschritten. Wenig später wurde er durch die Führererlasse über das Sanitäts- und Gesundheitswesen vom Juli 1942, September 1943 und August 1944 weitgehend entmachtet.[158]

Im Interesse des wissenschaftlichen Personals, das stets eine engere Bindung zur Universität gesucht hatte, wäre ein Funktionswandel zur administrierenden Reichsbehörde ohnehin nicht gewesen. Auch Gildemeister hatte neben seiner Leitungsfunktion – im Gegensatz zu Hans Reiter – weiterhin durchgehend Forschungsaufgaben wahrgenommen und sich in seiner Rede anlässlich der Umwandlung zur Reichsanstalt am 1. April 1942 auf die Würdigung der bisherigen Forschungsleistungen des Instituts beschränkt.

Zusammenfassend ist festzustellen, dass das Robert Koch-Institut nach 1933 erheblichen personellen und organisatorischen Veränderungen ausgesetzt war. Mit der Entlassung der jüdischen Mitarbeiter verlor das Institut den Großteil seines wissenschaftlichen Mittelbaues und durch weitere Pensionierungen auch zahlreiche Führungskräfte. Mit dem Ausscheiden dieser Wissenschaftler fielen ganze Forschungsbereiche weg. Hierzu zählen insbesondere die Allergieforschung und die theoretische Auseinandersetzung mit dem Infektionsparadigma durch Neufeld. Der mehrfache Wechsel der Institutsleitung zog zudem eine Führungslosigkeit nach sich, die erst durch die Ernennung Gildemeisters beendet wurde. Die Wiederbesetzungen der vakanten Stellen erfolgten durch Neuberufungen von außen und den Austausch mit Wissenschaftlern des Reichsgesundheitsamts im Zuge der Angliederung der preußischen Anstalten an das Reichsgesundheitsamt. Mit Ausnahme des Falles »Rose« konnte die NSDAP bei Neubesetzungen ihren Einfluss offensichtlich nur im Hinblick auf die nationalsozialistische Gesinnung der Kandidaten geltend machen. Auf der Führungsebene dominierten seit Mitte der 1930er Jahre überzeugte Nationalsozialisten. In zweifacher Hinsicht, nämlich durch die erneuerten Verbindungen zum Militär und durch die Ausrichtung auf den rassenhygienischen Denkstil, war das Robert Koch-Institut auf die Ausnahmesituation des Kriegs vorbereitet.

Die Aufwertung zur Reichsanstalt während des Kriegs muss vor dem Hintergrund der sinkenden Macht Reiters, den allgemeinen »Verreichlichungstendenzen« sowie der mit dem Kriegsgeschehen wachsenden Seuchengefahr betrachtet werden. Die Frage nach einem Funktionswandel des Instituts von einer Forschungseinrichtung zu einer administrierenden Reichsbehörde im Falle eines gewonnenen Kriegs muss aufgrund der Quellenlage offen bleiben.

III. Forschungs- und Tätigkeitsschwerpunkte des Robert Koch-Instituts im Nationalsozialismus

Im Folgenden werden zentrale Forschungs- und Tätigkeitsbereiche der verschiedenen Abteilungen zwischen 1933 und 1945 vorgestellt. Wie haben die Wissenschaftler sich und ihr Institut zwischen den Polen von Auftrags- und Spitzenforschung positioniert? Welche Möglichkeiten und Spielräume boten ihnen das zeittypische Umfeld? Welche Rolle spielte die Kooperation mit dem Militär und der Industrie unter den zunehmenden Ausnahmebedingungen des Kriegs? Welche unmittelbaren oder indirekten Eingriffe und Einflussnahmen wurden vom Regime vorgenommen? Schließlich stellt sich die Frage, in welcher Weise das zur Staatsdoktrin erhobene erbbiologische Paradigma auf die Tätigkeiten des Robert Koch-Instituts einwirkte.

Die Situation einzelner Abteilungen unterschied sich hierbei deutlich. Analysiert werden die Arbeitsbereiche »Virusforschung« und »Tropenmedizin«, in denen das Robert Koch-Institut zu den führenden wissenschaftlichen Institutionen in Deutschland zählte – mit der Einschränkung, dass ohnehin nur wenige deutsche Einrichtungen auf dem Gebiet der Tropenmedizin tätig waren. Ferner werden die Forschungsfelder »Tuberkulose« und »Serologie« untersucht, die unter der nationalsozialistischen Diktatur entweder – wie im Falle der Tuberkulose – aufgrund ihrer rassistischen Ideologisierung oder – wie im Falle der Serologie – aufgrund ihrer Einsatzmöglichkeiten im Rahmen der Erb- und Rassenpflege von besonderer Bedeutung waren. Schließlich wird die von der »Seuchenabteilung« maßgeblich betreute Diphtheriebekämpfung mittels vorbeugender Schutzimpfung und die während des Kriegs in der Abteilung des Direktors konzentrierte Forschung über Fleckfieberimpfstoffe als zentrales Feld der Mitwirkung des Instituts an der praktischen Seuchenbekämpfung vorgestellt.

Virusforschung

In der medizinischen Mikrobiologie werden Viren als eigenständige infektiöse Einheiten definiert, die im Unterschied zu den übrigen Mikroorganismen keine Zellstruktur besitzen, sondern lediglich aus Proteinen und Nukleinsäure (DNA und RNA) aufgebaut sind. Sie verfügen über keinen eigenen Stoffwechsel, sondern sind für ihre Vermehrung auf geeignete Wirtszellen angewiesen. Diese moderne Beschreibung unterscheidet sich sichtlich von dem im frühen 20. Jahrhundert verwendeten Viruskonzept, wonach es sich bei Viren um bakteriendichte, Filter passierende (»filtrierbare«) sowie im Lichtmikroskop nicht sichtbare (»ultravisible«) Krankheitserreger handelt, die nicht auf unbelebtem Nährboden, sondern nur in Gegenwart lebender Zellen existieren und sich vermehren können.[159] Schon lange vor der sich um die Wende vom 19. zum 20. Jahrhundert herausbildenden Unterscheidung von im Lichtmikroskop darstellbaren Bakterien und noch wesentlich kleineren Krankheitserregern sind virale Infektionskrankheiten jedoch beschrieben und verschiedene Behandlungsmethoden erprobt worden. Die Einführung der (Kuh-)Pockenschutzimpfung durch Edward Jenner (1749–1823) und die Entwicklung eines Impfstoffs gegen Tollwut durch Louis Pasteur sind die bekanntesten Beispiele für eine erfolgreiche Krankheitsbekämpfung, lange bevor in den 1930er und frühen 1940er Jahren erstmals mit Hilfe des Elektronenmikroskops die Sichtbarmachung von Viren gelang.[160]

Wenngleich Robert Koch seine Untersuchungen nicht konkret auf die Erforschung dieser unbekannten Krankheitserreger ausrichtete, so kann das von ihm gegründete Institut dennoch als eine der Geburtsstätten der medizinischen Virusforschung bezeichnet werden.[161] Hier war auf Veranlassung der Preußischen Regierung im Jahr 1897 eine Kommission gebildet worden, die die Ursachen der grassierenden Maul- und Klauenseuche erforschen sollte. Aufgrund von Filtrationsversuchen gelangten die beiden Kommissionsmitglieder Friedrich Löffler, seit 1888 Leiter des Hygiene-Instituts in Greifswald, und Paul Frosch (1860–1928), Assistent am Robert Koch-Institut, damals zu dem Schluss, dass die Seuche nicht durch gelöste Giftstoffe, sondern durch filtrierbare, im Lichtmikroskop nicht sichtbare, allerkleinste Organismen ausgelöst würde. Diese Beobachtungen im Jahr 1898 markieren neben der Identifizierung des pflanzenpathogenen Tabakmosaikvirus als einem nicht sichtbaren, belebten und filtrierbaren Agens durch Dmitri Iwanowski (1864–1920) sowie Martinus Beijerinck (1851–1931) in den Jahren 1892 bzw. 1898 die Anfänge der modernen Virologie.

Seit dieser Zeit zählte die experimentelle Virusforschung fest zum Forschungsprogramm des Instituts. Bereits 1898 wurde eine »Abteilung zur

Heilung und Erforschung der Tollwut« am Robert Koch-Institut eingerichtet, um auch in Deutschland die Möglichkeit zur Schutzimpfung gegen Tollwut nach der von Pasteur entwickelten Methode zu schaffen. Weitere Virusforschung wurde in dem 1913 errichteten Pockenlaboratorium betrieben. Hier unternahm Heinrich Gins bereits 1916 Versuche zur Züchtung des Vakzinevirus außerhalb des Tierkörpers auf Kaninchenhornhäuten, die »nach der Harrison-Carrelschen Methode in Plasma kultiviert« wurden.[162] Auch an speziellen virologischen Fragen wie der Erforschung der Bakteriophagen waren Institutsmitarbeiter beteiligt.[163] Im Jahr 1930 gelang Walter Levinthal, der 1924 am Rockefeller-Institut in New York die Methoden zur Erforschung filtrierbarer Virusarten studiert hatte[164], neben dem US-Amerikaner Ralph D. Lillie und dem Briten Alfred C. Coles (1896–1979) die Isolierung des Psittakose-Erregers, der damals aufgrund seiner Filtrierbarkeit durch bakteriendichte Filter zu den Viren gezählt wurde.[165]

Die bereits seit Beginn des 20. Jahrhunderts erfolgreich am Institut betriebene Virusforschung erhielt Mitte der 1930er Jahre durch ihre Institutionalisierung in einer eigenen Abteilung unter der Leitung von Eugen Haagen (Abb. 10) zusätzlichen Auftrieb. Seit Mitte der 1920er Jahre hatte sich Haagen mit der noch jungen Disziplin der experimentellen Zellforschung und der von ihr genutzten Methode der Gewebezüchtung befasst. In Deutschland war dieses Spezialgebiet vor allem durch Rhoda Erdmann bekannt geworden, die in den USA unter dem Begründer der Gewebezüchtung, Ross Granville Harrison (1870–1959), gearbeitet und 1919 eine eigenständige Abteilung für experimentelle Zellforschung am Institut für Krebsforschung der Charité durchgesetzt hatte. Viele Forschungseinrichtungen folgten diesem Schritt, nachdem man die vielseitigen Einsatzmöglichkeiten der Gewebezüchtung erkannt hatte. Vor allem für die noch junge Virusforschung eröffnete sie neue Wege: Die von Harrison und Alexis Carrel (1873–1944)

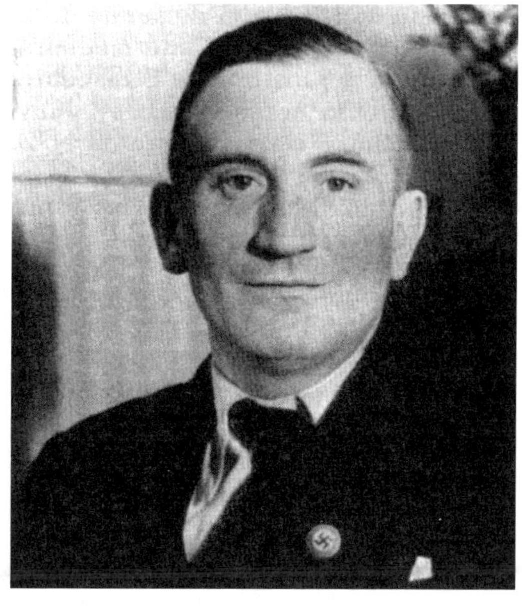
Abb. 10: Eugen Haagen, 1930er Jahre

eingeführten Techniken der Gewebezüchtung boten die Chance, Viren erstmals außerhalb von Tierpassagen in lebenden Zellen zu vermehren. Als Schüler Erdmanns[166] baute Haagen nach seinem Eintritt in das Reichsgesundheitsamt im Jahr 1926 in dessen Bakteriologischen Abteilung ebenfalls ein Laboratorium für Zellforschung auf. Im Oktober 1928 wurde er vom Reichsgesundheitsamt für mehrere Monate zum Studium der neuen amerikanischen Gewebezüchtungsmethoden an das Rockefeller-Institut in New York entsandt.[167] Dort führte er mit der Virusforschungsgruppe von Thomas M. Rivers (1888–1962) Untersuchungen über das Verhalten von Vakzine- und Herpesviren in Zellkulturen durch.[168] Seine dabei erfolgreich unter Beweis gestellten Kenntnisse in der Gewebezüchtung ebneten ihm nur anderthalb Jahre später den Weg für einen erneuten Forschungsaufenthalt in New York. Auf Einladung der Rockefeller Foundation arbeitete er ab Januar 1931 für zunächst zwei Jahre als außerordentliches Mitglied der International Health Division, in deren neugegründetem Gelbfieberlaboratorium.[169] Haagen gehörte im Mai 1931 zu den ersten Personen, die eine Schutzimpfung mit dem von Wilbur Sawyer (1879–1951) und seinem Forschungsteam entwickelten Impfstoff erhielten. Dieser bestand aus einer Mischung von einem auf Mäusegehirn zum Virus fixe gewordenen Gelbfieberstamm und menschlichem Immunserum[170] und war wegen des schwer zu beschaffenden menschlichen Immunserums nur in geringen Mengen herstellbar. Diesen Nachteil wollte man durch die Entwicklung eines als Kulturimpfstoff verwendbaren, in der Gewebezucht abgeschwächten Virusstammes ausgleichen.

Tatsächlich gelang Haagen in Zusammenarbeit mit Max Theiler schon nach kurzer Zeit die erstmalige Züchtung eines Gelbfiebervirusstammes in Deckglas- und Flaschenkulturen von embryonalem Hühnergewebe.[171] Die erhoffte Virulenzabschwächung des verwendeten Virusstammes glückte aber auch in der einjährigen Verlängerung von Haagens Forschungsaufenthalt nicht.[172] Nach seinem Ausscheiden setzten Theiler und seine Mitarbeiter die Versuchsreihen jedoch fort, die 1937 mit der Züchtung des bis heute als wirksamen Impfstoff eingesetzten 17D-Kulturvirus ihren erfolgreichen Abschluss fanden. Für seine Arbeiten auf dem Gebiet der Gelbfieberforschung erhielt Theiler 1951 den Nobelpreis für Medizin.[173]

Haagen selbst setzte die mit Theiler durchgeführten Gelbfieberexperimente nach seiner Rückkehr aus den USA nicht weiter fort, sondern beschäftigte sich experimentell mit anderen Viren sowie seinem zweiten Arbeitsfeld – der Krebsforschung.[174] Ab 1935 erhielt er auch Beihilfen der DFG – unter anderem aus deren Tumorprogramm.[175] Seine Krebs- und Virusarbeiten standen durchaus in einem engen Zusammenhang, denn Haagens Interesse galt auch den ätiologischen Beziehungen von Tumoren und Viruskrankheiten. Im Vordergrund seiner reinen Virusarbeiten standen Züchtungsversuche in verschiedenen Gewebekulturen mit vorrangig »heimischen« Virusarten wie dem Variola-Vakzinevirus, dem Influenzavirus oder dem »Psittakosevirus«. Zu diesem Zeitpunkt stellte die Züchtung von Viren in Gewebekultur neben der von Alice M. Woodruff und Ernest W. Goodpasture (1886–1960) Anfang der 1930er Jahre entwickelten Methode der Viruszüchtung auf der Eihaut (Chorio-Allantois) von bebrüteten Hühnerembryonen[176] das zentrale Arbeitsfeld der angewandten Virusforschung dar, denn beide Methoden eröffneten einen Weg zur aktiven Immunisierung gegen virale Infektionskrankheiten. Auch Haagen hob diesen Punkt immer wieder in seinen Arbeiten hervor.[177]

Insbesondere die von Haagen durchgeführten Psittakosearbeiten hatten einen konkreten, aktuellen Anlass: Nach einer weltweiten Epidemie 1929/30 war 1934 erneut ein Anstieg der Psittakosefälle in Deutschland beobachtet worden, auf den der Staat nun mit gesetzlichen Maßnahmen reagierte.[178] Die Psittakose wurde zur gemeingefährlichen Krankheit erklärt und die Anzeigepflicht für die Erkrankung bei Mensch und Tier vorgeschrieben. In Preußen durften die bakteriologischen Untersuchungen zum Psittakose-Nachweis nur am Robert Koch-Institut durchgeführt werden.[179] Später wurde das Institut sogar einzige deutsche Zentralstelle zur Bestimmung des Psittakose-Erregers. Die anfallenden Psittakose-Diagnosen und Forschungen übernahm zunächst die 1933 neugegründete Veterinärabteilung.[180] Nach deren Wechsel an das Reichsgesundheitsamt wurden diese Aufgaben in Haagens Abteilung weitergeführt. Neben diesen praktischen Tätigkeiten unternahm Haagen gemeinsam mit seiner technischen Assistentin und späteren zweiten Ehefrau, Brigitte Crodel (*1907), erfolgreiche Züchtungsversuche des »Psittakosevirus« in Eintropfengewebe, in Maitland-Kulturen sowie auf der Eihaut.[181] Auf Bitten des Statens Serum Instituts in Kopenhagen beteiligte er sich 1938 gemeinsam mit seinem Assistenten Gerhard Mauer (1911–1941) an der Aufklärung des seit einigen Jahren auf den dänischen Faröer-Inseln jeweils im Herbst beobachteten Anstiegs von Lungenentzündungen, die regelmäßig nach dem Kontakt und dem Verzehr von jungen Sturmvögeln auftraten. Haagen und Mauer konnten in dem eingesandten Untersuchungsmaterial den Psittakose-Erreger nachweisen und damit die Krankheitsursache aufdecken.[182] Gleichzeitig hatten sie gezeigt, dass nicht nur papageienartige Vögel als Krankheitsüberträger der Psittakose auftreten konnten. Diese Ergebnisse wurden in der nationalsozialistischen Tagespresse als »sensationelle Entdeckung der deutschen Wissenschaft« gefeiert.[183]

1937/1938 nahm Haagen zudem Untersuchungen über Influenza auf. Gemeinsam mit dem Stipendiaten Du Chen-Hsing gelang ihm die erste Isolierung eines Virusstammes in Deutschland, seine Übertragung auf

Mäuse sowie seine anschließende Weiterzüchtung in Mäusepassagen und auf befruchtetem Hühnerei.[184]

Haagen war nicht der einzige Wissenschaftler am Robert Koch-Institut, der sich mit der Viruszüchtung in Gewebekultur bzw. auf bebrütetem Hühnerei befasste. Gemeinsam mit Heinrich Gins, dem Leiter der Pockenabteilung, führte Haagen Versuche zur Gewinnung eines Kulturimpfstoffs durch, der wegen seiner Keimfreiheit dem bisher verwendeten, aus Kälberlymphe gewonnenen Pockenimpfstoff überlegen schien.[185] Den ebenfalls in der Pockenabteilung tätigen Assistenten Georg Wenckebach (1904–1969) und Herbert Kunert gelang 1937 die Züchtung des Masernvirus nach der Methode von Woodruff/Goodpasture.[186] Schließlich zeigte vor allem der geschäftsführende Direktor Eugen Gildemeister Interesse an der Virusforschung. Bereits Ende der 1920er Jahre hatte er gemeinsam mit Haagen Forschungen über Viren in Gewebekultur durchgeführt.[187] 1932 erhielt Gildemeister nach Evaluation seiner Forschungsarbeiten eine finanzielle Unterstützung der Rockefeller-Stiftung in Höhe von 2000 RM.[188] Das Geld sollte vorrangig für Versuche zur Züchtung des Vakzine- bzw. des Poliomyelitisvirus in Gewebekultur verwendet werden. Letzteres gelang jedoch nicht: Zwar beschrieb Gildemeister im Jahr 1933 die gelungene Züchtung des Poliomyelitisvirus in 18 Passagen[189], doch konnten diese Versuche von anderen Forschern nicht erfolgreich wiederholt werden.[190] Nach seinem Wechsel an das Robert Koch-Institut führte Gildemeister neben seiner Leitungsaufgabe als geschäftsführender Direktor weiterhin – auch international beachtete[191] – experimentelle Studien mit verschiedenen Viren durch. Gemeinsam mit seiner Assistentin Irmgard Ahlfeld gelang es ihm, mit einem bestimmten Herpesvirusstamm bei kutaner Infektion von weißen Mäusen eine fast immer tödlich verlaufende Enzephalitis zu erzielen. Zudem konnte er 1938 ein Enzephalitisvirus aus einer Mäusekolonie isolieren, das dem Theiler'schen Enzephalitisvirus nahe stand.

Gemeinsam mit Otto Waldmann (1885–1955), dem Direktor der Staatlichen Forschungsanstalten, Insel Riems bei Greifswald, gaben Gildemeister und Haagen 1939 im Gustav Fischer Verlag das »Handbuch der Viruskrankheiten« heraus, das in zwei Bänden einen Überblick über den damaligen Stand der Virusforschung als Teil der medizinischen Mikrobiologie bot. Gleichzeitig machte das Inhaltsverzeichnis deutlich, welchen Stellenwert diesem Forschungszweig im Robert Koch-Institut beigemessen wurde. Die beteiligten Autoren waren in der Mehrzahl aktuelle oder frühere Angehörige des Instituts bzw. hatten dort zumindest zeitweise gearbeitet. Inwieweit es sich um ein Konkurrenzunternehmen deutscher Wissenschaftler zu dem kurz zuvor erschienenen, von den Schweizer Virusforschern Robert Doerr (1871–1952) und Curt Hallauer (1900–1994) im Wiener Springer-Verlag herausgegebenen »Handbuch für Virusforschung« handelte, muss offen bleiben. Letzteres befasste sich unter Beteiligung auch zahlreicher angloamerikanischer Forscher stärker mit der Beziehung der Virusforschung zu den Naturwissenschaften.

Zur Verbesserung ihrer Forschungsbedingungen waren Haagen und Gildemeister stark an der Verwendung von innovativen Technologien in den Biowissenschaften interessiert. Bereits im Jahr 1938 beantragten sie gemeinsam DFG-Fördermittel in Höhe von 10.000 RM zur Beschaffung einer Ultrazentrifuge. Dieses seit Mitte der 1920er Jahre von dem schwedischen Forscher The Svedberg (1884–1971) entwickelte Gerät erlaubte erstmals die Trennung verschiedener Makromoleküle und ihre Größenbestimmung. In den 1930er Jahren verfügten nur wenige europäische und US-amerikanische Labors über diese neue Schlüsseltechnologie der Biowissenschaften.[192] Die erste deutsche, für Arbeiten am Kaiser-Wilhelm-Institut für Biochemie unter Adolf Butenandt angefertigte Ultrazentrifuge war erst im Mai 1938 einsatzbereit.[193] Für die Antragsgenehmigung durch die DFG bzw. die tatsächliche Anschaffung einer Ultrazentrifuge und deren Aufbau im Robert Koch-Institut finden sich in den eingesehenen Unterlagen allerdings keine Belege.

Nachweisen lässt sich dagegen die Nutzung einer weiteren innovativen Technik auf dem Gebiet der biomedizinischen Forschung: Im Juli 1939 vereinbarten Haagen und der Leiter des Forschungsinstituts der AEG, Carl Ramsauer (1879–1955), gemeinsame mikroskopische Arbeiten der beiden Einrichtungen.[194] Seit Anfang der 1930er Jahre hatte eine Gruppe von Wissenschaftlern um Ernst Brüche (1900–1985) im AEG-Forschungsinstitut im Wettstreit mit dem Forschungsteam um Ernst Ruska (1906–1988) und Bodo von Borries (1905–1956) im Laboratorium für Elektronenoptik der Siemens & Halske AG an der Entwicklung eines Elektronenmikroskops gearbeitet.[195] Die Fortschritte eines solchen »Übermikroskops« lagen gegenüber dem herkömmlichen Lichtmikroskop vor allem in seinem vielfach höheren Auflösungsvermögen, das einen wesentlichen Erkenntnisgewinn über die bisher »unsichtbaren« Mikroorganismen versprach, sowie in seiner starken Kontrastempfindlichkeit, die eine vorherige Färbung der Objekte in einem komplizierten Verfahren überflüssig machte.[196] Während das von Ruska entwickelte Übermikroskop eine magnetische Elektronenlinse verwendete, arbeiteten Brüche und sein Team an einem Übermikroskop mit elektrostatischer Abbildungsoptik. Ruska konnte bereits 1938 eine Weiterentwicklung seines ersten magnetischen Übermikroskops präsentieren und 1939 ein Serienmodell fertig stellen.[197] Parallel wurde das im AEG-Forschungsinstitut entwickelte elektrostatische Übermikroskop erstmals erprobt. Die speziell für die Übermikroskopie angefertigten Objektpräparate stammten aus Haagens Abteilung.[198] Noch im selben Jahr publizierten Brüche und Haagen gemeinsam über die Anwendungsmöglichkeiten des Übermikroskops in der Bakteriologie.[199] In einem AEG-Sonderheft hob Haagen zudem unter Verweis auf die kurz zuvor publizierten elektronenmikroskopischen Aufnahmen von Viren durch Ernst (1906–1988) und Helmut Ruska, Gustav Kausche und Bodo von Borries[200] seine Bedeutung für die experimentelle Virusforschung hervor.[201] Im Frühjahr 1940 wurde im Robert Koch-Institut das erste Gebrauchsgerät (Abb. 11) aus dem Forschungsinstitut der AEG zur Untersuchung von Bakterien und Viren aufgestellt.[202] Zur Betreuung des Gerätes stand ein Angestellter der AEG zur Verfügung.[203] Unter finanzieller Beteiligung der AEG sollte zudem im Rahmen des bereits begonnenen Umbaues des Robert Koch-Instituts ein besonderes elektronenmikroskopisches Laboratorium eingerichtet werden.[204] Nachdem die Forschungen jedoch kriegsbedingt zunehmend ins Stocken geraten waren, wurde das erste Elektronenmikroskop im Frühjahr 1941 abgebaut und zur Überholung ins Forschungsinstitut der AEG zurückverlegt.[205] Der erneute Einbau eines Gerätes bereitete wegen des schwelenden Patentstreites zwischen Siemens und AEG große rechtliche Schwierigkeiten und konnte erst durch Einschaltung des Reichsinnenministeriums, das die Nutzung des Gerätes »zur Förderung des Wohles der Volksgemeinschaft« proklamierte, in Angriff genommen werden.[206] Verschiedene, in der Nachkriegszeit entstandene Quellen verweisen unabhängig voneinander darauf, dass die

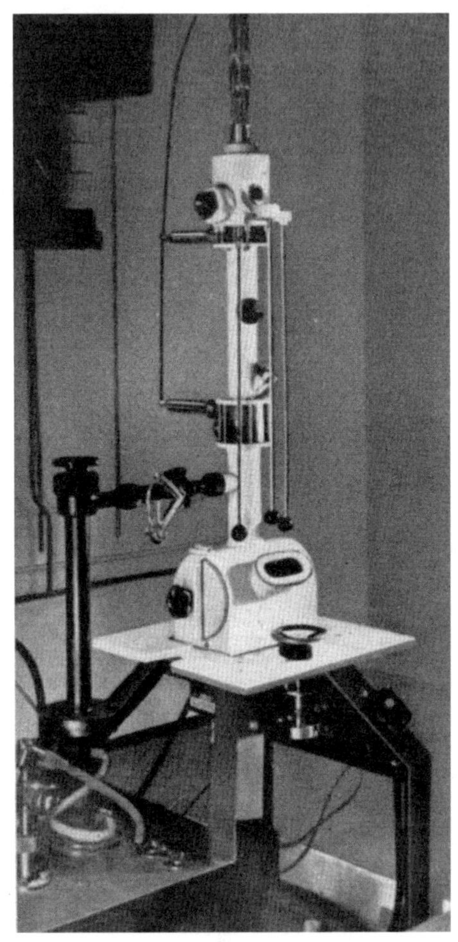

Abb. 11: Elektrostatisches Übermikroskop nach Mahl (Modell 1939/40). Aufgestellt im Institut für Infektionskrankheiten Robert Koch

erneute Aufstellung eines AEG-Elektronenmikroskops im Robert Koch-Institut trotz der materiellen Engpässe während des Kriegs noch zustande kam.[207] Auch die Kooperation zwischen dem Robert Koch-Institut und dem Forschungsinstitut der AEG wurde trotz Haagens Wechsel an die Universität Straßburg zumindest sporadisch weitergeführt: 1942 unternahm der auf der tropenmedizinischen Abteilung tätige Ludwig Emmel (1913–2004) gemeinsam mit Mitarbeitern des AEG-Forschungsinstitutes elektronenoptische Untersuchungen von Malaria-Sporozoiten.[208] Erst in den letzten Kriegsjahren wurde das Elektronenmikroskop offensichtlich nicht mehr genutzt und nach Tegel ausgelagert, wo es bei Kriegsende von der Roten Armee beschlagnahmt wurde.[209]

Eine weitere interdisziplinäre Zusammenarbeit im Rahmen seiner Virusforschungen entwickelte Haagen mit dem physikalisch-chemischen Institut der Berliner Universität. In Gemeinschaftsarbeit mit dem dortigen Institutsdirektor Paul Günther (1892–1969) führte er 1939 Versuchsreihen über die Strahlenresistenz des Kaninchenmyxomvirus durch.[210]

Dagegen bestanden offensichtlich keine Kontakte zwischen dem Robert Koch-Institut und den Kaiser-Wilhelm-Instituten für Biologie und für Biochemie in Berlin-Dahlem.[211] Hier hatten die zwischen 1934 und 1937 neuberufenen Institutionsdirektoren, d. h. der Botaniker Fritz von Wettstein (1895–1945) und der Zoologe Alfred Kühn (1885–1968) vom Kaiser-Wilhelm-Institut für Biologie sowie der Chemiker Adolf Butenandt (1903–1995) vom Kaiser-Wilhelm-Institut für Biochemie, im Sommer 1937 – mit dem Fernziel eines eigenständigen Kaiser-Wilhelm-Instituts für Virusforschung – die Gründung einer »Arbeitsgemeinschaft Virusforschung« beschlossen.[212] Das Hauptuntersuchungsobjekt dieser Arbeitsgemeinschaft, die 1941 zur »Arbeitsstätte für Virusforschung der Kaiser-Wilhelm-Institute für Biochemie und Biologie« ausgebaut wurde, bildete das Tabakmosaikvirus. Vorrangiges Ziel der Gruppe war es, mit Hilfe neuester Technologie wie der Ultrazentrifuge oder des Elektronenmikroskops die Zusammensetzung und Struktur der Virusarten zu erforschen, um letztlich die Frage der Selbstvermehrung zu klären.

Die gegenseitige Ignoranz der Virusforscher an den Kaiser-Wilhelm-Instituten und am Robert Koch-Institut dürfte vor allem in der unterschiedlichen Ausrichtung der verschiedenen Forschungsprogramme gelegen haben: Während die in Dahlem gegründete interdisziplinäre Virusgruppe als Kooperation von Biochemie, Zoologie und Botanik ihr Forschungsprogramm auf allgemeine, grundlegende biologische Fragestellungen ausrichtete[213], arbeiteten Haagen und Gildemeister trotz ihres Interesses an innovativen Techniken auch in ihren experimentellen Untersuchungen weitestgehend angewandt.

Nicht zuletzt aus diesem Grund veränderte der Zweite Weltkrieg Haagens Tätigkeit am Institut erheblich. Als Experte auf dem Gebiet der Virusforschung und ihrer praktischen medizinischen Anwendung wurde er bereits kurz nach Kriegsbeginn konkret für kriegswichtige Forschungsprojekte, d.h. für die Lösung akuter militärmedizinischer Probleme im Bereich der Seuchenprophylaxe eingespannt. Bis zu seiner Berufung an die Reichsuniversität Straßburg im November 1941 führte er vorrangig Forschungen im Auftrag der Luftwaffe durch: Gemeinsam mit Gildemeister arbeitete Haagen ab Anfang 1940 an der Herstellung eines wirksamen Fleckfieberimpfstoffs, und im Herbst 1940 nahm er in seiner eigenen Abteilung zusätzlich Untersuchungen zur Entwicklung eines geeigneten Gelbfieberimpfstoffs auf. Während die deutsche Fleckfieberforschung nicht nur am Robert Koch-Institut, sondern auch an anderen zivilen und militärischen Einrichtungen betrieben wurde, waren Haagens Auftragsarbeiten auf dem Gebiet der Gelbfieberimpfung im damaligen Deutschen Reich einmalig. Diese Ausnahmestellung verdankte Haagen seinem Forschungsaufenthalt im Gelbfieberlaboratorium der Rockefeller-Stiftung: Als einziger Forscher in Deutschland verfügte er bei Kriegsausbruch über theoretisches Wissen und praktische Erfahrung in der Herstellung von Gelbfieberimpfstoff.

Der Auftrag zur Entwicklung einer wirksamen und einfach handhabbaren Gelbfieberimpfung, den Haagen im September 1940 von der Sanitätsinspektion der Luftwaffe erhielt[214], stand mutmaßlich über die reale Vorbereitung auf ein künftiges deutsches Kolonialreich in Mittelafrika hinaus auch im Zusammenhang mit der konkreten militärischen Entwicklung, die ein mögliches direktes Engagement von deutschen Truppen in Afrika immer wahrscheinlicher machte.[215]

Den für die Impfstoffherstellung notwendigen Gelbfiebervirusstamm sowie vermutlich auch einen als Kulturimpfstoff verwendeten 17D-Stamm aus den USA erhielt das Institut von dem am Amsterdamer Tropeninstitut arbeitenden deutschen Tropenmediziner Wilhelm Schüffner (1867–1949).[216] Zur Überprüfung der verschiedenen Impfverfahren hinsichtlich ihrer Wirksamkeit, Verträglichkeit und Eignung zur Massenherstellung nutzte Haagen Patienten der Städtischen Heil- und Pflegeanstalt in Berlin-Wittenau. Kontakte zu dieser Einrichtung bestanden bereits seit den 1920er Jahren infolge ihrer Kooperation mit der tropenmedizinischen Abteilung im Rahmen der Malariaforschung und Fiebertherapie, bei der die Wirkungsweise von Chinin an malariainfizierten Paralytikern erprobt wurde.[217] Zwischen Juli 1941 und Januar 1942 injizierte Haagen dort zwischen 230 und 250 männlichen Patienten zwei unterschiedliche Impfstoffe, einen Kulturimpfstoff sowie einen aus Mäusehirn hergestellten

Impfstoff, deren Wirksamkeit anschließend durch Temperaturmessungen sowie Untersuchungen von Blutbild und Urin kontrolliert wurde.

Angesichts der technischen Schwierigkeiten, die bei der Herstellung des Kulturimpfstoffs auftraten, konzentrierte sich Haagen schon bald auf die Überprüfung des Gehirnimpfstoffs. Dabei wandte er ein neues, von französischen Forschern entwickeltes Verfahren an, bei dem der Gelbfieberimpfstoff nicht mehr subkutan eingespritzt, sondern als Mischung von Pocken- und Gelbfieberimpfung durch Skarifikation in die Haut eingebracht wurde.[218] Bereits im Herbst 1940 hatte sich der Leiter der Pockenabteilung, Heinrich Gins, im Pariser Institut Pasteur[219] über dieses Verfahren informiert und dieses als potentiell bedeutungsvoll »für alle an der Kolonisierung Afrikas interessierten Völker« gewertet.[220] In den Wittenauer Heilstätten wurden daraufhin sowohl Versuche mit dem Gelbfieberimpfstoff aus Gehirnvirus als auch mit dem kombinierten Gelbfieber-Pockenimpfstoff nach der vom Institut Pasteur in Dakar entwickelten Methode aufgenommen.

Noch während des laufenden Versuchsprogramms wurde Haagen mit der vertretungsweisen Wahrnehmung des Lehrstuhls für Bakteriologie und Hygiene an der neugegründeten Reichsuniversität Straßburg beauftragt. Die Arbeit in der Abteilung für experimentelle Zell- und Virusforschung des Robert Koch-Instituts ruhte daraufhin, da Haagens Nachfolger, der Wissenschaftliche Rat Heinrich Peter, zur Wehrmacht einberufen wurde.[221] Haagen selbst setzte seine Berliner Virusarbeiten großenteils in Straßburg fort. Dies kam auch der Gelbfieberforschung zugute, denn nun wurden die Vorbereitungen zur Massenherstellung eines wirksamen Gelbfieberimpfstoffs auf eine breitere Basis gestellt und mit finanzieller Unterstützung der Sanitätsinspektion der Luftwaffe sowohl in Berlin durch Eugen Gildemeister als auch in Straßburg durch Eugen Haagen betrieben. Im Juni 1942 wurde zudem der Stabsarzt der Luftwaffe, Martin Krüpe (1910–1981), an das Robert Koch-Institut abkommandiert, um bei den Gelbfieberarbeiten zu assistieren. Haagen, der in Straßburg vor allem nach einem geeigneten Trocknungsverfahren forschte, wurde bei seinen Versuchen sowohl von Brigitte Crodel als auch vom Oberarzt der Luftwaffe, Hellmuth Graefe (1911–1952), unterstützt. Im Frühjahr und Sommer 1942 fuhr Graefe mehrmals von Straßburg nach Berlin, um bei den zuvor gegen Gelbfieber geimpften Wittenauer Patienten Blut abzunehmen. Mit Hilfe des Mäuseschutzversuchs sollte anschließend die noch bestehende Immunität der Geimpften überprüft werden.[222] Wegen kriegsbedingter Lieferschwierigkeiten konnte die Massenherstellung von Impfstoffen in Straßburg erst im August 1942 beginnen, in Berlin lief sie noch später an.

Die Verwendung von Versuchspersonen fand mit dem Beginn der Impfstoffproduktion keineswegs ihren Abschluss. Vielmehr verfasste Gildemeister für die im Herbst 1942 ebenfalls mit der Herstellung von Gelbfieberimpfstoff beauftragten Behringwerke in Marburg sowie das Institut für Fleckfieber- und Virusforschung in Krakau eine Arbeitsanleitung, die eine beständige »Prüfung am Menschen zur Feststellung der Unschädlichkeit« vorschrieb.[223] Zu diesem Zeitpunkt war Gildemeister schon fast ein Jahr an den tödlichen Fleckfieberexperimenten im Konzentrationslager Buchenwald beteiligt. Die Initiierung eines weiteren Impfstoffversuchs mit augenscheinlich viel geringeren Schäden erschien aus Gildemeisters Sicht offensichtlich naheliegend. Eine entsprechende Einigung erzielte er Anfang Januar 1943 im direkten Gespräch mit Erwin Ding-Schuler (1912–1945), dem Leiter des Instituts für Fleckfieber- und Virusforschung im Konzentrationslager Buchenwald.[224]

Nach den Eintragungen im sogenannten Ding-Tagebuch wurden zwischen Januar und Mai 1943 insgesamt 68 Operationsnummern des produzierten Impfstoffs auf ihre Unschädlichkeit an rund 340 KZ-Insassen überprüft.[225] Zusätzlich wurde eine bereits geprüfte Operationsnummer des Robert Koch-Instituts an 50 Häftlinge verimpft, um die Beeinträchtigung der Arbeitsfähigkeit festzustellen. Die überlieferten Prüfungsergebnisse zeigen, dass die Nebenwirkungen der Gelbfieberimpfung entgegen früherer Behauptungen Gildemeisters und Haagens zum Teil erheblich waren.[226] Bei acht Versuchspersonen traten nach der Vakzination Komplikationen wie Lungenentzündung und Phlegmone auf, so dass sie in das Krankenrevier verlegt werden mussten. Die Arbeitsfähigkeit war bei 31 Impflingen teilweise oder vollständig beeinträchtigt, zehn Personen konnten zeitweise oder sogar während der gesamten Überprüfungsphase nicht arbeiten. Darüber hinaus erscheint es möglich, dass die Impfversuche mit Gelbfieber in einem Fall tödlich endeten.[227]

Die letzte Prüfung von Gelbfieberimpfstoff in Buchenwald fand am 17. Mai 1943 statt. Wenige Tage zuvor hatten die letzten deutschen und italienischen Truppen in Nordafrika kapituliert. Bereits im März 1943 war Gildemeister von der Sanitätsinspektion der Luftwaffe unter Hinweis auf die ausreichenden Straßburger Vorräte gebeten worden, die Produktion einzustellen. Zu diesem Zeitpunkt lagerten im Robert Koch-Institut 20.000 Dosen gebrauchsfertiger Gelbfieberimpfstoff. An Haagen erging die Aufforderung zur Einstellung der Impfstoffproduktion erst im Juli 1943, verbundenen mit der Bitte, die vorhandenen Einrichtungen einschließlich des Gelbfieberstammes für eine jederzeitige Wiederaufnahme der Herstellung einsatzbereit zu halten. Hierzu kam es jedoch aufgrund der militärischen Entwicklung und der schon Anfang 1943 eingestellten Kolonialplanungen nicht mehr.[228]

Tropenmedizinische Forschung[229]

Kurz nach dem Amtsantritt seines zweiten Direktors erhielt das Robert Koch-Institut im Jahr 1905 eine tropenmedizinische Abteilung. Ihre historisch-ideologischen Wurzeln sind in der Kolonialexpansion des Wilhelminischen Kaiserreichs nach Afrika, Ostasien und Ozeanien zu suchen, in deren Folge sich auch in Deutschland die Tropenmedizin als medizinisch-wissenschaftliche Disziplin entwickelte.[230] Konkret stellte sie nach der Amtsniederlegung Kochs die institutionelle Fortführung der von ihm und seinen Mitarbeitern betriebenen tropenmedizinischen Forschungen sicher.[231] Zudem diente sie – wenn auch nur in sicherlich geringem Maße – als Ersatz für ein Ende des 19. Jahrhunderts von kolonialen Kreisen geplantes und von Koch favorisiertes Institut für Tropenhygiene mit Sitz in Berlin, das als Reichsinstitut unter der Leitung der Kolonialverwaltung und in Verbindung mit dem Institut für Infektionskrankheiten stehen sollte. Die Durchsetzung dieses Zieles scheiterte damals an der bereits fortgeschrittenen Konzeption eines Hamburger Tropeninstituts, die im Wettlauf der Kolonialmächte um die Gründung eigener Kolonial- bzw. Tropeninstitute eine schnellere Realisierung versprach.[232]

Forschungsschwerpunkte unter Claus Schilling

Die Errichtung einer tropenmedizinischen Abteilung war noch von Koch selbst kurz vor der Niederlegung des Direktorenpostens angestoßen worden.[233] Nach dem Willen seines Nachfolgers Gaffky sollte sie von einer Persönlichkeit geführt werden, die nicht nur eine langjährige Tropenerfahrung und anerkannte wissenschaftliche Tätigkeit vorweisen konnte, sondern wegen der vorgesehenen Unterrichtskurse für zukünftige Kolonialärzte auch über Lehrbefähigung und Neigung zur Lehrtätigkeit verfügte. Die Wahl fiel nicht auf einen Schüler Kochs, sondern auf den seit 1899 im Kolonialdienst in Ostafrika und Togo tätigen Regierungsarzt Claus Schilling. Dieser hatte bei der Leitung eines Krankenhauses in Kleinpopo nicht nur praktische Erfahrungen in der Tropenmedizin gesammelt, sondern sich darüber hinaus im Auftrag der Kolonialabteilung des Auswärtigen Amts wissenschaftlich mit der Frage einer Immunisierung gegen Nagana befasst. Diese Tierseuche schränkte die Viehhaltung und -züchtung in Äquatorialafrika und damit die wirtschaftliche Nutzung eines riesigen Areals stark ein.[234] Nagana wird wie die menschliche Schlafkrankheit von Trypanosomen verursacht und durch Tsetsefliegen übertragen. Erste Versuche zur künstlichen Immunisierung von Rindern gegen die Nagana (damals häufig Tsetse-Krankheit genannt) hatte bereits Robert Koch unternommen, sie jedoch als ungeeignete Bekämpfungsmethode später verworfen, weil hierdurch künstlich ein neues Reservoir der Nagana geschaffen würde.[235]

Kochs Versuche bildeten die Grundlage für Schillings Forschungen, die er auch während verschiedener Heimaturlaube am Reichsgesundheitsamt weiterführte. Hier war er in das Blickfeld von Fachkollegen geraten, die ihn später als geeigneten Kandidaten für die Leitung der zu gründenden Tropenabteilung empfahlen.[236]

Die Immunisierung gegen Nagana behielt Schilling auch als Abteilungsleiter im Robert Koch-Institut als Arbeitsschwerpunkt bei und testete dabei ganz unterschiedliche – unter anderem auch chemotherapeutische – Verfahren.[237] Mehrfach reiste er nach Afrika, um dort Schutzimpfungsversuche an Nutztieren zu unternehmen. Nachdem der Kriegsausbruch 1914 bereits für eine Unterbrechung dieser Arbeiten gesorgt hatte, verhinderten der verlorene Weltkrieg und der Verlust des deutschen Kolonialreiches eine Wiederaufnahme dieser Versuche. Wie die gesamte deutsche Tropenmedizin so musste sich auch Schilling nach Kriegsende neue Forschungsfelder abseits des bisherigen Arbeitsgebietes erschließen. Von 1920 bis 1931 leitete er die am Robert Koch-Institut errichtete Behandlungsstelle für Lungenkranke und verfasste parallel mehrere Beiträge über Tuberkulose.[238] Erst zu Beginn der 1930er Jahre nahm er seine Immunisierungsversuche gegen Nagana mit Unterstützung der Firma Schering, der Notgemeinschaft der deutschen Wissenschaft, der Rockefeller Foundation und verschiedener Preußischer Ministerien wieder auf. Die Krankheitserreger und die sie übertragenden Tsetsefliegen bzw. deren Puppen für die in Berlin ausgeführten Experimente ließ er sich durch seinen Laboranten direkt aus Afrika beschaffen oder von dortigen Farmern zusenden. Die von ihm zunächst an Fohlen, später an Kälbern durchgeführten Immunisierungsversuche mittels Impfung mit Trypanosomen wertete Schilling als Beweis, dass eine Schutzimpfung gegen Nagana möglich sei; er bemühte sich deshalb um die Fortführung seiner Versuche sowie eine praktische Erprobung seiner Impfmethode auf afrikanischem Territorium. Mit Zustimmung britischer Stellen und finanziellen Zuschüssen seitens des Preußischen Innenministeriums, des Auswärtigen Amts und der Firma Schering hielt sich Schilling von November 1933 bis November 1934 zu Forschungszwecken im englischen Mandatsgebiet Tanganyika (vormals Deutsch-Ostafrika) auf.

Ziel seiner Arbeiten war es, den Zustand der »Prämunition« bei wildlebenden Ein- und Zweihufern gegenüber Trypanosomeninfektionen, also einer »stummen« oder »labilen« Infektion, auch bei zahmen Tieren, insbesondere bei Rindern zu erreichen. Nach Auffassung Schillings wurden junge Wildtiere bereits von immunen Müttern geboren und von diesen anschließend gesäugt, so dass sie bereits in jungem Alter eine relative

Immunität aufwiesen. Durch ständige Neuinfektionen während des ganzen Lebens blieb dauernd eine labile Infektion erhalten. Analog zu diesen natürlichen Verhältnissen wollte Schilling (Abb. 12) auch bei jungen Nutztieren eine »geleitete labile Infektion« erzeugen, die sie in die Lage versetzen sollte, »dauernd im verseuchten Gebiet ohne Schaden zu leben«.[239] Zwar gab er zu, dass mit seinen Versuchsergebnissen »vom rein praktischen Gesichtspunkt des Viehzüchters noch keine endgültige Lösung der Frage eines brauchbaren Dauerschutzes gegen Trypanosomeninfektion gefunden« sei, trotzdem wertete er sie als Bestätigung, dass »der eingeschlagene Weg – Minimalinfektionen junger Tiere – zum Ziele führen kann«. Sein Engagement um Fortführung und Erweiterung seiner Experimente blieb jedoch erfolglos. Nachdem er seinen vom Reichsinnenministerium unterstützten Versuchsplan mit einer tragenden Kuh nach Verkalben des Muttertieres Ende 1935 abbrechen musste, scheiterten Anfang 1936 auch seine Pläne für einen erneuten Forschungsaufenthalt in Afrika an der mangelnden Unterstützung deutscher Ministerien, die aus außen- und kolonialpolitischem Interesse einer Afrikareise von Schillings bekannterem Kollegen Kleine den Vorzug gaben.[240] Die von britischen Stellen angebotenen Finanzmittel sowie die daran gebundene Versuchskontrolle lehnte Schilling als unzureichend und einengend ab.[241] Die abnehmende in- und ausländische Unterstützung dürfte vor allem auf die kritische Haltung von Fachleuten gegenüber der Aussagekraft seiner Versuche und seinem Forschungsansatz zurückzuführen sein. Deutlichen Widerspruch erntete Schilling auch von seinem langjährigen Institutskollegen und Schlafkrankheitsexperten, Friedrich Karl Kleine, der 1936 aus Südafrika schrieb:

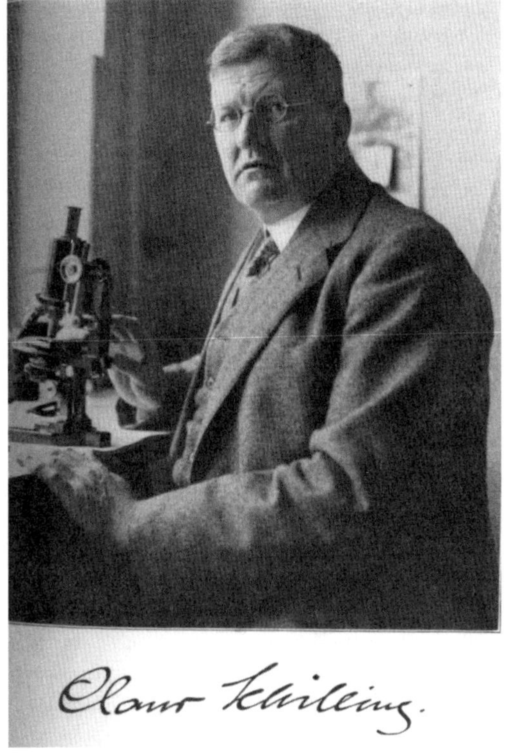

Abb. 12: Claus Schilling, 1931

> Im Lokal-Anzeiger las ich neulich ein Interview mit Schilling, dem zufolge er nunmehr auch gegen Schlafkrankheit eine Schutzimpfung entdeckt hat! Jeder Fachmann muss den Kopf schütteln, doch in Deutschland gibt es nur sehr wenige Fachleute und ihre Zahl nimmt immer mehr ab.[242]

Noch während des Zweiten Weltkriegs erneuerte Kleine seine massive Kritik an Schillings Immunisierungsversuchen.[243] Schon die Grundannahme Schillings, dass nämlich das Wild seine Immunität allmählich erworben habe, hielt er für unbewiesen, und gab zu bedenken, dass es sich hierbei auch »um eine artbedingte, natürliche, angeborene Resistenz gegen Trypanosomen« handeln könne. Zudem erschienen ihm die bei Schillings Versuchen an 17 Kälbern im Tanganyika Territory berechneten Impfverluste von mehr als 50 Prozent innerhalb von 16 Monaten als so hoch, »daß um den Preis wohl kein Farmer sein Vieh immunisieren lassen« würde.

Auch aus veterinärmedizinischer Sicht war Schillings Ansatz nicht der richtige Weg:

> Der gegenwärtige Stand der Frage ist der, daß die Methoden der Prämunisierung nur ein unsicheres Gleichgewicht zwischen Parasiten und Wirt hervorrufen und daß man nicht besonders zuversichtlich sein darf hinsichtlich der Aussichten auf Schaffung einer allgemeinverwendbaren Methode der Prämunisierung nach den Gesichtspunkten, die *Schilling* angegeben hat, der bekanntlich die Prämunität der wildlebenden Säugetiere nachahmen wollte.[244]

Schilling ließ sich von derartigen Zweifeln, die schon Anfang der 1930er Jahre in den USA im Hinblick auf seinen Kenntnisstand bei immunologischen Fragen geäußert wurden[245], nicht beeinflussen und hielt auch in der Folgezeit unbeirrt an seinem Immunisierungskonzept bei Trypanosomenerkrankungen fest.[246]

Seit den 1920er Jahren befasste sich Schilling zusätzlich mit der Malaria, die wie die Trypanosomiasen zu den durch Protozoen verursachten Tropenkrankheiten gehört. Konkret wird sie durch Protozoen der Gattung Plasmodium verursacht und durch Anophelesmücken von Mensch zu Mensch übertragen. Man unterscheidet drei verschiedene Malariaformen: Besonders gefährlich, ja lebensbedrohlich ist die durch Plasmodium falciparum verursachte Malaria tropica, während die durch Plasmodium vivax und Plasmodium ovale verursachte Malaria tertiana nur sehr selten lebensgefährlich wird und die durch Plasmodium malariae verursachte Malaria quartana in der Regel einen gutartigen Verlauf nimmt. Die Malaria zählt zu den weltweit bedeutendsten Infektionskrankheiten, an der jährlich zwischen 1,5 und 2,7 Millionen Menschen sterben. Ihr Verbreitungsgebiet erstreckt sich auf die tropischen und subtropischen Regionen aller Kontinente – mit Ausnahme Australiens. Bis in die Mitte des 20. Jahrhunderts trat sie zudem noch regelmäßig in Südeuropa und vereinzelt auch in Mitteleuropa, beispielsweise in der Gegend um Emden auf.

Mit seinem neu entwickelten Interesse an der Malariaforschung bildete Schilling beileibe keinen Einzelfall in der deutschen Tropenmedizin. Vielmehr avancierte die Malaria mit dem Ende der deutschen Kolonialzeit und der zeitgleich erfolgten Einführung der Malariaimpftherapie zur Behandlung der Progressiven Paralyse durch den Psychiater Julius Wagner-Jauregg (1857–1940) zum Hauptarbeitsgebiet der tropenmedizinischen Forschung in Deutschland.[247] Die ersten synthetischen Antimalariamittel Atebrin und Plasmochin – Entwicklungen der Bayer-Werke in Wuppertal-Elberfeld – wurden, bevor sie 1927 bzw. 1932 in den Handel kamen, in der Heil- und Pflegeanstalt Düsseldorf-Grafenberg an Spätparalytikern in Malariabehandlung getestet.[248] Auch Schilling nutzte die neuen Forschungsmöglichkeiten und stellte 1927 den Wittenauer Heilstätten in Berlin nicht nur einen Stamm der Malaria quartana für die Durchführung der Malariakur zur Verfügung, sondern erprobte Ende der 1920er Jahre in Zusammenarbeit mit dortigen Psychiatern auch die Wirkungsweise von Chinin an malariainfizierten Paralytikern.[249]

Ergänzend begann man nach englischem Vorbild in den 1930er Jahren in deutschen Heil- und Pflegeanstalten mit dem Einsatz infizierter Anopheles in der Malariakur. Die erste Klinik, die bei der Malariaübertragung nicht nur die Blutüberimpfung, sondern auch das Mückenstichverfahren anwandte, war wiederum die Heil- und Pflegeanstalt in Düsseldorf-Grafenberg.[250]

Zwischen Schillings Malariaforschung, die er nach seiner Pensionierung im Jahr 1936 zu seinem Arbeitsschwerpunkt machte, und seinen Forschungen zur Nagana bestanden insofern enge Verbindungen, als der theoretische Ansatz, die Immunisierung durch eine steigende Gabe von Erregermaterial zu erreichen, in beiden Fällen derselbe war. Mit diesem Hinweis bat Schilling auch die Notgemeinschaft der deutschen Wissenschaft im Mai 1937 um finanzielle Unterstützung seiner Versuche über eine Schutzimpfung gegen Malaria:

> Eine der Methoden, welche ich in Afrika anwendete, besteht darin, den jungen Tieren eine sehr kleine abgezählte Menge lebender Krankheitserreger, die die Tiere nicht krank macht und von ihrem Körper abgetötet wird, einzuspritzen – sog. Minimalinjektion. Wird diese Einverleibung wiederholt und die Menge der Erreger allmählich gesteigert, so tritt eine Erhöhung der Wiederstandsfähigkeit [!] ein, welche die Tiere befähigt, die natürliche Infektion zu überstehen. Ich habe nun das gleiche Prinzip auf die Malaria des Menschen angewendet.[251]

Mit der ihm gewährten Forschungsbeihilfe führte Schilling anschließend Versuche mit studentischen Freiwilligen durch, in die er sich auch selbst einbezog. Die auftretenden Malariaanfälle behandelte er jeweils mit Chinin und Atebrin. Darüber hinaus kooperierte Schilling mit den Berliner Heil- und Pflegeanstalten Herzberge und Wittenau sowie der Psychiatrischen Klinik der Charité und nutzte deren Patienten für seine Malariaexperimente.[252] Sein weiterer Werdegang ist von der wissenschaftshistorischen Forschung[253] bereits ausführlich beschrieben worden: Auf Einladung des Direktors des Istituto di Sanità Pubblica, Domenico Marotta (1886–1974), und des italienischen Innenministeriums ging Schilling 1938 zur Fortsetzung seiner Studien nach Italien. Hier konnte er nach eigenen Angaben bei zwei Personen »durch mehrfache künstlich gesetzte Sporozoiten-Infektion mit darauffolgender vorbeugender Chininbehandlung am Ende der Inkubationszeit« eine aktive Malaria-Immunisierung erreichen. In der Folgezeit suchte er daher nach Gelegenheiten, seine Methode in größerem Maßstab anzuwenden. Auf Einladung von Reichsgesundheitsführer Leonardo Conti, den er im November 1941 in Rom von der Bedeutung seiner Forschungen hatte überzeugen können, setzte Schilling seine Versuche ab 1942 im Konzentrationslager Dachau in einer eigens eingerichteten Malariaversuchsstation fort. Während seiner Tätigkeit im Konzentrationslager Dachau wurde Schilling weiterhin von früheren Kollegen und Vorgesetzten wie Gerhard Rose und Eugen Gildemeister auf seine Anfragen hin mit Versuchsmaterial und Literatur versorgt, obwohl diese seinen Forschungsansatz für falsch hielten und ihm die Aussicht auf Erfolg absprachen.[254] Dieselbe ablehnende Haltung vertrat auch der Schilling als Assistent zugeordnete SS-Arzt Kurt Plötner gegenüber dem Sanitätsinspekteur der Waffen-SS:

> Die Schwierigkeiten einer engen Zusammenarbeit zwischen Schilling und mir liegt vor allem darin, dass ich eine wesentlich andere Auffassung von einer praktischen Verwertbarkeit der Immunisierung gegen Malaria habe als Prof. Schilling [...]. Ich würde es nicht verantworten können, auch nur einen SS-Mann gegen Malaria nach dem Verfahren des Herrn Prof. Schilling zu impfen, und ich glaube auch nicht, dass dieses Ziel jemals nach diesem Verfahren erreicht werden wird.[255]

Nach Schätzungen seiner engeren Mitarbeiter infizierte Schilling in Dachau etwa 1.200 Menschen mit Malaria: Er injizierte ihnen Malariaerreger in steigender Zahl und experimentierte mit Chemotherapeutika zur Behandlung der Malaria und des Malariafiebers. 300 bis 400 Menschen starben nach zeitgenössischer Aussage an den Folgen dieser Versuche.[256] Im ersten Dachauer Prozess nach dem Zweiten Weltkrieg wurde Schilling angeklagt und trotz zahlreicher Eingaben im Dezember 1945 zum Tode verurteilt und am 28. Mai 1946 hingerichtet.

Forschungsschwerpunkte unter Gerhard Rose

Schilling führte seine Forschungen lediglich mit einem kleinen Mitarbeiterstab aus, zu dem ein Assistent[257], ein Labordiener, eine technische Assistentin und gelegentlich auch Praktikanten oder ausländische Stipendiaten gehörten. Erst unter seinem 1936 berufenen Nachfolger Gerhard Rose wurde die tropenmedizinischen Abteilung personell stark aufgestockt. Dieser erreichte den Abteilungsausbau zum einen durch die Aufnahme von DFG-Stipendiaten[258] und Doktoranden sowie die Einstellung von technischen Assistentinnen für seine von der DFG geförderten Malariaforschungen, zum anderen durch die Erhöhung des etatmäßigen wissenschaftlichen Personals während des Kriegs sowie im Rahmen der Aufwertung des Instituts zu einer selbständigen Reichsanstalt. Als Begründung für die Notwendigkeit einer personellen Verstärkung dienten die wachsende Ausdehnung des Reiches und die zunehmende Seuchengefahr »im Osten«.[259] Nach der Umwandlung des Instituts in eine selbständige Reichsanstalt verfügte Rose als einziger Abteilungsleiter über zwei feste wissenschaftliche Ratsstellen. Eine weitere Vergrößerung erfuhr die Abteilung im Juni 1943 durch die Eröffnung einer 20 Betten umfassenden klinischen Abteilung im Rudolf-Virchow-Krankenhaus zur stationären Behandlung von Heimkehrern aus den Tropen und die Einstellung eines Arztes mit langjähriger Tropenerfahrung zu ihrer Betreuung.[260] Schließlich gelang es Rose unter dem Hinweis auf die zunehmende Bombengefahr in Berlin, die tropenmedizinische Abteilung in die thüringische Heil- und Pflegeanstalt Pfafferode auszulagern und dort als Abteilung für Fiebertherapie der Luftwaffe weiterzuführen.[261] Letztere wurde später sogar zu einem Institut für Wehrhygiene der Luftwaffe aufgewertet, zu dem im Januar 1945 fünf Wissenschaftler (Sanitätsoffiziere), fünf Sanitätsgrade, acht technische Assistentinnen, vier Laborhelferinnen, zwei Stabshelferinnen, drei Schwesternhelferinnen und fünf Lohnempfänger zählten.[262]

Während seines Aufenthaltes in China hatte Rose vorrangig über die dort verbreitete Wurmkrankheit Schistosomiasis und ihre praktische Bekämpfung gearbeitet.[263] Mit seinem Wechsel an das Robert Koch-Institut musste er sich nun erstmals mit den schwierigen Arbeitsbedingungen deutscher Tropenmediziner auseinandersetzen. Er konzentrierte sich daher zunächst auf die Entwicklung von Arbeitsverfahren, mit denen »die Bearbeitung tropischer Seuchen auch im Laboratorium der Heimat« möglich wurde.[264] Zu seinen ersten Tätigkeiten zählten die Anlage von verschiedenen Schneckenkolonien und die Beschaffung von Parasiten, die Schnecken als Zwischenwirte nutzen. Anschließend nahm er Untersuchungen über die Schistosomiasis und andere in den Tropen, aber auch in gemäßigten Klimazonen verbreitete Wurmerkrankungen auf, die er bis weit in die zweite Kriegshälfte gemeinsam mit Mitarbeitern fortsetzte.[265] Diese Forschungen schlugen sich allerdings nur in Einzelfällen in wissenschaftlichen Publikationen nieder.[266] Rose veröffentlichte aufgrund seiner vielfältigen Aufgaben außerhalb des Robert Koch-Instituts – vor allem als Beratender Hygieniker der Luftwaffe sowie als Leitender Hygieniker bei der Volksdeutschen-Umsiedlung – nur wenige Beiträge für wissenschaftliche Zeitschriften, die sich zudem stärker mit praktischen Fragen der Seuchenbekämpfung befassten. Im Gegensatz zu seinem Vorgänger und anderen Abteilungsleitern einschließlich des Direktors am Robert Koch-Institut führte Rose kaum selbst experimentelle Untersuchungen durch, sondern überließ diese Arbeit den Mitarbeitern seiner Abteilung.

Nachdem er die Einsatzmöglichkeiten der Malariatherapie für die tropenmedizinische Forschung in Deutschland erkannt hatte, machte auch Rose – wie schon sein Vorgänger Schilling – die Malariaforschung zum Arbeitsschwerpunkt der tropenmedizinischen Abteilung.[267] Mit finanzieller Unterstützung der DFG begann er 1938 nach dem Vorbild der Heilanstalt Düsseldorf-Grafenberg mit dem Aufbau einer Anopheles-Zucht, um eine Malariainfektion mittels Mückenstich, also auf »natürlichem Wege«, und nicht mehr mittels Verimpfung von erregerhaltigem Blut zu ermöglichen.[268] Dahinter stand die Absicht, durch die Etablierung des Mückenstichverfahrens in der Malariatherapie den Nutzen für die tropenmedizinische Forschung noch zu vergrößern, da hierdurch das Studium einer auf natürlichem Infektionsweg erworbenen Malaria möglich wurde. Parallel betonte er die zusätzlichen therapeutischen Einsatzmöglichkeiten seines Verfahrens außerhalb der Paralysebehandlung, für die bisher keine sicher syphilisfreien Malariastämme zur Verfügung gestanden hätten[269], und seinen Wert im Rahmen der näherrückenden »Übernahme kolonialer Verantwortungen durch Deutschland«, da das mit der Durchführung des Verfahrens betraute Personal gänzlich »ohne einen devisenerfordernden Auslandsaufenthalt« besondere Malariakenntnisse erwerben würde.[270]

In der Folgezeit übernahm Rose die von seinem Vorgänger Schilling entwickelte Kooperation mit psychiatrischen Einrichtungen und baute sie aus. Er versandte infizierte Mücken nicht nur zum Einsatz im Rahmen einer Fiebertherapie bei Paralytikern und Schizophrenen, sondern auch zur Behandlung von Asthma und Poliomyelitis.[271] Ende 1942 deckten elf Kliniken oder Krankenhäuser ihren Bedarf an therapeutischen Malariainfektionen vollständig oder teilweise durch Material aus der tropenmedizinischen Abteilung.[272] Die Mückenstichmalaria hatte sich durch die Aktivitäten Roses also auch in Deutschland fest etabliert, nachdem sie 1940 in Italien sogar zur einzig zulässigen Anwendungsform der Malariakur bestimmt worden war.[273] Darüber hinaus stellte Rose malariainfizierte Anophelen auch »für Demonstrationszwecke und für wissenschaftliche Arbeiten anderer Anstalten« zur Verfügung, unter anderem für die im Rudolf Virchow-Krankenhaus ausgeführten elektronenmikroskopischen Aufnahmen, für die Tropenmedizinische Abteilung der Militärärztlichen Akademie sowie – wie es lapidar in dem internen Tätigkeitsbericht vom 26. Juni 1942 hieß – »für Herrn Prof. Claus Schilling-Dachau«.[274]

Neben diesen aus Roses Sicht »praktischen Gesichtspunkten« bot die experimentelle Malariainfektion aber vor allem auch Möglichkeiten zur weiteren wissenschaftlichen Erforschung der Malaria, und zwar sowohl unter parasitologischen als auch klinischen und chemotherapeutischen Aspekten.[275] Rose konzentrierte sich in seinen Forschungen vor allem auf Versuche auf chemotherapeutischem Gebiet, für die er die Mückenstichmalaria als besonders wichtig einstufte. Diese Versuche, bei denen bekannte – Atebrin und Plasmochin – und neue synthetische Prophylaxe- und Heilmittel wie Sontochin an malariainfizierten Menschen getestet wurden, führte er in Zusammenarbeit mit der IG Farben und ab 1939 zunächst mit der sächsischen Heilanstalt Arnsdorf durch.[276] Ziel dieser Untersuchungen war es unter anderem, die Verträglichkeit und »zweckmäßigste Verabfolgungsform« des Sontochin zu testen. Dabei stellte sich heraus, dass die alleinige Verabreichung von Sontochin bei einem Drittel der Patienten zu Rückfällen geführt hatte und dass erst bei der Kombination mit Plasmochin bessere Heilerfolge erzielt wurden.[277] Weitere chemotherapeutische Versuche zur Malariaprophylaxe und -therapie begann er im Sommer 1943 mit Patienten der Brandenburgischen Landesheilanstalt Eberswalde.[278] Rose begründete die Notwendigkeit derartiger Versuche mit akuten wehrmedizinischen Interessen:

> Die Malaria hat durch die Kriegsführung in Malariagebieten für uns eine wesentlich grössere Bedeutung gewonnen. Daraus ergibt sich die Notwendigkeit, beschleunigt neuentwickelte Heilmittel gegen Malaria unter genau kontrollierbaren Verhältnissen nach Abschluss ihrer Prüfung im Laboratorium hinsichtlich ihrer therapeutischen Wirksamkeit an der Malariainfektion des Menschen zu erproben. Derartige Versuche sind seinerzeit bereits in Düsseldorf mit den heute allgemein anerkannten Mitteln Atebrin und Plasmochin an der Malaria von Paralytikern durchgeführt worden. Die Tropenabteilung des Robert Koch Instituts arbeitet an der Prüfung neuer Mittel in dieser Form bei den therapeutischen Malariainfektionen der obengenannten Anstalt in Arnsdorf mit. Auch bei dem Zustandekommen der Arbeitsgemeinschaft mit der Provinzial-Heil- und Pflegeanstalt in Eberswalde ist die Prüfung derartiger Heilmittel an genau kontrollierten Fällen geplant.[279]

Nach der Auslagerung der tropenmedizinischen Abteilung in die thüringische Heil- und Pflegeanstalt Pfafferode um die Jahreswende 1943/44 setzte

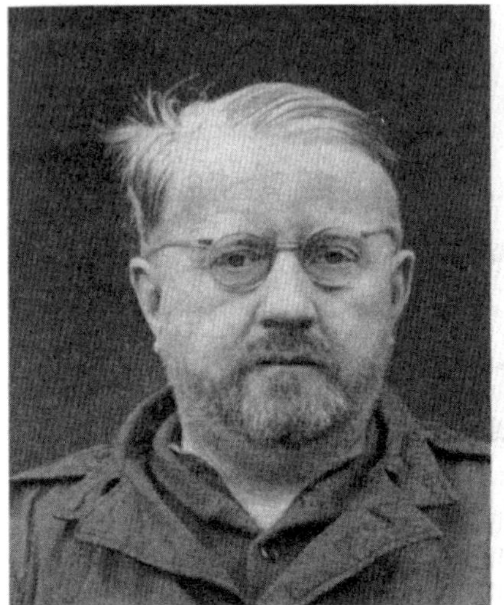
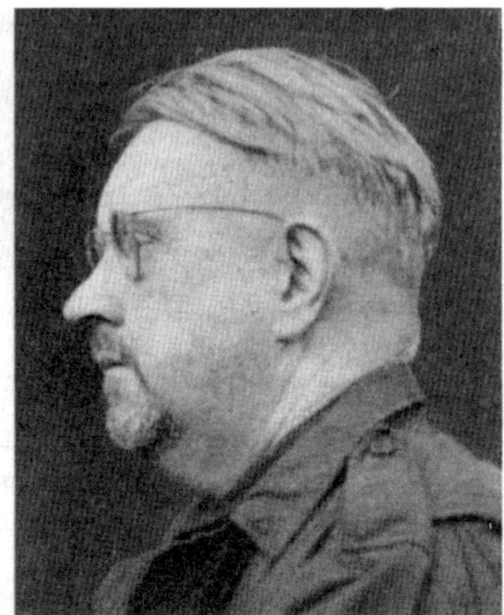

Abb. 13: Gerhard Rose, 1947

Rose seine Experimente mit den synthetischen Malariamitteln in Pfafferode fort und ließ auch die Versuchspersonen aus Eberswalde dorthin überführen. Nachdem er bisher vornehmlich mit Tertiana-Stämmen gearbeitet hatte[280], begann Rose (Abb. 13) im Herbst 1944 mit der systematischen Infizierung von Versuchspersonen mit der wesentlich gefährlicheren Malaria tropica (Stamm Pfafferode), deren Einsatz in der Malariatherapie bei Fachleuten auf Ablehnung stieß.[281] Nach Angaben eines engen Mitarbeiters kurz nach Kriegsende waren in die Versuchsreihen in Pfafferode rund 400 bis 500 Personen einbezogen.[282]

Rose lagerte kriegsbedingt nicht nur seine Versuchsreihen und Probanden, sondern auch seine im Robert Koch-Institut gehaltene Mückenzucht und einen Malariastamm einschließlich einer technischen Assistentin aus – nämlich in die sächsische Heilanstalt Arnsdorf. Auch hier argumentierte er mit der Bedeutung dieses Materials für die kriegswichtige Malariaforschung.[283]

Diese Einschätzung wurde von höchsten politischen und militärischen Stellen geteilt. Vor allem die Ausweitung der Kampfgebiete in dem endemisch verseuchten Südosten Europas hatte zu einem deutlichen Anstieg der Erkrankungszahlen in der Wehrmacht geführt. Im vierten Kriegsjahr 1942/43 entwickelte sich die Malaria mit 17.000 Krankheitsfällen zu der am häufigsten beobachteten schweren Infektionskrankheit.[284] Bei einer Besprechung über vordringliche Forschungsaufgaben im August 1944 in Beelitz im Beisein des Generalkommissars des Führers, Karl Brandt (1904–1948), wurde auch die Malaria zu den »wirklich entscheidende[n] kriegswichtige[n] Forschungsgebiete[n]« erklärt, auf die sich die personellen und materiellen Kräfte nach Brandts Auffassung beschränken sollten.[285] Auch die DFG hatte die von Rose betonte Kriegswichtigkeit seiner Malariaarbeiten stets anerkannt und ihn mit beträchtlichen finanziellen Mitteln unterstützt. Insgesamt erhielt Rose für seine Forschungen von der DFG bzw. dem Reichsforschungsrat Fördergelder in Höhe von 45.000 RM.[286]

Parallel zu den Versuchen zur Malariaprophylaxe und -therapie mit medikamentösen Mitteln unternahm Rose auch Forschungen zur hygienischen Malariabekämpfung, die sich schwerpunktmäßig auf die Vektorkontrolle bzw. -vernichtung konzentrierten. Rose selbst bezeichnete diese Arbeitsrichtung als »Malariadesinfektion«, weil das Ziel der Bekämpfungsmaßnahme seiner Auffassung nach nicht die Befreiung von einer Mückenplage, sondern die zielgerichtete Vernichtung des Krankheitserregers außerhalb des menschlichen Organismus war.[287] Bereits im Sommer 1938 hatte Rose nach ausländischem Vorbild anlässlich des Ausbruchs einer Malariaepidemie in Emden eine Mückenbekämpfung mit Pyrethrum- und Derrispräparaten durchführen lassen, die nach seinen Aussagen »überzeugende Erfolge« erbracht hatte.[288] Tatsächlich wiesen diese Kontaktinsektizide wegen ihrer Giftigkeit für Warmblüter und geringen Wirkungsdauer erhebliche Mängel auf. Ein Meilenstein in der Insektizidforschung bedeutete daher die Einführung synthetischer Kontaktinsektizide mit lang anhaltendem Effekt und scheinbar geringerer Giftigkeit für Warmblüter.[289] Dies wurde auch von Rose sofort erkannt: Als die Schweizer Firma Geigy Anfang der 1940er Jahre das von ihr entwickelte neue synthetische Kontaktinsektizid DDT auf den Markt brachte und seinen Einsatz sowohl im Pflanzenschutz als auch der Hygiene propagierte, trat er umgehend für eine Kooperation mit dem Baseler Unternehmen ein.[290] Nachdem Schweizer Untersuchungen zudem die Giftwirkung des DDT-Präparates Gesarol auf Fliegen ergeben hatten, begann Rose 1943 mit eigenen Untersuchungen über seine Anwendung im Rahmen der von ihm propagierten »Malariadesinfektion«.[291] Mit Unterstützung der Sanitätsinspektion der Luftwaffe führten er und sein langjähriger Mitarbeiter Ludwig Emmel[292] ab 1943 Arbeiten über die Wirkung der neuen synthetischen Kontaktgifte auf DDT-Basis auf verschiedenen Mückenarten durch, die später – nach der Überführung der tropenmedizinischen Abteilung in die Heilanstalt Pfafferode – in einer eigens hierfür gegründeten Abteilung für Gesundheitsschädlinge fortgesetzt wurden.[293]

Geprüft wurde vor allem die Eignung der DDT-Präparate Neocid, Gesopan und Gesarol zur Innenraumbehandlung gegen Anophelen und andere krankheitsübertragende Insekten. In Reihenuntersuchungen wurden der Einfluss von Temperatur und Konzentration geprüft, um geeignete

Gebrauchskonzentrationen für die Praxis zu ermitteln. Auf der Basis ihrer Untersuchungen verfassten Rose und Emmel vorläufige Richtlinien für die Anwendung dieser Präparate zur Bekämpfung von krankheitsübertragenden Insekten, die dem Reichsinnenministerium und Wehrmachtsdienststellen übergeben wurden.[294]

Darüber hinaus führte der zuvor als abkommandierter Militärarzt im Gelbfieberlaboratorium des Robert Koch-Instituts beschäftigte Stabsarzt der Luftwaffe, Martin Krüpe auf Veranlassung Roses im Auftrag der Sanitätsinspektion der Luftwaffe von Juli 1943 bis September 1944 praktische Erprobungen der neuen Kontaktinsektizide in der Fiebermückenbekämpfung in Griechenland durch, die die Bestätigung der Laborexperimente Emmels in der Praxis erbrachten.[295] Über seine erfolgreichen Erprobungsversuche berichtete Krüpe auf der 4. Tagung der Beratenden Ärzte der Wehrmacht in Hohenlychen im Juni 1944[296], während Rose im Februar 1944 vor der Baseler Medizinischen Gesellschaft die grundlegende Umwälzung der Seuchenbekämpfung aufgrund der neuartigen Kontaktinsektizide auf DDT-Basis hervorhob.[297]

Ob die Ergebnisse von Roses Feldversuchen noch zum praktischen Einsatz kamen, ist nicht endgültig geklärt. Im Frühjahr 1944 – also nach Beginn der alliierten Daueroffensive gegen deutsche Stellungen im Westen Italiens (Schlacht um Monte Cassino) – orderte Rose für die Luftwaffe zwar 50 Tonnen Gesapon »zur Malariabekämpfung in Italien«, für deren Lieferung die Abteilung für Fiebertherapie in Pfafferode im April 1944 auch eine Zusage durch die Schering AG als deutsche Lizenznehmerin erhielt.[298] Über eine tatsächlich erfolgte Lieferung bzw. einen praktischen Einsatz von DDT durch die deutsche Wehrmacht in Italien ist bisher nichts bekannt.

Mit seinen Forschungen zur Schädlingsbekämpfung eröffneten sich für Rose, der 1943 seine Ernennung zum Vizepräsidenten des Robert Koch-Instituts erhielt, weitere Einflussmöglichkeiten und zusätzliche Karrierechancen. Bereits 1942 wurde er Mitglied im neugegründeten Arbeitsausschuss »Raumentwesungs- und Seuchenabwehrmittel« im Sonderausschuss »Chemische Erzeugnisse« beim Reichsminister für Bewaffnung und Munition.[299] Darüber hinaus wurde ihm der Vorsitz in einer neuen reichsweiten Arbeitsgemeinschaft und die Übernahme eines eigenen Instituts bzw. einer Reichsanstalt angetragen: Der am 18. Mai 1944 gegründeten Reichsforschungsgemeinschaft für Schädlingsbekämpfung gehörten Institutionen an, die bereits eng auf dem Gebiet der Schädlingsbekämpfung zusammengearbeitet hatten wie beispielsweise die Biologische Reichsanstalt für Land- und Forstwirtschaft und das Robert Koch-Institut.[300] Die Leitung dieser Forschungsgemeinschaft übernahm zunächst der Präsident der

Reichsanstalt für Wasser- und Luftgüte, Friedrich Konrich (1878–1945), später wurde diese Aufgabe Rose übertragen.[301] Darüber hinaus beabsichtigte das Reichsinnenministerium im Oktober 1944, »zur Erforschung neuer Mittel und Verfahren zur Bekämpfung tierischer Gesundheitsschädlinge« am Robert Koch-Institut eine neue Abteilung einzurichten,[302] die unter der Bezeichnung »Institut zur Bekämpfung tierischer Gesundheitsschädlinge« Rose unterstellt werden sollte. Nachdem dieser Plan jedoch nicht die notwendige Unterstützung des Reichsfinanzministeriums gefunden hatte, übernahm Rose im Februar 1945 die Leitung des nach Greifswald evakuierten Instituts für medizinische Zoologie in Riga, das anschließend als »Abteilung zur Bekämpfung tierischer Gesundheitsschädlinge« im Robert Koch-Institut weitergeführt wurde.[303] Die ministeriellen Pläne zur Errichtung einer eigenständigen Reichsanstalt unter der Leitung Roses konnten bis Kriegsende nicht mehr umgesetzt werden.[304]

Auf der anderen Seite eröffneten Roses Aufgaben außerhalb des Robert Koch-Instituts zusätzliche Arbeits- und Forschungsmöglichkeiten für die tropenmedizinische Abteilung. Im Februar 1941 wurde ihr eine Malariauntersuchungsstelle für die Malariadiagnose bei den umgesiedelten Volksdeutschen angegliedert, die bis Ende Dezember 1942 über 12.000 Untersuchungen zur Erfassung der Malariakranken durchführte.[305] Die mit positivem Parasitenbefund ermittelten Umsiedler wurden zunächst karteimäßig erfasst und anschließend den zuständigen Gesundheitsämtern in ihren neuen Ansiedlungsgebieten gemeldet, zum Teil auch mit neuentwickelten Chemotherapeutika wie Sontochin behandelt.[306] Darüber hinaus führte Roses Mitarbeiter Reiner Olzscha (1912–1947) Untersuchungen zum Vorkommen von Anophelen im Warthegau – dem zentralen Ansiedlungsgebiet der Volksdeutschen – aus und unternahm Versuche, die eine künstliche Blutfütterung von Stechmücken unabhängig von lebenden Spendern ermöglichen sollten.[307]

Erb- und Rassenforschung in den Arbeitsgebieten Tuberkulose und Serologie

Die Kernaufgaben des Robert Koch-Instituts, d.h. die Erforschung der Infektionskrankheiten einschließlich ihrer Bekämpfung, spielten in der Hygiene des Dritten Reiches angesichts der alles dominierenden »Rassenhygiene« und dem Primat der Vererbungslehre nur eine untergeordnete Rolle. In einem Beitrag für eine nicht näher bezeichnete Festschrift schrieb Hans Reiter, dem das Robert Koch-Institut seit 1935 unterstellt war, in der zweiten Hälfte der 1930er Jahre zum Thema »Deutsche Hygiene«:

> Erntete die Hygiene in den vergangenen Jahrzehnten ihre größten Erfolge auf dem Gebiete der Seuchenbekämpfung, so erlebt sie unter dem Eindruck der neueren erbbiologischen Erkenntnisse jetzt eine Vertiefung ihrer Forschung, weil sie erkannt hat, daß der Infektionserreger nur die Voraussetzung der Infektion schafft, ihr Verlauf aber durch die erbbiologisch maßgebend festgelegte Konstitution gesteuert wird.[308]

Im Folgenden soll untersucht werden, welchen Einfluss das in der NS-Zeit vorherrschende Interesse an erb- und rassenbiologischen Fragen auf das Forschungsprogramm des Robert Koch-Instituts hatte. Schon ein Blick in die Bibliographie der im Institut zwischen 1933 und 1945 entstandenen Publikationen[309] verdeutlicht, dass sich auch vorrangig mit der Erforschung von Infektionskrankheiten befasste Wissenschaftler mit den neuen nationalsozialistischen Leitdisziplinen »menschliche Erblehre« bzw. Humangenetik und »Eugenik« bzw. »Rassenhygiene« auseinandersetzten. Die Wirkungsmacht ideologischer Einflüsse und die Verinnerlichung nationalsozialistischer Leitvorstellungen zeigt sich deutlich in zwei Beiträgen des Leiters der Pockenabteilung, in denen dieser der Bedeutung der Faktoren »Erblichkeit« und »Rasse« für die Seuchenforschung nachgeht.[310] Gins vertrat in seinen Publikationen die Auffassung, dass »ein Einfluß der Rasse auf den Verlauf von Infektionen« grundsätzlich bejaht werden müsse und zog als Beweis insbesondere Beobachtungen über die höhere »Tuberkuloseresistenz der Juden« heran. Gleichzeitig stellte er jedoch fest, daß die »Bearbeitung dieses Problems« in erheblichem Maß weltanschaulich bedingt sei:

> Wer von vornherein auf dem Standpunkt steht, daß es biologisch faßbare Unterschiede zwischen den einzelnen Menschenrassen nicht gibt, wird die obenerwähnten Beobachtungen als unzureichend ablehnen. Wer jedoch an dieses Problem von nationalsozialistischen Anschauungen aus herangeht, wird bedeutungsvolle Ansätze zu einer Klärung sehen, die in erreichbare Nähe gerückt ist.[311]

In einem anderen Beitrag wies Gins am Beispiel verschiedener Seuchenzüge nach, dass nicht die Auslese, sondern »eine durch Generationen hindurch in steter Abwehr erworbene Resistenz« zu der erhöhten Abwehrleistung gegen Infektionskrankheiten geführt habe. Damit eröffnete sich für Gins die Möglichkeit, dass »durch systematisch betriebene Anforderungen an die Leistungsfähigkeit eines jeden Einzelwesens und durch Wiederholung dieser Anforderungen in jeder Generation eine Leistungssteigerung der Gesamtheit erreicht werden kann, deren Erblichkeit keineswegs ausgeschlossen ist«. Zweifellos machte sich Gins damit die nationalsozialistische Forderung nach einer im Dienst von Volk und Rasse stehenden Leistungssteigerung des Einzelnen zu eigen, die in der NS-Zeit als zentrale Aufgabe der Medizin betrachtet wurde. Und auch die Bakteriologie bzw. die Seuchenforschung konnte aus Sicht Gins ihren Beitrag zu dieser Aufgabe leisten.

Tuberkulose

Nicht nur Gins, auch der Leiter der Tuberkuloseabteilung, Bruno Lange, verfasste Beiträge, die bereits im Titel eine Auseinandersetzung mit der nationalsozialistischen Erb- und Rassenhygiene erkennen lassen.[312] Bruno Lange (Abb. 14) zählte zu den renommiertesten deutschen Tuberkuloseforschern seiner Zeit und erhielt 1934 in Anerkennung seiner Verdienste auf dem Gebiet der Tuberkuloseforschung den Aronson-Preis (damals Preis der Stiftung für Experimentelle Therapie).[313] In der Weimarer Zeit hatte er sich intensiv mit der sogenannten BCG-Impfung gegen Tuberkulose befasst, die Anfang der 1920er Jahre von Albert Calmette (1863–1933) und Camille Guérin (1872–1961) am Pariser Institut Pasteur entwickelt worden war.[314] Während die Impfung auf der Basis avirulenter lebender Bazillen in verschiedenen Ländern schnelle Verbreitung fand, reagierte man in Deutschland zurückhaltend. Erst 1927 wurden im Rahmen einer experimentellen Prüfung der verschiedenen Schutzimpfungs- und Heilverfahren auch eingehende Untersuchungen der BCG-Impfung vorgenommen, an denen sich das Robert Koch-Institut und hier vor allem Bruno Lange beteiligte.[315] 1930 gehörte dieser zu den Sachverständigen, die als Gutachter an der Aufklärung der sogenannten Lübecker Impfkatastrophe mitwirkten.[316] Damals waren im Anschluss an eine BCG-Impfung von 256 Säuglingen im

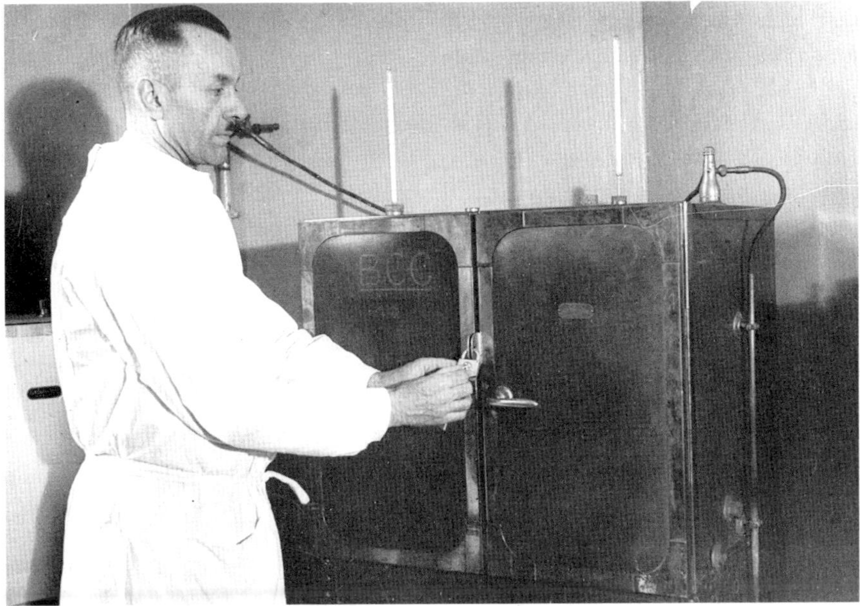

Abb. 14: Bruno Lange, um 1930.

Lübecker Allgemeinen Krankenhaus mehr als 70 Kinder verstorben und mehr als 130 weitere zum Teil schwer erkrankt.[317] Fast zeitgleich mit der Lübecker Impfkatastrophe brach in der deutschen Tuberkuloseforschung eine Kontroverse darüber aus, ob Tuberkulose vorrangig als Infektions- oder aber als Erbkrankheit zu betrachten sei.[318] Zum Teil wurde damit an frühere medizinische Konzepte angeknüpft, denn unabhängig von der Entdeckung des Tuberkelbazillus im Jahre 1882 war die Tuberkulose auch im späten 19. und frühen 20. Jahrhundert weiterhin in der Forschung als konstitutionelle und vererbbare Krankheit beschrieben worden.[319] Der Aufschwung der Konstitutionsforschung um die Jahrhundertwende und das wachsende Interesse an der Frage der Erblichkeit von Krankheitsanlagen durch die Etablierung der Vererbungsforschung führte auch in der Tuberkuloseforschung dazu, den endogenen Faktoren für Krankheitsentstehung und -verlauf immer größere Beachtung beizumessen.[320] Die Extrempositionen unter den Protagonisten[321] einer weitgehend genetisch bedingten Tuberkulose-Disposition vertraten vor allem der am Kaiser-Wilhelm-Institut für Anthropologie, menschliche Erblehre und Eugenik tätige Otmar von Verschuer (1896–1969) sowie sein Studienfreund Karl Diehl (1896–1969), der als dirigierender Arzt am Tuberkulosekrankenhaus der Stadt Berlin (Waldhaus Charlottenburg) in Sommerfeld bei Beetz tätig war. Über ihre 1928 begonnenen »Erbuntersuchungen an tuberkulösen Zwillingen« berichteten sie erstmals 1930 auf der Deutschen Tuberkulose-Tagung und fassten ihre bisherigen Gesamtbefunde 1933 in einer Monographie zusammen.[322] Nach der statistischen Auswertung des von ihnen gesammelten Materials über 127 Zwillingspaare sahen sie »das Vorhandensein einer erblichen, spezifischen Tuberkulosedisposition als erwiesen an« und traten dafür ein, eugenische Aspekte bei der Tuberkulosefürsorge zu berücksichtigen und freiwillige Sterilisierungen von Tuberkulosekranken nach dem Vorbild des im Juli 1932 vom Preußischen Landesgesundheitsrat vorgeschlagenen Sterilisierungsgesetzes zuzulassen.[323]

Auch Lange hatte sich bereits in der Weimarer Zeit experimentell mit der Frage der Tuberkuloseimmunität befasst und war aufgrund seiner Forschungen zu der Auffassung gelangt, »daß für die Entstehung der Lungenschwindsucht nach stattgehabter Infektion konstitutionelle und dispositionelle Faktoren ausschlaggebend« seien, während der erworbenen »spezifischen Immunität nur eine sekundäre Bedeutung« zukäme.[324] Zudem führte er zur Prüfung der Frage, inwieweit die individuelle natürliche Widerstandsfähigkeit erbbedingt sei, von 1930 bis 1933 Versuche über die Tuberkulosewiderstandsfähigkeit verschiedener Kaninchenrassen durch. Die Ergebnisse dieser Versuche sprachen seiner Auffassung nach »für die Mitwirkung von Erbfaktoren beim Tuberkuloseverlauf«.[325]

Aufgrund seiner eigenen Forschungen stand Lange den Ergebnissen der Zwillingsforscher Diehl und Verschuer – im Gegensatz zu dem Sozialhygieniker Franz Redeker (1891–1962) – nicht von Anfang an ablehnend gegenüber, vielmehr formulierte er noch 1933: »Daß Erbfaktoren für die Entwicklung der Tuberkulose von Bedeutung sind, darf wohl als feststehend angesehen werden. Es geht besonders klar aus den neuesten *Zwillingsforschungen* von Dr. *Diehl* und Prof. *von Verschuer* hervor.«[326] Trotzdem wollte er aus diesen Forschungen kein Fortpflanzungsverbot für Tuberkulosekranke ableiten oder diesen eine generelle Minderwertigkeit zusprechen. Als auf der ersten Jahrestagung der neugegründeten Vereinigung Deutscher Tuberkuloseärzte am 22. September 1933 in Eisenach zeitgeistbedingt auch der Komplex »Rassehygiene und Tuberkulosebekämpfung« verhandelt wurde, wandte er sich in der Diskussion entschieden gegen ein vorschnelles Urteil:

> Alle Erfahrungen scheinen mir durchaus dagegen zu sprechen, daß der Lungenschwindsüchtige schlechtweg als ein Mensch von ererbter Hinfälligkeit der Tuberkulose gegenüber oder gar von allgemeiner körperlicher Minderwertigkeit anzusehen ist. Wertvolles Erbgut wird oft genug unter der verhängnisvollen Wirkung schwerer Umweltschädigungen (körperlicher, seelischer Überanstrengung, Nahrungsmangel usw.) von Tuberkulose ergriffen und dahingerafft. Auf der anderen Seite bleibt gewiß mancher trotz schlechten Erbgutes von Tuberkuloseerkrankung verschont, weil ein gütigen Geschick ihn vor derartigen Schädigungen bewahrt.[327]

Lange verstand sich nicht als genereller Gegner eugenischer Gesichtspunkte in der Tuberkulosebekämpfung, für eine Ergänzung der bisher geübten Bekämpfungsweise durch rein eugenische Maßnahmen wie Sterilisierung und Eheverbot fehlten seiner Ansicht »aber heute noch in mehr als einer Hinsicht die wissenschaftlichen Voraussetzungen«.[328]

Nach einer eingehenden Beschäftigung mit den Grundlagen der von Diehl und Verschuer erstellten Statistik änderte Lange jedoch seine Auffassung und machte nun erhebliche Bedenken gegen ihre Beweiskraft geltend.[329] Die der Statistik zugrunde liegenden Urteile, nämlich der Vergleich des Tuberkuloseverhaltens beider Zwillingspartner und eine vergleichende Bewertung ihrer Umwelt, seien, so Lange im Jahr 1935, »mehr oder weniger subjektiv« gefällt. Die Abschätzung des Tuberkuloseverhaltens der Zwillinge sei ebenso wie die der Umwelteinflüsse »mittels der von den Autoren angewandten Methode außerordentlich schwierig, in vielen Fällen ganz unmöglich«. Lange bestritt, dass sich aus den Untersuchungen ein »sicheres Urteil über diese sehr unübersichtlichen Umweltverhältnisse« gewinnen und Anhaltspunkte »für die Annahme einer erblichen Übertragung gesteigerter Tuberkulosehinfälligkeit in blutverwandten Sippen« ergeben würden, und bemängelte, dass die Autoren nicht die Beziehungen zwischen Krankheit der Zwillinge und Tuberkulosevorkommen in ihrer Familie untersucht hätten.[330]

Seine Einwände gegen die Aussagekraft der Beobachtungen von Diehl und Verschuer bekräftigte er später in weiteren Äußerungen[331], unter anderem in einem Vortrag am 18. Juni 1935 vor der Medizinischen Gesellschaft in Leipzig:

> Um aber diese Einzelerfahrungen zu verallgemeinern, dazu sind die Unterlagen, auf denen sich die Schlußfolgerungen der Autoren aufbauen, nicht zuverlässig genug. Wenn es schon sehr dem subjektiven Ermessen überlassen bleibt, zu entscheiden, ob man zwei Tuberkuloseabläufe als gleich oder als ungleich ansieht, so muß vollends die Beurteilung darüber höchst schwierig sein, wie weit Besonderheiten der *Umweltfaktoren* zu der Übereinstimmung oder Diskordanz im Ablauf der Tuberkulose geführt haben, denn es ist durch Befragen der Probanden selbst oder ihrer Angehörigen fast unmöglich, über Gleichheit oder Ungleichheit der Umweltbedingungen eines Zwillingspaares etwas Sicheres zu erfahren. Wenn ein Urteil über die Umweltbedingungen aber nicht möglich ist, kann auch nicht sicher entschieden werden, inwieweit das gleiche Tuberkuloseverhalten auf einen entscheidenden Einfluß gleichgerichteter *Erbfaktoren* zu beziehen ist, inwieweit auf die Gleichheit der *äußeren Lebensbedingungen*.[332]

Darüber hinaus sah er selbst bei einem durch die Zwillingsuntersuchungen nachgewiesenen Einfluss von Erbfaktoren auf die Krankheitsentstehung die »vom eugenischen Standpunkt aus hauptsächlich interessierende Frage« noch nicht geklärt, nämlich *»ob und inwieweit eine erbliche Übertragung der Tuberkulosehinfälligkeit in bestimmten Familien und Sippen erfolgt*, während andere davon frei bleiben, und ob wir dementsprechend aus der *Familiengeschichte* eines Menschen über seine erbliche Belastung ein Urteil gewinnen können«. Seine eigene wissenschaftliche Auffassung zur Frage der Erblichkeit fasste Lange 1935 wie folgt zusammen:

> Überblicken wir die Gesamtheit der bis heute über die Erblichkeit vorliegenden Erfahrungen und berücksichtigen im besonderen die außerordentliche Verbreitung der Tuberkulose im Volk, das Mißlingen aller Bemühungen, einen bestimmten Erbgang für die erbliche Tuberkulosehinfälligkeit nachzuweisen, das plötzliche Auftreten zahlreicher ungünstig verlaufender Tuberkulosen in einer Familie mit völlig gesunder Aszendenz, werden wir, glaube ich Martius und Julius Bauer Recht geben müssen, die annehmen, *daß die erbliche Anlage zur Tuberkulose einen Komplex verschiedener Teilanlagen darstellt, von denen jede für sich vererbt wird und die einzeln und in ihrer Gesamtheit weitgehend durch Umwelteinflüsse modifiziert werden.*

Auch andere deutsche Forscher standen den von Diehl und Verschuer proklamierten Nachweisen einer erblichen Anlage für Widerstandsmangel und Widerstandsfähigkeit gegenüber Tuberkulose skeptisch gegenüber.[333] In ihrem während der NS-Zeit insgesamt fünfmal aufgelegten Lehrbuch »Einführung in die Hygiene und Seuchenlehre« sprachen die beiden Hygieniker Heinz Zeiss (1888–1949) und Ernst Rodenwaldt zwar der Zwillingsforschung die ausschließliche Eignung zu, »einen wirklich stichhaltigen Beweis für den Einfluß echt vererbter Disposition« liefern zu können, aber nicht allein auf dem von Diehl und Verschuer beschrittenen Weg »der statistischen vergleichenden Verarbeitung von Erfahrungen an zweieiigen und eineiigen Zwillingspaaren«, die einen »großen Zeitraum ihres Lebens gemeinsam« verbracht hätten. Ihrer Auffassung nach konnte dies nur durch den Vergleich des Lebensganges von eineiigen, aber getrennt aufwachsenden Zwillingen geschehen.[334] Die bisherigen Forschungen rechtfertigten aus ihrer Sicht nicht, »die Tuberkulose als ein Leiden auf gesicherter erblicher Grundlage anzusehen und sie etwa schon in den Bereich der Erwägungen zu ziehen, die sich an die weitere Ausdehnung des Gesetzes zur Verhütung erbkranken Nachwuchses knüpfen«.

Diehl und Verschuer sahen sich insbesondere durch die kritischen Äußerungen von Lange, den sie als hochverdienten Wissenschaftler und wissenschaftliche Autorität auf dem Feld der Tuberkulose charakterisierten, zu einer ausführlichen Replik veranlasst.[335] In ihrem zweiten, 1936 erschienen Band der »Zwillingstuberkulose« bezeichneten sie Langes Einwände als unhaltbar, weil sie den »erbbiologischen Tatsachen« sowie den »Beobachtungen in mit Tuberkulose belasteten Familien« widersprächen.

Offensichtlich angeregt durch die aktuelle Forschungsdebatte nahm Lange selbst Versuche über die Vererbung der Widerstandsfähigkeit gegen Tuberkulose auf. Im September 1933 beantragte er beim Reichsinnenministerium eine einmalige Beihilfe von 5.000 RM zur Durchführung experimenteller Tuberkulose-Untersuchungen, die er unter anderem an Inzuchtfamilien weißer Mäuse durchführen wollte.[336] Er begründete seine geplanten Forschungen mit dem Hinweis, dass die wichtigste Aufgabe der künftigen Tuberkuloseforschung in der Klärung der Frage bestehe, inwieweit die beobachtete individuelle natürliche Resistenz »erbbedingt, inwieweit sie umweltbedingt ist, und durch welche besonderen biologischen Merkmale eine hohe und eine geringe natürliche Widerstandsfähigkeit gegen Tuberkulose charakterisiert ist«. Ausdrücklich verwies er darauf, dass die Klärung dieser Frage – und damit seine Forschungen – einen wertvollen Beitrag zum Thema »Eugenik und Tuberkulose« darstelle. Lange wollte mit seinen Untersuchungen vor allem feststellen, ob zwischen den verschiedenen durch Inzucht fortgepflanzten Familien bzw. zwischen den einzelnen von einem Elternpaar abstammenden Inzucht-Linien Unterschiede in der Tuberkulosewiderstandsfähigkeit auftraten, und ob sich mit zunehmender Gleichförmigkeit der Erbmasse auch das Verhalten der Tuberkulose gleichmäßiger entwickelte. Darüber hinaus wollte er anhand von Familienerbtafeln der Mäuse nach Anhaltspunkten für einen bestimmten Erbgang bei der Tuberkulosedisposition suchen. Über die Ergebnisse von insgesamt 19

Versuchen mit intravenöser Infektion an Mäusen von 4–5 Generationen berichtete er Ende 1937 ausführlich an das Innenministerium.[337] Ein abschließendes Urteil erschien ihm mangels ausreichender Versuchsreihen und noch ausstehender statistischer Bearbeitung zu diesem Zeitpunkt zwar noch nicht möglich, doch sprachen einzelne Beobachtungen seiner Auffassung nach dafür, »daß unter den gewählten Versuchsbedingungen Erbfaktoren für den Tuberkuloseablauf Bedeutung« zukäme.[338] Diese Einschätzung revidierte er allerdings nur drei Monate später wieder:

> Während zu Beginn der Untersuchungen die Hoffnung bestand, unter den geprüften Mäusefamilien solche mit vorwiegend resistenten und solche mit vorwiegend hinfälligen Individuen vorzufinden und diese Eigenschaft durch Inzucht verstärkt und gleichmäßig zu erhalten, haben die Versuche mehr und mehr gezeigt, daß die zwischen den einzelnen geprüften Familien vorhandenen Unterschiede in der Resistenz nur verhältnismäßig gering sind, die Resistenzunterschiede der einer jeden Familie zugehörigen Einzelindividuen aber erheblich.[339]

Trotz dieser ernüchternden Feststellung unternahm Lange weitere Paarungsversuche mit Tieren, die eine intraperitoneale Infektion überlebt hatten. Deren Nachkommen sollten dann wieder infiziert und die Überlebenden gepaart werden. »Wenn Erbfaktoren für die Widerstandsfähigkeit gegen Tuberkulose von Bedeutung sind«, so Lange im Oktober 1938, »muß auf diesem Wege möglich sein, zu einer Auslese von besonders widerstandsfähigen Mäusefamilien zu kommen.« Ein halbes Jahr zuvor hatte Lange zusätzlich bei der DFG eine Unterstützung seiner Untersuchungen über die Vererbung der Widerstandsfähigkeit gegen Tuberkulose bei weißen Mäusen« durch die Finanzierung einer technischen Assistentin beantragt, die im September 1938 bewilligt wurde.[340] Die in der Folgezeit unternommenen Versuche wiesen weiterhin widersprüchliche Ergebnisse auf. Nachdem es ihm im Frühjahr 1939 anscheinend gelungen war, »zwei Mäuseinzuchtfamilien zu erhalten, von denen die eine über eine durchschnittlich hohe, die andere über eine durchschnittlich geringe Widerstandsfähigkeit« verfügte[341], revidierte er diese zuvor geäußerte Hoffnung im Herbst 1939 bereits wieder. Nun erschienen ihm die Unterschiede in der Resistenz weniger deutlich als früher. Abschließend hieß es in seinem Bericht: »Die bisherigen Ergebnisse der Untersuchungen an Mäusen stehen zu den Beobachtungen über die Tuberkulose des Menschen nicht in Widerspruch.«[342] Bis Ende April 1940 konnte Lange seine Vergleichsstudien mit zwei auf seiner Abteilung gehaltenen Inzuchtfamilien weißer Mäuse sowie einer weiteren Inzuchtfamilie grauer Mäuse aus dem Bestand des Krebsinstituts am Rudolf-Virchow-Krankenhaus weiterführen. Als Ergebnis hielt er fest, dass bei der intraperitonealen Infektion der drei Familien deutliche Unterschiede in der Resistenz der einzelnen Familien zutage getreten seien, wobei die grauen Mäuse die geringste durchschnittliche Widerstandsfähigkeit gezeigt hätten. Sobald es die »äußeren Verhältnisse« wieder gestatteten, wollte Lange Kreuzungsversuche mit einer der geprüften weißen sowie der grauen Mäusefamilie durchführen.[343] Dazu kam es kriegs- und krankheitsbedingt nicht mehr. Zunächst mussten aufgrund der erwarteten Fütterungsprobleme die meisten Zuchtmäuse getötet bzw. für kriegswichtige Forschungszwecke abgegeben werden. Zudem erkrankte Lange selbst im Februar 1942 schwer an Tuberkulose und starb nur drei Monate später am 13. Mai 1942. Sein Nachfolger, der reaktivierte Pensionär Ludwig Lange, setzte die Untersuchungen Bruno Langes nicht fort.[344]

Die von Bruno Lange unternommenen Versuche über die Erblichkeit der Tuberkulose, die nur einen kleinen Teil seiner Forschungsarbeiten ausmachten[345], waren zweifellos Folge der aktuellen Forschungsdebatte, die insbesondere durch die Zwillingsforschungen Diehls und Verschuers aufgeworfen worden war. Zu diesem Zeitpunkt konnte sich ein Tuberkuloseforscher diesem neuen methodischen Zugang und seinen Ergebnissen nicht verschließen.[346] Lange war zunächst von diesen Arbeiten beeindruckt, änderte jedoch schon bald seine Auffassung und zählte fortan zu ihren bekanntesten Kritikern. Seine eigenen langjährigen Experimente mit weißen Inzuchtmäusen erbrachten keinerlei Anhaltspunkte für eine Vererbung, vielmehr sprachen die anhaltenden Unterschiede im Tuberkuloseverhalten von Geschwistern gegen eine derartige Hypothese.

Bruno Lange blieb nicht der Einzige, der Tierversuche zur Überprüfung der Zwillingserhebungen durchführte. Mitte der 1930er Jahre griff Diehl selbst auf die Erprobung am Tiermodell zurück. Dabei gelang es ihm offensichtlich, zwei Kaninchenstämme mit einer unterschiedlichen Tuberkulose-Resistenz zu züchten.[347] Diehls Tuberkuloseforschungen erhielten bis zum Kriegsende große Unterstützung, und zwar sowohl durch den Reichsforschungsrat als auch durch Reichsgesundheitsführer Conti, der die Ergebnisse im Rahmen einer rassenhygienischen Bevölkerungspolitik in den besetzten Gebieten nutzen wollte.[348] Parallel wurde allerdings, weil die Erbforschung keine schnelle Lösung des drängenden Tuberkuloseproblems versprach, auch die durch die Lübecker Impfkatastrophe in Verruf gebrachte BCG-Impfung wieder diskutiert und schließlich gegen Kriegsende auch als freiwillige Impfung eingeführt.[349]

Serologie

Ein weiteres Beispiel für Erb- und Rassenforschung am Robert Koch-Institut stellt die Arbeit des Serologen Werner Fischer (Abb. 15) dar, der zum 1. September 1938 als Nachfolger des altersbedingt ausscheidenden Ludwig Lange in das Institut eintrat. Mit seiner Berufung wurde die Blutgruppenforschung dauerhaft am Robert Koch-Institut installiert.[350] Diese hatte sich nach der Entdeckung der Blutgruppen A, B, AB und 0 durch Karl Landsteiner (1868–1943) zu Beginn des 20. Jahrhunderts[351], dem Nachweis ihrer Erblichkeit im Jahre 1910 durch Emil von Dungern (1867–1961) und Ludwik Hirszfeld (1884–1954) sowie der Präzisierung des Blutgruppen-Erbganges durch den Mathematiker Felix Bernstein (1878–1956) im Jahre 1924 zu einem Feld unterschiedlichster Interessen entwickelt. Unter anderem fand sie Verwendung in der forensischen Medizin, wo sie vorrangig zur Identifizierung und Zuordnung von Blutspuren sowie bei Vaterschaftsprozessen eingesetzt wurde. Bereits 1927 hatte der Ausschuss für Bevölkerungswesen und Rassenhygiene des Preußischen Landesgesundheitsrates die Einführung der Blutgruppenuntersuchung zum Vaterschaftsnachweis empfohlen, und mit Beginn der 1930er Jahre, nachdem auch der vom Reichsgesundheitsrat eingesetzte Unterausschuss ihre Zuverlässigkeit festgestellt hatte, setzte sich die Blutprobe zunehmend als Beweismittel in der Rechtspraxis der Gerichte durch.[352] Auf der anderen Seite erregte die Blutgruppenforschung vor allem das Interesse der Anthropologen, die in den »Blutgruppen eine wichtige anthropologische, eine Rasseeigenschaft« vermuteten und hofften, darin eine eindeutige Methode zur Rassendifferenzierung zu finden.[353] 1926 gründeten der Anthropologe Otto Reche (1879–1966) und der Marinestabsarzt Paul Steffan (1885–1957) die Deutsche Gesellschaft für Blutgruppenforschung[354], die sich die Erforschung der geographischen Verbreitung der Blutgruppen – zunächst in Deutschland, anschließend im gesamten Europa – zur ersten Aufgabe gemacht hatte.[355] Zur Klärung der Frage, ob Blutgruppen Rasseneigenschaften darstellen und möglicherweise mit anderen Merkmalen gekoppelt seien, wollte Reche Reihenuntersuchungen in Schulen durchführen. Entsprechende Anfragen fanden jedoch keine ministerielle Zustimmung. Der Preußische Landesgesundheitsrat empfahl lediglich, den Antrag der Deutschen Gesellschaft

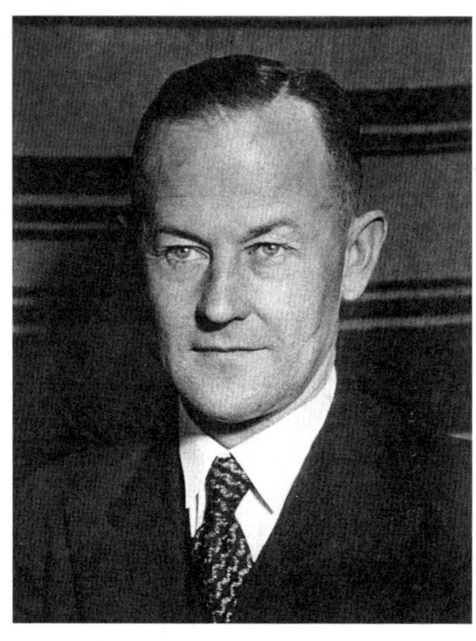
Abb. 15: Werner Fischer, um 1940

für Blutgruppenforschung in engeren Kreisen durch Schulärzte etc. zu fördern.[356] In der Folgezeit wurden in verschiedenen Gebieten des Deutschen Reiches Erhebungen von Blutgruppen und anderen rassekundlichen Merkmalen durchgeführt. An diesen Untersuchungen beteiligten sich gleich drei spätere Abteilungsleiter des Robert Koch-Instituts, nämlich Max Gundel, Hans Schlossberger und Werner Fischer.

Bereits 1926 hatte Gundel »Rassebiologische Untersuchungen an der Schleswig-Holsteinischen Bevölkerung unter Anwendung der Blutgruppenbestimmung« aufgenommen und sich 1928 über dieses Thema bei Emil Gotschlich in Heidelberg habilitiert.[357] Parallel führte er Blutgruppenuntersuchungen bei Strafgefangenen durch, um Hinweise auf »rassenbiologische Beziehungen« zwischen Insassen von Nervenkliniken und Strafgefangenen zu finden.[358] Noch vor 1930 trat Gundel der Deutschen Gesellschaft für Blutgruppenforschung bei.[359] Während seiner Zugehörigkeit zum Robert Koch-Institut lagen seine Arbeitsschwerpunkte allerdings auf ganz anderen Forschungsgebieten – vornehmlich auf dem Gebiet der Seuchenbekämpfung[360] –, so dass sich erst mit der Berufung Fischers ein eigenständiger, auch durch Publikationen dokumentierter Arbeitsbereich »Blutgruppenforschung« am Institut etablieren konnte. Schon während seiner Tätigkeit in der serologischen Abteilung des Staatlichen Instituts für experimentelle Therapie zwischen 1925 und 1932 – zunächst als Volontär, später als Assistent und Oberassistent – zählte die Blutgruppenforschung zu Fischers Arbeitsschwerpunkten. Auch die Verbindungen zur Deutschen Gesellschaft für Blutgruppenforschung stammten bereits aus dieser Zeit. »Im Rahmen der von der Deutschen Gesellschaft für Blutgruppenforschung geplanten Durchuntersuchung der Bevölkerung des Deutschen Reiches und ihrer Blutgruppenzugehörigkeit« führten Fischer und drei weitere Institutsmitarbeiter – darunter der spätere Leiter der Serologischen Abteilung am Robert Koch-Institut, Schlossberger – im Auftrag der Frankfurter Gesellschaft für Anthropologie, Ethnologie und Urgeschichte im Jahr 1927 Blutgruppenuntersuchungen an Schulkindern in mehreren Gemeinden in der Umgebung von Frankfurt durch. »Entsprechend dem rassekundlichen Zweck« beschränkten sich die Untersuchungen nach Aussagen der Bearbeiter dabei nicht allein auf die Ermittlung der Bluteigenschaft, sondern auch auf »andere konstitutionell bedingte Merkmale« wie Haar- und Irisfarbe und Schädel- und Gesichtsform.[361]

Fischer nutzte die Blutgruppenbestimmungen in Frankfurt, um »auf Anregung von Herrn Geheimrat Kolle« an 240 der einbezogenen Versuchspersonen zusätzlich die Frage einer Familiendisposition bzw. -immunität gegenüber Scharlach und deren Erblichkeit zu studieren.[362] Angesichts des geringen Datenmaterials wollte er sich mit seiner Einschätzung jedoch nicht abschließend festlegen.

Auch während seiner Tätigkeit am Heidelberger Institut für experimentelle Krebsforschung, das Fischer nach dem erzwungenen Ausscheiden von Hans Sachs vertretungsweise mehrere Monate leitete, bevor es 1936 dem Hygiene-Institut Ernst Rodenwaldts zugeordnet wurde, zählte die Blutgruppenforschung weiterhin zu seinem Arbeitsschwerpunkt.[363] Im Februar 1934 wurde Fischer vom Amtsgericht Heidelberg zum Sachverständigen für Blutgruppenuntersuchungen bestellt.[364]

Offensichtlich unter dem Einfluss Rodenwaldts wandte sich Fischer während seiner Heidelberger Zeit wieder stärker einer rassenbiologisch ausgerichteten serologischen Forschung zu.[365] Gemeinsam mit Benno Raquet beschäftigte er sich nach eigenen Angaben auf Anregung Rodenwaldts mit der »Frage des Nachweises einer serologischen Differenzierung der menschlichen Rassen«. Dass die Blutgruppenuntersuchung keine Methode zur rassischen Unterscheidung darstellte, war durch die Forschung mittlerweile hinlänglich geklärt, woran auch Fischer 1939 noch einmal ausdrücklich erinnerte: »Das Charakteristikum einer bestimmten Population ist lediglich in der Häufigkeit der Blutgruppen zueinander gelegen; die Rassenzugehörigkeit des Einzelindividuums steht dabei mit seiner Zugehörigkeit zu einer bestimmten Blutgruppe in keinem Zusammenhang.«[366]

Die von Fischer und Raquet nun angewandte Methode ging auf die von Paul Uhlenhuth (1870–1957) Anfang des 20. Jahrhunderts entwickelte Präzipitin-Reaktion zur Blutdifferenzierung zurück.[367] Uhlenhuth hatte entdeckt, dass Kaninchen nach der Einspritzung von Menschenblut in ihrem Blutserum einen Abwehrstoff gegen das fremde Eiweiß bildeten. Bei einer erneuten Mischung dieses Kaninchenantiserums mit Menschenblut wurde das Bluteiweiß durch diese Abwehrstoffe, die Uhlenhuth Präzipitine nannte, ausgeflockt (ausgefällt). Diese Ausflockungsreaktion fiel unterschiedlich aus je nach Verwandtschaft der vermischten Seren. Die Präzipitin-Reaktion stellte damit nicht nur eine umgehend in die forensische Praxis eingeführte Methode zur Unterscheidung von tierischem und menschlichem Blut dar, sondern lieferte darüber hinaus auch den Nachweis der Blutsverwandtschaft von Affen und Menschen, also eine Bestätigung der Abstammungslehre.[368] In der Folgezeit bemühten sich weitere Forscher wie Carl Bruck (1879–1944) und Theodor Mollison (1874–1952) auf der Grundlage der Uhlenhuth'schen Präzipitin-Reaktion eine serologische Rassendiagnostik zu entwickeln.[369] An diese Versuche knüpften Fischer und Raquet mit ihrer Fragestellung nun an. Konkret unternahmen sie Prüfungen, »ob sich mit präzipitierenden Antiseren, die durch Vorbehandlung von Kaninchen mit menschlichem Serum verschiedener Rassen (Weiße und Neger) gewonnen worden waren, Unterschiede in der Reaktionsfähigkeit der menschlichen Seren ergeben, die auf rassische Differenzen der Menschenseren zurückzuführen sind«.[370] Die Untersuchungen erbrachten kein eindeutiges Bild, zum Teil widersprachen die Beobachtungen, beispielsweise die stärkere Präzipitation des »Weißenserum-Antiserums« mit »heterologem Negerserum als mit homologem Weißenserum«, den erwarteten Resultaten. Angesichts der unklaren Versuchsergebnisse erschienen Fischer »zahlreiche Kontroll- und Ergänzungsversuche unerlässlich«, bevor »an die mögliche Perspektive einer serologischen Rassendiagnose mit Hilfe derartiger Antiseren gedacht werden« könne.[371]

Fischer hatte zunächst beabsichtigt, seine in Heidelberg begonnenen Versuche zur Rassendifferenzierung »mittels serologischer Untersuchungsmethoden (Endtiterpräzipitation, Optimumpräzipitation und Komplementbindungsreaktion)« am Robert Koch-Institut fortzusetzen.[372] Hierzu kam es jedoch aufgrund des Arbeitsanfalls in der Abteilung und des schon bald beginnenden Kriegs nicht. Insbesondere die Zuständigkeit für den Bereich »Blutgruppen« dürften Fischer von seinen Forschungen abgehalten haben. Die Blutgruppenuntersuchung wurde im Dritten Reich ebenso wie die anthropologische Untersuchung als erbbiologische Methode zur Klärung der Abstammungsfrage herangezogen.[373] Letztere galt im nationalsozialistischen Staat, der die biologische Abstammung zur Grundlage seiner Ausgrenzungspolitik gegenüber »Rassefremden« – insbesondere der jüdischen Bevölkerung – machte, nicht als private, sondern als staatliche Aufgabe. So wurde in dem »Gesetz über die Änderung und Ergänzung familienrechtlicher Vorschriften und über die Rechtsstellung der Staatenlosen« vom 12. April 1938 festgelegt, dass sich Parteien und Zeugen in familienrechtlichen Streitigkeiten zur Abstammungsfeststellung eines Kindes erb- und rassenkundlichen Untersuchungen zu unterwerfen hätten, wozu die Blutentnahme zum Zweck der Blutgruppenbestimmung ausdrücklich gezählt wurde.[374] Nicht nur der Vater, sondern auch der Staatsanwalt waren künftig berechtigt, die Ehelichkeit bzw. die Abstammung anzufechten, wenn dieser die Anfechtung im Interesse des Kindes oder im öffentlichen Interesse für geboten hielt. Ein solches öffentliches Interesse wurde bei der Frage der rassischen Einordnung des Kindes als gegeben vorausgesetzt.[375] Darüber hinaus wurde 1939 die Möglichkeit geschaffen, die blutmäßige Abstammung unehelicher Kinder durch gerichtliches Urteil mit Wirkung gegen Dritte festzustellen. Die geänderte Rechtslage zog eine Flut von Klagen nach sich, die wiederum zu einer steigenden Zahl von erb- und rassenkundlichen Untersuchungen einschließlich Blutgruppenbestimmung führten.[376] Möglicherweise war es die neu eingeführte Pflicht, sich künftig einer derartigen Untersuchung einschließlich einer Blutuntersuchung unterziehen zu müssen, die den Reichsjustizminister veranlasste, beim Reichsinnenminister ein (erneutes) Gutachten des Robert Koch-Instituts über den Beweiswert der Blutgruppenbestimmung zu erbitten.[377] Dieses am 12. Januar 1939 übersandte Gutachten wurde mit großer Wahrscheinlichkeit von Werner Fischer als dem Blutgruppenexperten am Institut in seinen ersten Arbeitswochen verfasst. Darin wurde hervorgehoben, dass sämtliche vom Robert Koch-Institut bei einer Rundfrage befragten, auf dem Gebiet der Blutgruppenforschung maßgebenden Sachverständigen in ihren Äußerungen darin übereinstimmten, »daß auf Grund der vieltausendfachen Erfahrungen der Erbgang der Blutgruppeneigenschaften A und B und auch der Blutkörperchenmerkmale M und N als durchaus gesichert gelten kann und daß das Verfahren der Blutgruppenbestimmung bei sachgemäßer Durchführung [...] den Nachweis der ›offenbaren Unmöglichkeit‹ im Sinne des §1717 BGB. zu erbringen vermag«. Ausdrücklich wurde betont, dass es kein anderes menschliches Merkmal gäbe, dessen Erbgang so eingehend, sowohl experimentell als auch massenstatistisch nachgeprüft und bestätigt worden sei.[378]

Letzteres, nämlich die statistische Auswertung der Befunde aus gerichtlichen Blutgruppengutachten, gehörte ebenso zu Fischers Aufgaben im Rahmen des Arbeitsgebietes Blutgruppen wie die beratende Tätigkeit bei der Ermächtigung gerichtlicher Blutgruppen-Gutachter und -Obergutachter, die Beurteilung von Blutgruppenfehlbestimmungen und Fehlgutachten einschließlich der gegebenenfalls erforderlichen Verwarnung oder Rüge an einzelne Sachverständige und die zentrale Bearbeitung aller Bestimmungen auf dem Gebiet des Blutspendewesens gemäß des Runderlasses vom 5. März 1940. Zudem entwarf Fischer 1940 im Auftrag des Reichsinnenministers eine »Arbeitsanweisung für die Ausführung gerichtlicher Blutuntersuchungen« und führte für Blutspenderorganisationen Blutgruppenbestimmungen durch.[379] Nach einer Besprechung zwischen Reichsgesundheitsamt, Reichsinnenministerium und Robert Koch-Institut am 17. Oktober 1942 musste er den Aufgabenbereich »Blutgruppen« auf Anordnung des Reichsinnenministeriums mit Wirkung vom 1. April 1943 allerdings an den Blutgruppenforscher Peter Dahr (1906–1984) abgegeben, der zuvor vom Kölner Hygiene-Institut an das Reichsgesundheitsamt gewechselt war.[380] Die Hintergründe dieses Ressortwechsels sind nicht völlig geklärt. Möglicherweise stand er in Zusammenhang mit der Aufwertung des Robert Koch-Instituts zur Reichsanstalt und der dabei erfolgten nochmaligen Abklärung der beiderseitigen Zuständigkeiten.[381] Darüber hinaus hatte er aber auch inhaltliche Konsequenzen, denn Dahr und Fischer vertraten teilweise unterschiedliche Standpunkte in der Frage des Beweiswertes einzelner Bluteruntergruppen und der damit verbundenen Einschätzung, wann eine Vaterschaft als »offenbar unmöglich« zu bezeichnen war.[382]

In der Zwischenzeit war eine Fortführung der von Fischer in Heidelberg begonnenen rassenserologischen Forschungen von dem Assistenten am Rassenbiologischen Institut der Universität Königsberg, Karl G. Horneck (*1894), in Angriff genommen worden. »In persönlichen Vorsprachen« hatte dieser Fischer gebeten, »unter seiner Anleitung an diesen aussichtsreichen Kontrollversuchen mitarbeiten zu dürfen«.[383] Ausweislich eigener Angaben begann Horneck 1941 auf Anregung Fischers mit Untersuchungen zur »Immunisierung von Mensch zu Mensch bei verschiedenen Rassen«, die er an kriegsgefangenen Kolonialtruppen im besetzten Frankreich vornahm. Wie diese Experimente aussahen, ließ Horneck unter dem Hinweis, die Arbeiten seien noch nicht abgeschlossen, in seinem Beitrag offen, und berichtete lediglich über die Ergebnisse seiner Immunisierungen von Kaninchen mit verschiedenen Menschenseren, die er »nach den von Fischer gegebenen Anleitungen« vorgenommen hatte. Tatsächlich gelang es Horneck nicht, die von Fischer und Raquet vorgelegten Ergebnisse in vollem Umfang zu bestätigen, vielmehr ergaben seine Versuche eine schwächere Reaktionsfähigkeit des Weißenserums bei der Präzipitation als die Seren anderer »Rassen«. Eine Entscheidung, ob diese Eigenschaften tatsächlich auf Rassendifferenzen beruhen, wollte Horneck auf der Grundlage seiner Versuche nicht treffen; er hielt vielmehr weitere Untersuchungen zur Bestimmung der Eiweißfraktionen der Antigene und zum Ausschluss individueller Unterschiede und Schwankungen, z.B. durch Krankheiten, für notwendig.

Fischer selbst sah offensichtlich erst 1942 eine Möglichkeit, seine bisherigen Experimente zur serologischen Rassendifferenzierung fortzusetzen. Im Frühjahr 1942 trat er an den SS-Reichsarzt Ernst Grawitz (1899–1945) mit der Bitte heran, im Konzentrationslager serologische Untersuchungen an Zigeunern durchführen zu dürfen. Grawitz legte die Anfrage daraufhin Heinrich Himmler (1900–1945) zur Entscheidung vor – mit dem Hinweis, dass die Versuche in der Abnahme von geringen Mengen Blut und Impfung von ca. 50 Versuchspersonen mit Serum bestünden und keinerlei Einbußen der Arbeitsfähigkeit der Probanden nach sich ziehen würden. Gleichzeitig schlug er vor, die Versuche im Konzentrationslager Sachsenhausen durchführen zu lassen, da dort eine genügende Anzahl »Zigeuner« vorhanden sei.[384] Sofern die Angaben von Grawitz über die vorgesehene Impfung der Probanden korrekt waren, plante Fischer offensichtlich ähnlich wie Horneck eine Immunisierung von Mensch zu Mensch. Himmler genehmigte am 5. Juni 1942 die Versuche und regte zusätzlich serologische Untersuchungen an Juden an. In der Folgezeit nahm Fischer tatsächlich Versuche im Konzentrationslager Sachsenhausen auf, für die 40 »Zigeuner« zur Verfügung gestellt wurden. Anschließend sollten die Versuche auf Juden ausgedehnt werden, über deren Ergebnisse Grawitz ebenso wie über die Ergebnisse der serologischen Forschungen an »Zigeunern« Himmler Bericht erstatten wollte.[385] Es ist unklar, ob Fischer diese Untersuchungen tatsächlich noch vornahm und was mit dem angefallenen Datenmaterial geschah.[386]

Zwar dürfen diese Versuche Fischers im Konzentrationslager Sachsenhausen nicht auf eine Stufe mit den Fleckfieber-Experimenten in Buchenwald oder den Unterdruck-Versuchen in Dachau mit einkalkuliertem tödlichen Ausgang gestellt werden, trotzdem sind sie Ausdruck einer »entgrenzten Wissenschaft«, die zur Befriedigung von Forschungsinteressen skrupellos entrechtete KZ-Insassen als Versuchsmaterial nutzte.[387] Horneck und Fischer waren nicht die einzigen Wissenschaftler, die sich zur Entwicklung eines serologischen »Rassentests« derartiger Methoden bedienten. Auch Otmar von Verschuer ließ sich als Direktor des Kaiser-Wilhelm-Instituts für Anthropologie, menschliche Erblehre und Eugenik 1943/44 für sein Forschungsprojekt »Spezifische Eiweißkörper« von seinem Mitarbeiter Josef Mengele (1911–1979) Blutproben von »200 Menschen verschiedenster Rassen« aus dem Vernichtungslager Auschwitz schicken, um mit den aus den Blutseren gewonnenen Substraten auf der Basis der Abderhalden'schen Abwehrfermentreaktion Vergleichsuntersuchungen über Menschenrassen aufzunehmen.[388]

Serologische Untersuchungen, die letztlich der Erforschung des »für die nationalsozialistische Ideologie entscheidende[n] genetisch-eugenisch-rassenhygienischen Grundkonzept[es]« dienten[389], wurden am Robert Koch-Institut nicht nur von Werner Fischer ausgeführt. Unter diese Kategorie fallen auch die Untersuchungen, die der Institutsmitarbeiter Günter Blaurock (1907–1995) für die Rassenhygienische und bevölkerungsbiologische Forschungsstelle durchführte. Dieses Institut wurde Ende 1937 am Reichsgesundheitsamt errichtet und von Robert Ritter (1901–1951) geleitet.[390] Seine Aufgabe bestand darin, »erbgeschichtliche und erbärztliche Forschungen über die in Deutschland lebende, nicht-seßhafte Bevölkerungsgruppe durchzuführen und ihre Einflüsse auf den deutschen Volkskörper zu untersuchen«. Gemeint war damit die Erfassung und Erforschung der in Deutschland lebenden »Zigeuner und Zigeunermischlinge« sowie die Politikberatung mit dem Ziel, »gesicherte wissenschaftliche Unterlagen für die dringend notwendige Zigeunergesetzgebung zu liefern«.[391] Mit seinen Forschungen, die die »rassische Eigenart« der »Zigeuner« belegen sollten, trug Ritter wesentlich zu ihrer Diskriminierung und Ausgrenzung bei und lieferte darüber hinaus die theoretischen Grundlagen für die nationalsozialistische Verfolgungs- und Vernichtungspolitik gegenüber Sinti und Roma. Durch die Erstellung von rassenbiologischen Gutachten und die Zusammenarbeit mit dem Reichskriminalpolizeiamt war Ritter zudem direkt an ihrer Deportation nach Polen bzw. in das deutsch besetzte Generalgouvernement beteiligt.[392]

Ab 1938 wurden von der Forschungsstelle anthropologische Untersuchungen an »Zigeunern« ausgeführt, zu denen unter anderem Vermessungen sowie die Anfertigung von Moulagen und Fotografien gehörten. Diese Untersuchungen fanden zumeist in Berlin statt, sie wurden jedoch auch durch umherreisende Mitarbeiter der Forschungsstelle durchgeführt. Da es aus Ritters Sicht in vielen Fällen erwünscht war, zur »Ergänzung der anthropometrischen, genealogischen und kriminalbiologischen Untersuchungen [...] auch die Blutgruppen zu bestimmen«, warb Ritter zudem bei Gesundheitsämtern und Amtsärzten darum, seine rassenbiologischen Forschungen »durch Vornahme einer Venenpunktion bei den Ihnen zugeführten Zigeunern zu unterstützen«.[393] Diese ergänzenden Blutgruppenbestimmungen wurden nach seinen Angaben im Robert Koch-Institut durchgeführt. Konkret übernahm diese Aufgabe der serologisch ausgebildete Günter Blaurock, der nach einer fünfmonatigen Probezeit am 1. März 1938 seinen Dienst als Oberarzt des Robert Koch-Instituts und der Inneren Abteilung des Rudolf-Virchow-Krankenhauses angetreten hatte. Zuvor war er mehrere Jahre als Assistent und Vorstand des bakteriologisch-serologischen Laboratoriums an der Berliner Universitätskinderklinik der Charité tätig gewesen und hatte sich mit Blutgruppenbestimmungen befasst. Im Robert Koch-Institut war Blaurock zunächst der Abteilung des geschäftsführenden Direktors zugeordnet, ab Ende 1943 wurde er dann von der Luftwaffe nach Pfafferode in das von Gerhard Rose geleitete Institut für Wehrhygiene abkommandiert.[394] Bis November 1938 führte Blaurock mindestens 500 Blutgruppenbestimmungen für die rassenhygienische Forschungsstelle am Reichsgesundheitsamt durch und übersandte die »für die Zigeunerblutuntersuchungen benötigten Unterlagen« – mit der Bitte um Rückgabe – an Ritters Mitarbeiter Adolf Würth (*1905).[395] Ob Blaurock eigene Forschungen mit diesen Unterlagen beabsichtigte, lässt sich anhand der überlieferten Quellen nicht nachweisen. Fest steht jedoch, dass sich Blaurock noch während des Weltkriegs an den menschenverachtenden Forschungen Ritters beteiligte. Im April 1940 gab er an, in »Zusammenarbeit mit der Rassenhygienischen Forschungsstelle des Reichsgesundheitsamtes [...] bei 1000 Juden und 2000 Zigeunern die Blutgruppen, Bluntuntergruppen und Blutfaktoren bestimmt« zu haben, eine Auswertung des Materials sei jedoch noch nicht vorgenommen worden.[396] Es ist nicht auszuschließen, dass die von Blaurock vorgenommenen Blutuntersuchungen im Zuge der Mitwirkung der Forschungsstelle an der nationalsozialistischen Verfolgungspolitik konkret für die polizeiliche Erfassung von »Zigeunern« zur Deportation nach Osteuropa genutzt wurden.

Seuchenbekämpfung im Nationalsozialismus

Zu den zentralen Aufgaben des Robert Koch-Instituts gehörte von Anfang an die Mitwirkung an der Seuchenbekämpfung, sei es durch Laboruntersuchungen und Diagnosen, durch die wissenschaftliche Beratung der zuständigen Behörden, durch Schulungen des eingesetzten Personals oder konkrete Forschungsarbeiten. Bereits im Jahr nach der Gründung war das Institut unter Robert Koch mit zahlreichen Mitarbeitern an der Bekämpfung des verheerenden Cholera-Ausbruchs in Hamburg beteiligt, weshalb es nach Aussage des preußischen Kultusministers »für die preußische Medizinalverwaltung eine ähnliche Bedeutung gewonnen hat bezw. noch immer mehr gewinnt, wie das Kaiserliche Gesundheitsamt für das Reichsamt des Innern«.[397]

Im Folgenden soll am Beispiel zweier Infektionskrankheiten die Mitwirkung des Robert Koch-Instituts an der Seuchenbekämpfung während der nationalsozialistischen Diktatur untersucht werden. In beiden Fällen handelt es sich um die moderne Form der Seuchenbekämpfung, nämlich um die spezifische Schutzimpfung, die – wie Robert Koch bereits 1901 in einem Vortrag feststellte – »in Zukunft als das Ideal der Seuchenverhütung und damit der Seuchenbekämpfung zu gelten habe«.[398]

Diphtherie

Diphtherie ist eine Infektionskrankheit, die durch das Bakterium »Corynebacterium diphtheriae« ausgelöst wird und in erster Linie durch Tröpfcheninfektion von Mensch zu Mensch übertragen wird.[399] Pathogen ist für den Menschen nicht das Bakterium an sich, sondern das von ihm abgesonderte Gift, das Diphtherietoxin, das seine gefährliche Wirkung durch Gewebeschädigung und Membranbildung – vor allem im Bereich der oberen Atemwege – entfaltet und beim Weitertransport auf dem Blutwege besonders am Herzkreislaufsystem und am Nervensystem (lebens-)bedrohliche, teilweise tödliche Vergiftungserscheinungen hervorrufen kann. Nachdem die Diphtherie fast zwei Jahrhunderte nur eine untergeordnete Rolle in der Gesamtsterblichkeit gespielt hatte, entwickelte sie sich Mitte des 19. Jahrhunderts zu einer weltweit verbreiteten Seuche mit teilweise hohen Sterblichkeitsziffern, an der vor allem Kinder im Vorschulalter erkrankten. Der Erreger wurde erstmals 1884 von Friedrich Löffler am Kaiserlichen Gesundheitsamt beschrieben, kurz darauf wiesen Emile Roux (1853–1933) und Alexandre Yersin (1863–1943) am Institut Pasteur das Diphtherietoxin und seine lebensbedrohlichen Eigenschaften nach. Aufgrund der Entdeckung, dass der Organismus auf das in den Körper eingedrungene Toxin mit der Bildung eines spezifischen Gegengiftes, des sogenannten Antitoxins reagiert, das sich vor allem im Serum anreichert und das Gift des Diphtheriebakteriums neutralisiert und unwirksam macht, entwickelte der Assistent Robert Kochs, Emil Behring, in Zusammenarbeit mit dem Japaner Shibasaburo Kitasato (1856–1931) die Grundlagen der Serumtherapie.[400] Darüber hinaus forschte Behring nach Möglichkeiten, Menschen aktiv zur Bildung eines solchen Antitoxins anzuregen. Nach zahlreichen Tierexperimenten präsentierte er 1913 der Öffentlichkeit das von ihm auf der Basis einer Toxin-Antitoxin-Mischung entwickelte Diphtherieschutzmittel »T. A.«[401] Dieses erfüllte zwar das Grundprinzip der aktiven Immunisierung, war in seiner Methode und Anwendung jedoch noch viel zu kompliziert für einen Einsatz auf breitester Basis.[402] Die Weiterentwicklung der Behring'schen Entdeckung zu einem für Massenaktionen geeigneten Impfstoff erfolgte allerdings nicht in Behrings Heimatland, sondern vor allem in den Vereinigten Staaten durch William Hallock Park (1863–1939) und Abraham Zingher (1885–1927).[403] Diese hatten ab 1913 an mehreren Zehntausenden von New Yorker Schulkindern Impfungen mit Toxin-Antitoxin-Gemischen vorgenommen. Aufgrund ihrer mehrjährigen Beobachtungen wurden die Schutzimpfungen ausgedehnt und die Impfstoffe in weiteren Versuchsreihen verbessert.

In Deutschland konzentrierte sich das medizinische Interesse dagegen weiterhin auf die passive Immunisierung. Die weitverbreitete medizinische Gleichgültigkeit gegenüber der aktiven Schutzimpfung spiegelt sich auch in den nach dem Ersten Weltkrieg entstandenen Diphtherie-Akten des Robert Koch-Instituts wider. Hier wurde die aktive Schutzimpfung erstmals 1924 thematisiert, nachdem das vorgesetzte Ministerium eine Stellungnahme zu Todesfällen nach einer aktiven Diphtherie-Schutzimpfung in einem Wiener Säuglingsheim angefordert hatte. Auch in der Folgezeit sah das Institut zunächst keinen Anlass zur Werbung für eine Schutzimpfung, zumal nach Ansicht des damaligen Direktors Neufeld noch keine einheitliche Fachmeinung über die brauchbarsten TA-Gemische bestand. Die indifferente Haltung änderte sich jedoch, als nach Jahren mit niedrigem Morbiditätsstand 1927 reichsweit eine neue Diphtheriewelle mit schnell steigenden Erkrankungsziffern registriert wurde.[404] Fortan trat das Robert Koch-Institut als vehementer Befürworter einer aktiven Schutzimpfung in Erscheinung. Schon 1927 empfahl das nebenamtliche wissenschaftliche Mitglied des Robert Koch-Instituts, Ulrich Friedemann, der zugleich die Infektionsabteilung des Rudolf-Virchow-Krankenhauses leitete, angesichts des malignen Charakters der von ihm registrierten Krankheitsfälle wenigstens in Berlin einer aktiven Diphtherie-Immunisierung mehr Aufmerksamkeit zuzuwenden.[405]

Auch der Staat reagierte auf das verstärkte Auftreten der Diphtherie und die Zunahme an Erkrankungen mit bösartigem Verlauf, indem er 1927 die staatliche Prüfung der TA-Impfstoffe durch das Institut für experimentelle Therapie in Frankfurt einführte.[406] Parallel befasste sich der Preußische Landesgesundheitsrat auf Veranlassung des Preußischen Ministeriums für Volkswohlfahrt mit der Frage, ob angesichts der Zunahme der Diphtheriefälle und der Berichte über ihren bösartigen Verlauf die aktive Schutzimpfung in größerem Umfang unbedenklich von der Medizinalverwaltung empfohlen werden könne. Nach intensiver Beratung formulierte das Gremium nach Anhörung mehrerer Sachverständiger – darunter die Mitglieder des Robert Koch-Instituts Richard Otto und Ulrich Friedemann – am 29. November 1927 Leitsätze zur Frage der aktiven Impfung gegen Diphtherie, die für eine freiwillige Impfung in möglichst großem Umfange plädierten.[407] Auch Fred Neufeld trat auf der Sitzung für eine Förderung der Schutzimpfung speziell bei ganz jungen Kindern ein und hob hervor, dass Deutschland in dieser Beziehung in einem bedauerlichen Rückstand gegenüber vielen anderen Nationen sei.[408] Tatsächlich lagen nach einer Umfrage unter den führenden deutschen Pädiatern nur vereinzelt praktische Erfahrungen mit den Schutzimpfungen vor, was zumeist mit der geringen Verbreitung der Diphtherie in den vorangegangenen Jahren begründet wurde.[409]

Das Preußische Ministerium für Volkswohlfahrt veröffentlichte am 18. Juni 1928 einen Runderlass zur aktiven Schutzimpfung, in dem unter Berufung auf das Gutachten des Landesgesundheitsrates die freiwillige Impfung in diphtheriegefährdeten Gebieten und in Schulen, Kindergärten usw. empfohlen wurde und Anleitungen zur Werbung für die Impfung enthalten waren. In der Praxis wurde dieser Runderlass nur wenig befolgt und geriet schon kurze Zeit später bei den Adressaten – also in erster Linie den Gesundheitsämtern – in die Kritik. Hier sah man die theoretischen Grundlagen der aktiven Diphtherieschutzimpfung keinesfalls als gesichert an. Vor allem die Frage der späteren Immunität und einer möglichen negativen Phase[410], insbesondere bei Impfungen während einer ansteigenden Diphtheriemorbidität, betrachtete man als noch nicht geklärt.[411]

Dagegen trat das Robert Koch-Institut unter Hinweis auf die bisherigen publizierten Ergebnisse[412] für die gesicherte Grundlage der Impfung ein und verfocht die Ansicht, dass in geschlossenen Anstalten nach Möglichkeit aktive Schutzimpfungen vorgenommen werden sollten, »um Erfahrungen zu sammeln«.[413] Eine Wirkung wurde mit dem Erlass nicht erzielt: Trotz steigender Erkrankungsziffern – von ca. 30.000 im Jahr 1926 auf ca. 65.000 im Jahr 1932[414] – erfolgten nur kleinere und oft auch unzureichende Impfaktionen. Im Vordergrund standen sogar mehr negativ gehaltene Stimmen, wie noch Mitte der 1930er Jahre seitens des Robert

Koch-Instituts konstatiert wurde.[415] Symptomatisch für die vor allem bei Pädiatern zu beobachtende Ablehnung war die Diskussion auf der Tagung der Deutschen Gesellschaft für Kinderheilkunde im September 1931. Hier berichtete der in New York tätige Ungar Bela Schick (1877–1967) über die optimistische Stimmung und die ausgedehnten Impfversuche in den USA.[416] Dagegen verwiesen anwesende Pädiater wie Adolf Hottinger (1897–1975) und Arthur Schloßmann (1867–1932) auf die noch vielen ungeklärten Fragen und warnten davor, aus den bisherigen Beobachtungen Erfolge der aktiven Immunisierung ableiten zu wollen.[417]

Mit ihrer abwartenden Haltung zum Masseneinsatz von aktiven Diphtherieschutzimpfungen stand die deutsche Wissenschaft international gesehen weitgehend isoliert. In zahlreichen Ländern Europas, die ebenfalls seit Mitte der 1920er Jahre mit unterschiedlichem Beginn eine neue Diphtheriewelle verzeichnen mussten, waren bereits umfangreiche Studien durchgeführt und im Anschluss daran Schritte zu einem planmäßigen Vorgehen eingeleitet worden. Unter der Verantwortung der Hygiene-Kommission des Völkerbundes hatten sich 1929 in Paris und 1931 in London zwei Kongresse mit den aktiven Diphtherieschutzimpfungen befasst. Im Rahmen einer internationalen Aktion der Hygiene-Kommission wurden in 10 Ländern ab 1929 nach einem einheitlichen Arbeitsplan vergleichende Untersuchungen über die Immunisierung gegen Diphtherie (und Scharlach) vorgenommen[418]. Auch Deutschland nahm an diesen Studien teil. Zu den beiden direkt beteiligten deutschen Wissenschaftlern zählte das Mitglied des Robert Koch-Instituts, Ulrich Friedemann. Auf der Grundlage der eingereichten Erfahrungsberichte formulierte eine im Juni 1931 abgehaltene Konferenz insgesamt 14 Resolutionen, in denen die Diphtherieschutzimpfung für Kinder und Anstaltspersonal empfohlen wurde.[419] Während sich Länder wie die Tschechoslowakei nach der Londoner Konferenz für eine umgehende öffentliche Propagierung und finanzielle Unterstützung von Massenimpfungen aussprachen[420] und in Polen bereits im Anschluss an die Pariser Tagung Komitees zur Ausführung der großangelegten Immunisierungsaktionen gegründet wurden[421], folgten in Deutschland keine derartigen Schritte.[422]

Erst 1934/35 wurde angesichts der bedrohlichen Zunahme von Erkrankungen und Todesfällen und dem Versagen sämtlicher anderen Bekämpfungsmaßnahmen – wie Meldung und Isolierung der Kranken sowie Bazillenträger etc. – auf Wunsch der örtlichen Gesundheitsbehörden und mit Zustimmung des Reichsinnenministeriums in verschiedenen Kreisen der Aachener Bucht und im Ruhrgebiet eine umfassende Massenimpfung durchgeführt. Mit der Leitung und Organisation dieser Aktionen beauftragte das Ministerium den Leiter der Seuchenabteilung des Robert Koch-Instituts, Max Gundel. Dieser initiierte daraufhin in Zusammenarbeit mit den örtlichen Gesundheitsbehörden, Lehrern, Ärzten und lokalen und regionalen NS-Organisationen wie der NSV eine straff durchorganisierte Impfkampagne:[423] Während die Meldung der zu impfenden Schulkinder durch die Lehrerschaft erfolgte, nutzte man für die Erfassung der Kleinkinder die Einwohnermeldelisten der Polizeireviere oder Standesämter. Anschließend wurden die Eltern schriftlich vom zuständigen Gesundheitsamt über die festgelegten Impftermine in Kenntnis gesetzt. Bei den Schulkindern wurden die Klassenlehrer verpflichtet, ihre Klasse geschlossen zu den festgesetzten Impfterminen zu führen und die notwendigen Eintragungen in die Kartothekkarten laut Anweisung der Impfärzte vorzunehmen.[424] Als Impflokal sowohl für die Schul- als auch für die Kleinkinder musste in jeder Schule ein »sauberer heller, überhaupt hygienisch einwandfreier Klassenraum« zur Verfügung gestellt werden. Um einen möglichst reibungslosen Ablauf der Impfaktionen zu gewährleisten, war Gundel notwendigerweise auf die Mitarbeit der lokalen Ärzteschaft angewiesen. Um diese zu gewinnen wurde eine Ärzte-Versammlung anberaumt, in der sich die Mediziner, so Gundel in einem späteren Bericht, nach »Darstellung der Lage im Landkreise Aachen durch die Vertreter der NSDAP., der Behörden und der mit der Bekämpfung der Diphtherie beauftragten Personen [...] zur entschädigungslosen Mitarbeit bereitwillig und einstimmig zur Verfügung« stellten.[425] Das benötigte Hilfspersonal in den Impflokalen wurde durch die Rekrutierung von ehrenamtlichen Kräften aus den Reihen der NSV, der NS-Frauenschaft usw. gewonnen. Aufgrund dieser »freiwilligen« Unterstützung konnten die Kosten für die geplanten Massenimpfungen gering gehalten werden: Sie beschränkten sich weitestgehend auf die Beschaffung des notwendigen Impfstoffs. Die finanziellen Mittel trugen in Abhängigkeit von den örtlichen Verhältnissen in jeweils unterschiedlichem Maße das Reichsministerium des Innern, die Gemeinden, Kreise, Krankenkassen, Knappschaften usw.[426] Parallel wurde mit einem bis dahin beispiellosen Propagandaeinsatz in den betroffenen Ortschaften für die Schutzimpfung geworben. Gundel band nicht nur die Tagespresse massiv in seinen Aufklärungsfeldzug ein, sondern arbeitete auch mit Rundfunkreportagen und Ankündigungen in Filmtheatern. Zusätzlich wurden Flugblätter und Handzettel verteilt, Litfaßsäulen mit Plakaten beklebt und kurz vor Beginn der Impfungen die Bevölkerung durch Vorträge in Massenveranstaltungen im Beisein der Stadt- oder Kreisoberen über die Schutzimpfung aufgeklärt. Gundel bedauerte ausdrücklich, dass man im Gegensatz zu den USA aus Mangel an Finanzmitteln noch keine Tonfilme habe einsetzen können.[427] Über die von ihm durchgeführten Maßnahmen publizierte Gundel mehrfach »zur Nachahmung« in wissenschaftlichen

Zeitschriften.[428] Insgesamt wurden im Rahmen der von ihm organisierten Impftermine rund 90 Prozent der als gefährdet geltenden Altersgruppen, d.h. 315.000 Kinder zwischen dem 1. und 14. Lebensjahr, aktiv gegen Diphtherie immunisiert. Erstmals wurde dabei auch das schon 1927 in den Leitsätzen des Landesgesundheitsrates empfohlene und im Ausland bereits weitverbreitete Formoltoxoid eingesetzt.[429]

Die deutschen Pharmaunternehmen, die diese Impfstoffe produzierten (Anhaltinisches Seruminstitut, Marburger Behringwerke und Anhaltinische Behringwerke), waren aufgrund der langjährigen geringen Nachfrage auf größere Impfaktionen in keiner Weise vorbereitet. Als nach Bekanntwerden der getroffenen Maßnahmen weitere Schutzimpfungen angeregt wurden, musste das Innenministerium per Erlass einschreiten, da »für die nächsten Monate über den vorhandenen Diphtherie-Impfstoff bereits verfügt worden ist«.[430] Die Regierungspräsidenten und Kreisärzte wurden jedoch angewiesen, bei entsprechendem Bedarf unverzüglich an das Ministerium zu berichten, damit dort eine entsprechende Verteilung des verfügbaren Impfstoffs vorgenommen werden könne.

Als Grund für die zögerliche Anwendung der aktiven Schutzimpfung in Deutschland führte Gundel in seinen Publikationen vor allem die weitverbreitete ablehnende Einstellung in der Bevölkerung gegenüber prophylaktischen Impfaktionen an.[431] Diese Impfgegnerschaft in der Bevölkerung und die ärztlichen Befürchtungen waren schon vor der Lübecker BCG-katastrophe vorhanden gewesen, steigerten sich durch den Impfskandal und seine Aufdeckung Anfang der 1930er Jahre aber noch und wirkten auch in der NS-Zeit hemmend auf die Durchsetzung der aktiven Schutzimpfung.[432] Immer wieder wurde betont, dass man sich in Deutschland keine derartig schweren Impfreaktionen leisten könne, wie sie im Ausland toleriert würden.[433] Noch 1944 machte Gundel ausdrücklich die Lübecker Katastrophe dafür verantwortlich, dass sich zehn Jahre zuvor niemand außer ihm selbst zur Durchführung großangelegter Impfaktionen bereit gefunden habe. Zugleich erinnerte er daran, dass er die Bevölkerung in ungezählten Versammlungen erst gewinnen und zahlreichen »Impfgegnern« entgegentreten musste.[434]

Gundels Beobachtungen, die aus seiner Sicht den Erfolg der Massenimpfungen bestätigten, führten keineswegs zu einer allgemeinen Anerkennung unter den Wissenschaftlern. In einer für Anfang März 1935 anberaumten Sachverständigenbesprechung im Innenministerium, auf der Gundel einleitend über die allgemeinen Ergebnisse der Schutzimpfungen und seine speziellen Erfahrungen berichtete, warnten insbesondere die anwesenden Pädiater vor einer zu positiven Beurteilung des beobachteten Rückgangs der Erkrankungen, der auch durch einen spontanen Morbiditätsabfall hervorgerufen sein könnte.[435] Sowohl auf der Besprechung als auch in einer nachfolgenden publizierten Stellungnahme machte das Reichsgesundheitsamt deutlich, dass sich die Impfung aus seiner Sicht noch im Stadium der Erprobung befände, dass aber die bisher in Deutschland und im Ausland erzielten Ergebnisse erfolgversprechend seien. Ausdrücklich wandte es sich gegen eine allgemeine Einführung, sondern plädierte für eine zunächst ausschließliche Anwendung in Bezirken mit hohen Mortalitäts- und Letalitätsraten.[436] Durch Runderlass vom 15. Juni 1935 gab das Reichsinnenministerium Richtlinien zur aktiven Diphtherieschutzimpfung heraus, nach denen zu verfahren war, wenn bei einem bedrohlichen Anstieg von Diphtherieerkrankungen die aktive Schutzimpfung angewandt werden sollte. Vor der Durchführung war jedoch in jedem Fall unter Darlegung der Verhältnisse die ministerielle Zustimmung einzuholen. Zur Organisation der Impftermine empfahl der Minister aufgrund der bisher positiven Erfahrungen die Mitwirkung der NSBO und der NSV.[437] Darüber hinaus wurde die Forschung aufgerufen[438], an einer Verbesserung der Diphtherieimpfstoffe zu arbeiten, die bereits mit einer einmaligen Impfung eine ausreichende, langanhaltende Immunität hervorrufen würde. Bisher war in Deutschland wegen der geringen Menge an Schutzeinheiten in den verwendeten Impfstoffen eine dreimalige Impfung notwendig gewesen, während im Ausland bereits sogenannte Präzipitatimpfstoffe mit Depotbildung eingesetzt wurden, die wegen ihrer hohen Anzahl an Schutzeinheiten und der langsamen Resorption schon mit einer einmaligen Impfung eine lange Wirkung erzielten.[439] Die in Deutschland ab Mitte 1936 verfügbaren Präzipitatimpfstoffe wurden nach Genehmigung des Innenministeriums ab Ende 1936 in weiteren Massenkampagnen getestet. Mit Erlass vom 8. Dezember 1936 beauftragte das Reichsinnenministerium wiederum das Robert Koch-Institut mit der wissenschaftlichen Auswertung der neuen Impfaktionen.[440] Die betroffenen Behörden – in der Regel die Gesundheitsämter – wurden angewiesen, dem Robert Koch-Institut die entsprechenden Unterlagen auf Anforderung zur Verfügung zu stellen. Zur Vereinheitlichung der Berichterstattung bat das Robert Koch-Institut die Amtsärzte um die Verwendung und Rücksendung einer vom Institut angefertigten Karteikarte für jedes Impfkind sowie um eine regelmäßige Berichterstattung über Diphtherieerkrankungen und -todesfälle im Anschluss an die Impfung nach einem ebenfalls vom Institut ausgearbeiteten Muster.[441] Da Gundel inzwischen an die Spitze des Instituts für Hygiene und Bakteriologie in Gelsenkirchen gewechselt war, übernahm sein Nachfolger in der Leitung der Seuchenabteilung, Traugott Wohlfeil, auf der Grundlage der im Robert Koch-Institut angelegten »Diphtheriekartothek« die Auswertung der durchgeführten Massenimpfungen (Abb. 15).

Insgesamt untersuchte Wohlfeil rund 500.000 Impfungen aus den Jahren 1934 bis 1937, darunter mehr als 140.000 einmalige Impfungen mit den Präzipitatimpfstoffen Ditoxoid-Asid und AlFT.[442] Um sich gegenüber Angriffen von Impfgegnern abzusichern, zog er zur Auswertung einen in der statistischen Beurteilung von Impferfolgen erfahrenen Mathematiker hinzu.[443] Wie schon Gundel so kam auch Wohlfeil zu dem Schluss, dass die Impfung zu einer erheblichen Senkung der Erkrankungsziffern unter den Geimpften im Verhältnis zu den Nichtgeimpften geführt hatte. Da die einmalige Diphtherieschutzimpfung in einzelnen Kreisen aus unterschiedlichen Gründen unbefriedigende Ergebnisse geliefert hatte, empfahl Wohlfeil auch bei Anwendung der hochwertigen Präzipitatimpfstoffe eine mindestens zweimalige Impfung. Zugleich betonte er, dass Impfschäden bisher nicht festgestellt worden seien.

Parallel zu diesen staatlichen Initiativen zur Durchsetzung der aktiven Schutzimpfung wurden neuen Einwände seitens der Wissenschaft laut, die diesmal von rassenhygienischen Argumenten gespeist wurden. Der schärfste Kritiker einer aktiven Immunisierung breiter Bevölkerungsschichten gegen Diphtherie, der derartige Argumente ins Feld führte, war der Pädiater und Hygieniker Felix von Bormann (1901–1978). Der als Scharlach- und Diphtheriespezialist bekannte Bormann war 1932 in die NSDAP eingetreten und galt als fanatischer Nationalsozialist.[444] Bereits 1937 auf der Tagung der Deutschen Vereinigung für Mikrobiologie hatte er sich offen gegen eine Immunisierung bei Masern ausgesprochen. Diese zählte er ausdrücklich zur normalen Entwicklung des menschlichen Organismus und warnte vor möglichen schädlichen Folgen, die eine aktive Durchimpfung der Bevölkerung gegen Masern für die gesamte Immunitätsentwicklung des Volkes haben könnte. Wörtlich führte er weiter aus: »Die wirklich gefährdeten zu jungen oder vorübergehend geschwächten Kinder können wir heute mit Sicherheit mit Rekonvaleszentenserum schützen. Die Kinder, die trotz der passiven Prophylaxe an Masern erliegen, sind lebensschwach und es dürfte nicht richtig sein, der Natur in die Arme zu fallen und Masern in ihrer Auslesewirkung zu stören.«[445] Mit ähnlichen Argumenten wandte er sich 1939 in einer Zeitschrift gegen eine breite Einführung der aktiven Diphtherie-Schutzimpfung.[446] Seiner Auffassung nach hatte sich der menschliche Organismus im Laufe vieler Jahrtausende mit den sogenannten Kinderkrankheiten leidlich abgefunden und errang insbesondere auf dem Wege eines unterschwelligen Abreagierens mit dem Erreger seine Immunität. Bormann fürchtete, durch die Impfung die Entwicklung der zu erstrebenden Symbiose mit dem Erreger zu stören, wodurch möglicherweise dem Volkskörper auf Dauer ein Schaden zugefügt würde. Nachdem Wohlfeil seine Äußerungen als Widerspruch zu den wissenschaftlichen

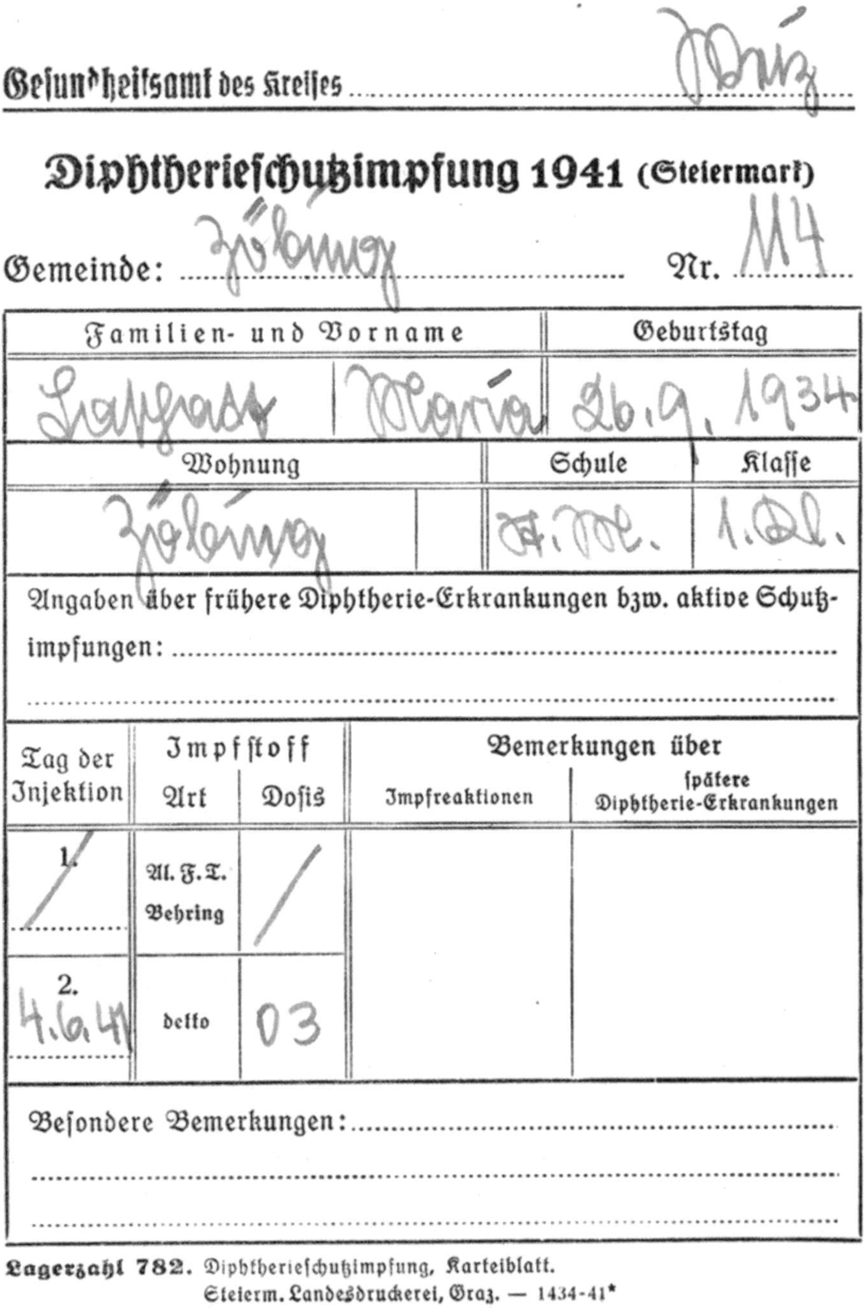

Gesundheitsamt des Kreises [illegible]

Diphtherieschutzimpfung 1941 (Steiermark)

Gemeinde: [illegible] Nr. 114

Familien- und Vorname		Geburtstag
[illegible]	Maria	26.9.1934

Wohnung		Schule	Klasse
[illegible]		[illegible]	1. Kl.

Angaben über frühere Diphtherie-Erkrankungen bzw. aktive Schutzimpfungen: ...

Tag der Injektion	Impfstoff Art	Impfstoff Dosis	Bemerkungen über Impfreaktionen	Bemerkungen über spätere Diphtherie-Erkrankungen
1. /	Al. F.T. Behring	/		
2. 4.6.41	detto	03		

Besondere Bemerkungen: ...

Lagerzahl 782. Diphtherieschutzimpfung, Karteiblatt.
Steierm. Landesdruckerei, Graz. — 1434-41*

Abb. 16: Karteikarte aus der Diphtherie-Kartothek des Robert Koch-Instituts

Auswertungen des Robert Koch-Instituts und den ministeriellen Richtlinien gegeißelt hatte[447], wurde Bormann in einem persönlichen Schreiben an Wohlfeil noch deutlicher:

> Was die aktive Schutzimpfung anbetrifft, so muss ich nach wie vor betonen, dass es nicht der Sinn unseres Kampfes mit Infektionskrankheiten sein kann, jedes Menschenleben dem Tode zu entreissen und der Natur bei ihrer Auslesearbeit in die Arme zu fallen. Diese Meinung gilt selbstverständlich nur für unsere ›Hausseuchen‹, mit denen wir uns im Laufe der Jahrtausende leidlich abgefunden haben, also Masern, Keuchhusten, Scharlach, Diphtherie. Falls wir augenblicklich mit unserer Kinderzahl so schlecht dran sein sollten, dass wir zur Impfung als einer der äussersten Hilfsmassnahmen greifen müssten, so muss das, wenigstens für die wissenschaftlichen Kreise, auch so gekennzeichnet werden. Grundsätzlich müssen wir unsere Bevölkerungspolitik dadurch erfüllen, dass wir mehr gesunde und starke Kinder in die Welt setzen. Auch befürchte ich durch aktive Impfungen gegen relativ leichtere Krankheiten auf die Dauer eine Schädigung der allgemeinen Immunitätslage der Bevölkerung auch gegen andere Erreger zu bewirken.[448]

Felix von Bormann war nicht der einzige – wenn auch der in seinen Ansichten radikalste – Mediziner, der rassenhygienische Einwände gegen eine Durchimmunisierung der Bevölkerung vorbrachte. Als weitere bekannte Persönlichkeiten müssen der Münchner Ordinarius für Kinderheilkunde, Meinhard von Pfaundler (1872–1947), und der Direktor des städtischen Kinderkrankenhauses und Mütterheims in Berlin-Charlottenburg, Kurt Hofmeier (1896–1989), genannt werden. Pfaundler hatte 1936 in einem Vortrag vor bayerischen Amtsärzten ausdrücklich auf rassenhygienische Gründe verwiesen, die gegen eine allgemeine Impfung sprächen – ohne dies jedoch detaillierter auszuführen.[449] Hofmeier vertrat in seinen Publikationen die Auffassung, dass durch konstitutionelle Faktoren und erbliche Einflüsse dem Erfolg der aktiven Immunisierung natürliche Grenzen gezogen seien.[450]

Die Akzeptanz der aktiven Diphtherieschutzimpfung als notwendiges Bekämpfungsmittel der aktuellen Seuchenwelle war also – wie die genannten Beispiele zeigen – auch zu Kriegsbeginn noch nicht durchgängig, und auch in der Ärzteschaft gab es noch Vorbehalte.[451] Die Zustimmung nahm jedoch infolge der im Robert Koch-Institut durchgeführten wissenschaftlichen Untersuchungen und weiterer Veröffentlichungen über erfolgreiche Impfaktionen in kleineren, von der Diphtherie besonders betroffenen Gebieten immer mehr zu. Bis März 1941 waren nach Schätzungen des Robert Koch-Instituts rund drei Millionen weitere Kinder geimpft worden.[452] Trotzdem stiegen die Krankheitsfälle reichsweit weiter an: Sie verdoppelten sich zwischen 1938 und 1943 sogar auf fast 300.000.[453] Angesichts dieser Entwicklung traten die in der Seuchenprophylaxe tätigen Hygieniker und das von ihnen beratene NS-Regime entschieden für einen verstärkten Einsatz der aktiven Schutzimpfung ein. In seiner Rede anlässlich der Behring-Erinnerungsfeier am 4. Dezember 1940 hob Reichsgesundheitsführer Leonardo Conti hervor, dass die Gesundheitsführung eines Volkes wirksame spezifische Waffen brauche, um sie gegen bestimmte, besonders bedrohliche Erkrankungen einsetzen zu können, und bezeichnete ausdrücklich die vorbeugende Diphtherie-Schutzimpfung als eine solche Waffe.[454]

Selbst Bormann korrigierte während des Kriegs angesichts der steigenden Epidemiefälle und der augenscheinlichen Erfolge der aktiven Schutzimpfung im In- und Ausland seine Meinung und propagierte die aktive Schutzimpfung nun als das einzige Verfahren zur vorbeugenden Bekämpfung einer epidemischen Diphtherie-Ausbreitung, das breiteren Bevölkerungsschichten einen lang andauernden Schutz gewährte.[455] Um die Durchführung zu erleichtern, verzichtete das Innenministerium mit Runderlass vom 26. März 1940 auf die bis dahin notwendige ministerielle Zustimmung zu geplanten Impfaktionen.[456] Schließlich wurde mit dem Runderlass vom 10. Oktober 1941, der auch die noch ungeklärte Kostenfrage aufgriff, der Grundstein zu einer planmäßigen Bekämpfung gelegt. Die Diphtherieimpfung sollte künftig konkret in denjenigen Regierungsbezirken angewandt werden, in denen die Erkrankungszahlen über dem Reichsdurchschnitt lagen. Grundsätzlich sollten die Gemeinden und Landkreise für die entstandenen Kosten aufkommen und das Land nur in begründeten Fällen eine Beihilfe bewilligen. Bei Kindern, die zur Erholung oder aus anderen Gründen in Lager und Heime verschickt wurden, hatten die Träger der Entsendung die Impfung durchführen zu lassen und die Kosten zu übernehmen.[457]

Ausdrücklich wurde auch jetzt das Prinzip der Freiwilligkeit der Impfung betont. Im Gegensatz zu Polen, Ungarn, Frankreich oder Italien verzichtete das nationalsozialistische Deutschland auf eine obligatorische Diphtherie-Schutzimpfung, sie blieb vielmehr bis Kriegsende freiwillig[458], auch wenn eine Impfpflicht verschiedentlich von Wissenschaftlern gefordert wurde.[459] Dies mag angesichts der nationalsozialistischen Gesundheitsauffassung, wonach der einzelne Mensch nichts zählte und im Interesse des Volkswohles dem Grundsatz »Gemeinnutz geht vor Eigennutz« uneingeschränkt gehuldigt wurde, zunächst überraschen.[460]

Die Ursachen für die Nichteinführung einer allgemeinen Impfpflicht lagen weniger in dem befürchteten Widerstand der Bevölkerung als vielmehr an den schwierigen Kriegsverhältnissen, die eine vollständige Erfassung der in Frage kommenden Jahrgänge kaum erlaubten[461], und an den knappen Impfvorräten. Im März 1943 kamen das Robert Koch-Institut und das Reichsgesundheitsamt in einer gemeinsamen Aussprache über die statistischen Auswertungen der Schutzimpfung zu dem Schluss, die bisherigen

Erhebungen hätten einen hochgradigen Impfschutz für eine Dauer von fünf Jahren erwiesen, und die erneute Ausbreitung der Diphtherie in früheren Impfgebieten habe nur bisher ungeimpfte Bevölkerungsteile betroffen. Man ging davon aus, dass bei einer vollständigen Durchimpfung einer Bevölkerung die Diphtheriemorbidität in der Gesamtbevölkerung weitgehend herabgesetzt würde. Gleichzeitig mussten beide Einrichtungen jedoch konstatieren, dass »wegen der Knappheit der Impfstoffvorräte [...] noch in keinem größeren Bezirk eine vollständige Immunisierung der Bevölkerung durchgeführt worden«[462] und eine umfassende Nachimpfung der bei einer Impfaktion bisher nicht erfassten Kinder bei der derzeitigen Verknappung an Diphtherieimpfstoffen fraglich sei.[463] Damit tauchte die Frage auf, wie sich unvollständige Durchimpfungen auf den Seuchenverlauf in einer Bevölkerung auswirken würden, solange sich vollständige Durchimpfungen noch nicht verwirklichen ließen, bzw. wo Schutzimpfungen einzusetzen waren, wenn die Impfstoffknappheit zu einer planvollen Auswahl von Impfbezirken zwang. Per Rundschreiben an mehrere Pädiater, Internisten und im Institut für experimentelle Therapie berichtete das Robert Koch-Institut am 22. Februar 1944, dass im »Zusammenhang mit der Verknappung der Diphtherieimpfstoffe zur aktiven Schutzimpfung [...] die Frage aufgetaucht [sei], ob man [...] daran festhalten soll, Kinder[,] die Diphtherie durchgemacht haben, ebenfalls aktiv zu immunisieren«.[464]

Eine effektive Lösung dieses Dilemmas wurde nicht gefunden, zumal die Kriegsverhältnisse die medizinische Versorgung der Bevölkerung ohnehin immer stärker behinderten. Tatsächlich bekam man die Diphtherie bis Kriegsende nicht in den Griff. Dies gelang erst in der Nachkriegszeit und den frühen 1950er Jahren mit Hilfe der Besatzungsmächte und konsequenter Impfprogramme. Teilweise wurde dabei, wie in Berlin, der sowjetischen Besatzungszone oder den Ländern Württemberg-Baden und Rheinland-Pfalz der Grundsatz der Freiwilligkeit aufgegeben und zeitweise eine obligatorische Schutzimpfung angeordnet.[465] In der späteren Bundesrepublik blieb die Diphtherieschutzimpfung bis heute eine freiwillige Schutzimpfung, während die DDR 1961 eine Impfpflicht einführte.[466]

Fleckfieber

Das Fleckfieber, auch Typhus exanthematicus genannt, ist eine durch die Kleiderlaus übertragene akute Infektionskrankheit des Menschen. Der Erreger Rickettsia prowazeki wird heute zu den Bakterien gezählt, in der ersten Hälfte des 20. Jahrhunderts wurde er jedoch aufgrund seiner Anpassungsfähigkeit an den Wirtsorganismus und der Tatsache, dass seine Züchtung nur in Gegenwart lebender Zellen gelang, zu den Viren gerechnet.[467] Der Name der Krankheit leitet sich von ihren typischen Symptomen ab: Bei einer Infektion durch Hautverletzung bzw. Inhalation von kontaminiertem Läusekot treten nach 10 bis 14 Tagen hohes Fieber, Kopf- und Gliederschmerzen, Bindehautentzündung, Husten und zwischen dem 4. bis 6. Tag der charakteristische kleinfleckige Hautausschlag auf. Vor Entdeckung der Antibiotika verlief die Erkrankung infolge von Kreislaufversagen und Harnvergiftung in 10 bis 20 Prozent der Fälle tödlich.

Das heute lediglich noch in kühleren Höhenlagen der Tropen vorkommende Fleckfieber[468] trat in früheren Jahrhunderten insbesondere in Kriegs- und Hungerzeiten infolge ungünstiger hygienischer Bedingungen sowie engem Zusammenleben und der dadurch bedingten zunehmenden Verlausung der Bevölkerung auch in gemäßigten Klimazonen epidemisch auf. In Deutschland kam es bereits vor dem Ersten Weltkrieg nur noch in eingeschleppten Einzelfällen vor. Dies änderte sich erst durch die Kriegsführung in den endemischen Fleckfiebergebieten Ost- und Südosteuropas.[469] Das deutsche Heer zählte im Ersten Weltkrieg knapp 6.000 Fleckfieberkranke, die fast ausschließlich an der Ost- und Südostfront – bei einer Letalität von 22,5 Prozent – registriert wurden.[470] Durch rigide Entlausungsmaßnahmen in den Kriegsgefangenenlagern, die in ganz erheblichem Maße von schweren Epidemien betroffen waren, sowie in den besetzten Gebieten konnte eine Ausbreitung der Krankheit im Deutschen Reich erfolgreich verhindert werden.[471] Das Kaiserliche Gesundheitsamt verzeichnete während des Kriegs lediglich 1279 Fleckfieberfälle unter der Zivilbevölkerung.[472]

Angesichts des endemischen Vorkommens des Fleckfiebers in Ost- und Südosteuropa verband sich der erst während des Weltkriegs endgültig gelungene Nachweis seines Übertragungsweges in den Vorstellungen deutscher Bakteriologen auf radikale Weise mit vorhandenen rassischen Vorurteilen, die zu einer »Identifikation der Infektionsherde mit der jüdischen Bevölkerungsgruppe im Osten« führte.[473] In der medizinhistorischen Forschung wird diese »Radikalisierung der medizinisch-biologischen Metaphern« üblicherweise an den Äußerungen Richard Ottos festgemacht, der als beratender Hygieniker mit zahlreichen Fleckfieberfällen konfrontiert war: »Die Infektionsverbreiter«, so Otto als Autor des Kapitels »Fleckfieber« im

»Handbuch der Ärztlichen Erfahrungen im Weltkriege 1914/1918«, »waren in der Hauptsache die jüdischen Händler und Wanderbettler, ein Umstand, der zur Bezeichnung des Fleckfiebers als ›Judenfieber‹ führte.«[474] Als einen »Hauptherd der Seuche« in den besetzten Gebieten identifizierte Otto »die größeren Städte mit ihrer zahlreichen armen und verschmutzten jüdischen Bevölkerung« und nannte als angewandte Bekämpfungsmaßnahmen auch die »Entlausung und evlt. Schließung der jüdischen Chederschulen und Bethäuser«.[475]

Parallel hatten deutsche Militärärzte, darunter auch Otto[476], zur Prävention erstmals Impfungen mit Rekonvaleszentenblut bzw. inaktiviertem Blut erprobt, letztlich jedoch ohne überzeugende Ergebnisse. Die Entlausung blieb nach Ansicht der Hygieniker die wirkungsvollste Bekämpfungsmethode, was sich nach Kriegsende auch in der gesetzlichen Verankerung entsprechender Maßnahmen niederschlug.[477]

Nach dem Weltkrieg ebbte das deutsche Interesse an der Erforschung des Fleckfiebers und eines geeigneten Impfstoffs aufgrund des mangelnden Vorkommens im Reichsgebiet rapide ab.[478] Zudem kehrte einer der bedeutendsten Fleckfieber-Experten, nämlich der am Hamburger Tropeninstitut arbeitende brasilianische Pathologe Henrique da Rocha Lima (1879–1956), in den 1920er Jahren in seine südamerikanische Heimat zurück.[479] Rocha Lima hatte während des Weltkriegs gemeinsam mit Stanislaus Edler von Prowazek (1875–1915) zur Ätiologie des Fleckfiebers geforscht und dem von ihm identifizierten Krankheitserreger zu Ehren des an Fleckfieber verstorbenen Kollegen den Namen »Rickettsia prowazeki« gegeben. Im Ausland – nicht zuletzt unter dem Einfluss der jungen Virusforschung – wurde dagegen intensiv an einer geeigneten Schutzimpfung weitergeforscht. Nach jahrelangen Vorarbeiten entwickelte der polnische Biologe Rudolf Weigl (1883–1957) an der Lemberger Universität Anfang der 1930er Jahre einen Impfstoff aus abgetöteten Erregern, die er zuvor in Läusedärmen herangezüchtet hatte. Dieser Impfstoff, der in Polen breite Anwendung fand, konnte jedoch nur in einem aufwändigen, technisch anspruchsvollen und kostenintensiven Verfahren hergestellt werden. Eine vollständige Impfung, die lediglich einen rund einjährigen, relativen Schutz verlieh, war erst nach einer dreimaligen subkutanen Injektion erreicht, für die insgesamt 50 Läusedärme benötigt wurden; darüber hinaus mussten die infizierten Läuse an fleckfieberimmunen Menschen gefüttert werden.[480] Ebenfalls in den 1930er Jahren gelang dem US-amerikanischen Bakteriologen Herald R. Cox (1907–1986) erstmals die Züchtung von Rickettsien in bebrütetem Hühnerei. Dieser Erfolg führte zur Entwicklung eines Impfstoffs aus dem Dottersack des bebrüteten Hühnerembryos, den die Amerikaner während des Zweiten Weltkriegs erfolgreich bei ihren Truppen einsetzten, bis sie im

Jahr 1943 – nach Entdeckung des DDT – ihre Strategie zur Fleckfieberbekämpfung grundlegend änderten und sich ganz auf die Überträgerkontrolle verlegten.[481] Den französischen Forschern Paul Durand (1886–1960) und Paul Giroud (1898–1989) gelang es 1940, einen Impfstoff aus den in Mäuse- und Kaninchenlungen gezüchteten Rickettsien zu gewinnen. Auch in der Sowjetunion, in Japan, Italien und Rumänien wurden entsprechende Studien vorangetrieben.[482]

Zu den wenigen deutschen Hygienikern, die in der Zwischenkriegszeit zu epidemischem Fleckfieber sowie zu anderen ebenfalls durch Rickettsien übertragenen Krankheiten forschten, gehörte Richard Otto.[483] Noch während seiner Tätigkeit am Robert Koch-Institut erhielt er 1933 aus Zürich und Paris Erregerstämme des wesentlich milder verlaufenden, durch Rattenflöhe übertragenen murinen Fleckfiebers.[484] Unter seiner Leitung unternahm Georg Wenckebach mit diesem Erreger erfolgreiche Züchtungsversuche in bebrütetem Hühnerei.[485] Mit Ottos Wechsel an das Institut für experimentelle Therapie wurde die Fleckfieberforschung am Robert Koch-Institut jedoch eingestellt, während Otto seine Versuche zur Gewinnung eines brauchbaren Impfstoffs gemeinsam mit Rudolf Wohlrab (*1909) in Frankfurt fortsetzte.[486]

Aufgrund der geringen deutschen Forschungstätigkeit infolge des wissenschaftlichen – aber auch militärischen und politischen – Desinteresses war man bei Kriegsausbruch seitens des nationalsozialistischen Staates bzw. der Wehrmacht auf mögliche Fleckfieberausbrüche bzw. deren Vorbeugung mittels Schutzimpfung kaum vorbereitet. Ein in der Massenherstellung erprobter, wirksamer Impfstoff gegen das epidemische Fleckfieber war in Deutschland im September 1939 nicht vorhanden. Der erste Vorrat traf Anfang 1940 durch die Vermittlung von Gerhard Rose ein.[487] Als Leitender Hygieniker der Volksdeutschen-Umsiedlung hatte Rose gemeinsam mit Hellmut Haubold (1905–1968), dem Beauftragten des Reichsgesundheitsführers für die gesundheitliche Betreuung der volksdeutschen Umsiedler, im Winter 1939/1940 Rudolf Weigl im sowjetisch besetzten Lemberg aufgesucht und von diesem im Austausch gegen Lupen bzw. fünf Mikroskope 5.000 Dosen sogenannten Weigl-Impfstoff erhalten.[488] Dieser Impfstoff wurde anschließend im Robert Koch-Institut gelagert[489] und leistete den militärischen wie zivilen Dienststellen nach Kriegsausbruch wichtige Hilfe, weil die eigenen Produzenten erst wesentlich später nennenswerte Impfstoffmengen liefern konnten.

Eine intensivere Forschungstätigkeit setzte in Deutschland erst kurz vor Kriegsausbruch ein: zunächst in dem von Otto geleiteten Institut für experimentelle Therapie in Frankfurt, in dem man sich auf die von Cox entwickelte Dottersackmethode konzentrierte, sowie in den Marburger

Behringwerken, die 1938 mit Hilfe einer aus dem Polnischen Institut für Hygiene in Warschau beschafften rickettsieninfizierten Maus mit Arbeiten zur Herstellung von Fleckfiebersera begannen.[490] Im Oktober 1939 wurde in Krakau das »Institut für Fleckfieber- und Virusforschung des Oberkommandos des Heeres (OKH)« errichtet. Die Leitung übernahm Stabsarzt Hermann Eyer, der 1937 »zur wissenschaftlichen Sonderausbildung« an das Robert Koch-Institut abkommandiert worden war.[491] Die in Krakau nach dem Weigl'schen Verfahren aufgenommene Produktion von Fleckfieberimpfstoff lief wegen des komplizierten Herstellungsprozesses allerdings nur langsam an. Im April 1940 erfolgte erstmals eine Lieferung von einigen Ampullen an die Heeressanitätsinspektion. Bis Ende 1943 hatte das Institut 500.000 Impfstoffeinheiten, bei Kriegsende mehr als 3 Millionen bereitgestellt.[492] Die produzierten Mengen konnten den militärischen Bedarf bei weitem nicht decken, obwohl nach dem Angriff auf die Sowjetunion auch das frühere polnische Fleckfieberinstitut in Lemberg ausschließlich für die Wehrmacht arbeitete und dem Krakauer Institut angeschlossen wurde.[493] Bis zum 20. August 1942 waren im Zusammenhang mit dem Russlandfeldzug 39.913 Fälle von Fleckfiebererkrankungen registriert worden, davon 4.239 mit tödlichem Ausgang.[494]

Neben den bereits genannten Einrichtungen begannen bei Kriegsausbruch auch das Hamburger Tropeninstitut, das Ende April 1940 zusätzlich eine von Ernst Nauck (1897–1967) geleitete Fleckfieberforschungsstelle im Staatlichen Hygienischen Institut im besetzten Warschau errichtete, sowie das Robert Koch-Institut mit Arbeiten zur Gewinnung eines wirksamen Fleckfieberimpfstoffs auf Massenbasis.[495] In Letzterem wurde diese Aufgabe von Eugen Gildemeister und Eugen Haagen übernommen, die beide am 26. Januar 1940 von der Sanitätsinspektion der Luftwaffe einen Forschungsauftrag über 4.000 RM »zur Durchführung wissenschaftlicher Untersuchungen auf dem Gebiete der Entstehung, Erkennung sowie Bekämpfung des Fleckfiebers« erhielten.[496] Diese Arbeiten wurden zunächst mit dem Erreger des murinen Fleckfiebers, der Rickettsia mooseri, aufgenommen, den Richard Otto zur Verfügung gestellt hatte. Nachdem das Robert Koch-Institut von Ernst Nauck zwei Stämme des Erregers des epidemischen Fleckfiebers (Rickettsia prowazeki) erhalten hatte, wurde ausschließlich mit diesem Erreger gearbeitet.[497] Das von Gildemeister und Haagen gewählte Verfahren zur Impfstoffgewinnung, das auf Cox und Otto/Wohlrab zurückging, bestand aus einer Verimpfung von infiziertem Meerschweinchenhirn auf bebrütete Hühnereier, in deren Dottersack sich dann die Erreger des Fleckfiebers vermehrten (vgl. Abb. 17–19). Später wurden die Dottersäcke geschüttelt und filtriert und die so gewonnenen Rickettsien anschließend auf 52°–54° C erwärmt und zur Abtötung mit

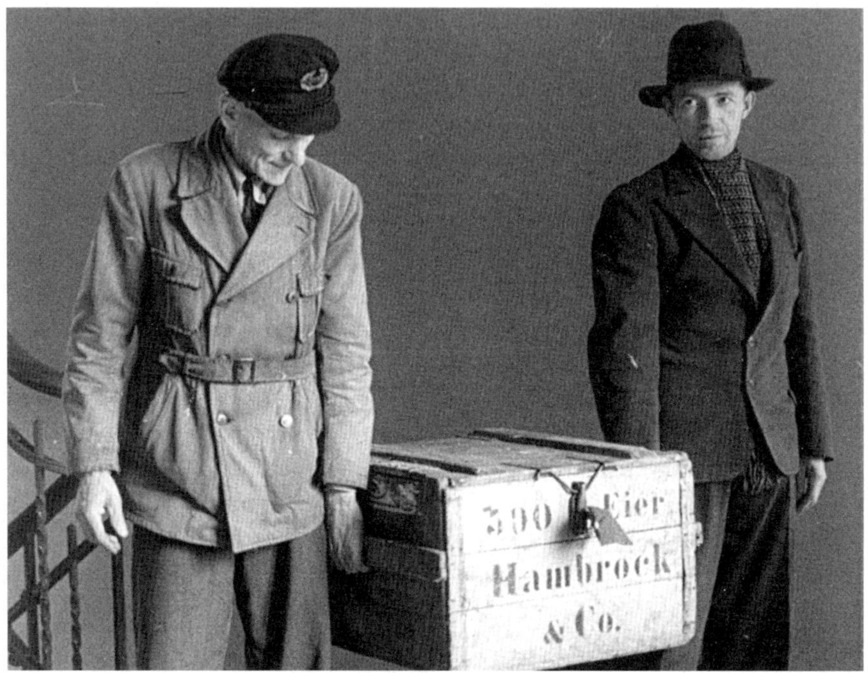

Abb. 17: Herstellung von Fleckfieberimpfstoff I: Anlieferung von Hühnereiern, 1942

einer Phenollösung versetzt.[498] Auch die übrigen zivilen Forschungseinrichtungen im Deutschen Reich stellten einen Tot-Impfstoff aus Eikulturen des Fleckfiebererregers her, wenn auch mit anderen Verfahren. Sämtliche auf diese Weise hergestellten Kulturimpfstoffe hatten ihre Wirksamkeit und Schutzkraft im Gegensatz zu dem des Läusefleckfiebers allerdings in der Praxis noch nicht unter Beweis gestellt. Dieser Mangel stieß bei den anfordernden zivilen Stellen, die mit dem Impfstoff zumeist das Personal von Zwangs-, Zivil- und Kriegsgefangenenlagern schützen wollten, auf zahlreiche Bedenken. Statt des bisher unerprobten Eikulturimpfstoffes wurde immer wieder der Läusefleckfieberimpfstoff nachgefragt, der jedoch nur im Krakauer Institut hergestellt wurde und ausschließlich zur Abgabe an die Wehrmacht bestimmt war. Nachdrücklich wehrte sich Gildemeister gegen die vorherrschende Skepsis und verwies auf die Verwendung des Eikulturimpfstoffs bei der Luftwaffe:

> Es liegt kein Grund vor, den aus Eikulturen des Fleckfiebererregers hergestellten Impfstoff abzulehnen. Wenn auch dieser Impfstoff noch nicht in dem Umfang in der Praxis Anwendung gefunden hat wie der Läuseimpfstoff, so ist ersterer auf Grund der experimentellen Forschungsergebnisse keineswegs geringwertiger

> als letzterer. In der Anweisung zur Bekämpfung des Fleckfiebers, die zur Zeit im Institut neubearbeitet wird, wird die Schutzimpfung bei Fleckfieber in einem besonderen Abschnitt behandelt werden. Als Impfstoffe, die Verwendung finden können, werden der Läusefleckfieberimpfstoff und der Eikulturenimpfstoff aufgeführt werden. Eine Prüfung der vom Institut Robert Koch hergestellten Fleckfieberimpfstoffe findet im Institut selbst statt.[499]

Allerdings musste Gildemeister Anfang Dezember 1941 zugeben, dass sich der Eierimpfstoff zwar im Tierversuch als dem Weigl'schen Läuseimpfstoff gleichwertig erwiesen habe, »Erfahrungen am Menschen« aber »nur in bescheidenem Umfange« vorlägen.[500] Unabhängig davon verwies Gildemeister darauf, dass auch die massenhafte Produktion des Kulturimpfstoffs nicht leicht falle. Diese überall – sowohl im militärischen als auch im zivilen Bereich – bemerkbare Impfstoffknappheit – insbesondere nach Beginn des Russlandfeldzuges – führte den Heeressanitäts-Inspekteur Siegfried Handloser (1885–1957) im November 1941 dazu, gegenüber dem Reichsgesundheitsführer anzuregen, »die Herstellung der Fleckfieber-Impfstoffe in die Hand der pharmazeutischen Grossindustrie« zu legen.[501] Gegen diesen Vorschlag erhob Gildemeister unverzüglich seinen Protest. Er verwies nicht nur auf das komplizierte Produktionsverfahren und die große Anzahl an fleckfieberimmunen Personen, die für die Herstellung des Weigl'schen Impf-

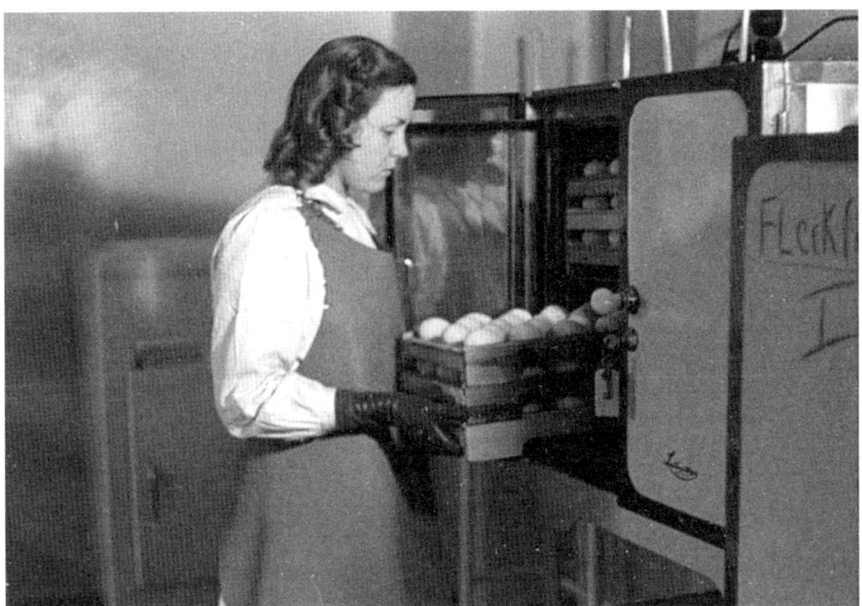

Abb. 18: Herstellung von Fleckfieberimpfstoff II: Anbrütung der Eier im Brutkasten, 1942

stoffs notwendig waren, sondern warnte auch vor einer Überbewertung des Schutzwertes der Weiglschen Impfung und vor den Gefahren einer ständigen Produktionsstätte im »Heimatgebiet«. Nach Gildemeisters Ansicht war die Herstellung des Fleckfieberimpfstoffs aus Kulturen des Fleckfiebererregers in befruchteten und bebrüteten Hühnereiern wesentlich einfacher und ungefährlicher, weil der Überträger Laus ausgeschaltet blieb. Allerdings hielt er es für notwendig, dass sich die betreffenden Herstellerfirmen angesichts der nicht bestehenden staatlichen Prüfung derartiger Impfstoffe an die vom Robert Koch-Institut auszuarbeitenden Herstellungsvorschriften halten müssten und dass dem Institut eine Kontrolle der Produktion in den Betrieben zugestanden werde.[502] Kritisch stand Gildemeister zu diesem Zeitpunkt vor allem den Behringwerken – also der von Handloser genannten »pharmazeutischen Grossindustrie« – gegenüber, da dort nicht wie im Robert Koch-Institut nur der Dottersack, sondern der gesamte Embryo bei der Impfstoffherstellung verarbeitet wurde. Nach Angaben des im Warschauer Fleckfieberinstitut tätigen Robert Kudicke (1876–1961) konnten die Behringwerke mit einem Hühnerei fast 500 ccm Impfstoff herstellen, was angesichts der Eierknappheit einen erheblichen Vorteil geboten hätte. Kudicke hielt es allerdings für wünschenswert, dass »die Berechtigung des genannten Verfahrens wissenschaftlich geprüft würde«, und bat das Robert Koch-Institut um eine entsprechende Mithilfe.[503]

Im Zuge der weiteren Expansion nach Osten, der damit einhergehenden Zunahme an Fleckfiebererkrankungen und der wachsenden Furcht vor einer Verbreitung im Reichsgebiet durch Kriegsgefangene und Ostarbeiter geriet das Fleckfieber aus deutscher Sicht zu einem immer dringlicheren Problem. Zu den vor Ort ergriffenen Bekämpfungsmaßnahmen zählten die Zwangsentlausung der Bevölkerung in den eroberten Gebieten sowie der Kriegsgefangenenlager, die strikte Abriegelung der als Seuchenherde geltenden jüdischen Ghettos und die Ermordung von Fleckfieberkranken in den errichteten Konzentrationslagern, während »an der Heimatfront« die Fleckfieberforschung im Vordergrund stand.

Nach mehreren Treffen von Vertretern der militärischen, staatlichen und NS-Gesundheitsführung kam es am 29. Dezember 1941 zu zwei entscheidenden Konferenzen im Reichsinnenministerium, die sich mit der »Lösung« des drängenden Fleckfieberproblems befassten. Die Ausgangslage dürfte allen Konferenzbeteiligten – darunter Eugen Gildemeister – bewusst gewesen sein. Angesichts des ständig steigenden Bedarfs von zivilen und militärischen Stellen – insbesondere im Generalgouvernement – herrschte eine erhebliche Knappheit an Fleckfieberimpfstoff.[504] Über die Wirksamkeit der angewandten Herstellungsverfahren lagen mit Ausnahme des Weigl-Impfstoffs keine Erfahrungen im praktischen Einsatz vor. Dessen Massen-

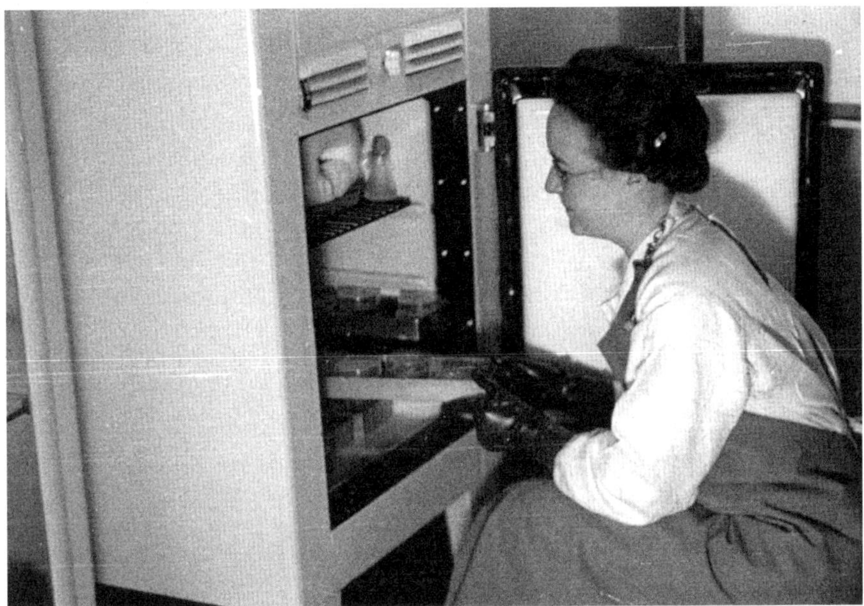

Abb. 19: Herstellung von Fleckfieberimpfstoff III: Kühlung des fertigen Impfstoffs, 1942

produktion mitten im Reichsgebiet erschien zumindest Gildemeister als zu kompliziert und zu gefährlich. Nach seinen Angaben war das von ihm und Haagen ausgearbeitete Verfahren gleich wirksam, aber einfacher und ungefährlicher. Dem in den Marburger Behringwerken angewandten Verfahren, das der im Robert Koch-Institut angewandten Herstellung ähnelte, aber schonender mit der knappen Ressource »Hühnerei« umging, stand er aufgrund der geringeren Konzentration von Erregermaterial skeptisch gegenüber und zweifelte dessen Wirksamkeit an. Dagegen hatte die IG Farben bereits gegenüber den entsprechenden militärischen und zivilen Entscheidungsstellen wie Reichsinnenministerium, Heeressanitätsinspektion, Waffen-SS und Regierung des Generalgouvernements angeboten, »sowohl die ausreichende Versorgung mit Sera und Impfstoffen zu gewährleisten als auch die Sera- und Impfstoffproduktionsstätten der eroberten Gebiete zu übernehmen und für die Bedürfnisse der Wehrmacht und der Besatzungsverwaltungen neu zu organisieren«.[505]

Die beiden Besprechungen am 29. November 1941, auf denen die Vornahme von Menschenversuchen zur Prüfung der vorhandenen Fleckfieberimpfstoffe diskutiert und beschlossen wurde, waren nicht nur Gegenstand des Nürnberger Ärzteprozesses nach dem Zweiten Weltkrieg, sondern sind seitdem mehrfach von der (medizin)historischen Forschung beschrieben worden. Zum einen handelte es sich um ein Treffen von Heeressanitäts-Inspekteur Siegfried Handloser, dem Chef des Hygiene-Instituts der Waffen-SS, Joachim Mrugowsky (1905–1948) , Reichsgesundheitsführer Leonardo Conti, dem Ministerialdirigenten im Reichsinnenministerium, Herbert Linden (1899–1945), dem Präsidenten des Reichsgesundheitsamts, Hans Reiter, sowie Eugen Gildemeister. Über den Inhalt dieser Besprechung liegt kein Protokoll, sondern lediglich ein Vermerk im sogenannten Ding-Tagebuch vor, das der Leiter der Anfang 1942 in Buchenwald errichteten Versuchsabteilung, Erwin Ding-Schuler, zur Dokumentation der dort durchgeführten medizinischen Experimenten an Häftlingen anlegte.[506] Hier wurde als Ergebnis der Besprechung vom 29. Dezember 1941 vermerkt: »Es wird festgestellt, daß die Notwendigkeit vorliegt, die Verträglichkeit und Wirksamkeit von Fleckfieberimpfstoffen aus Hühnereidottersäcken zu prüfen. Da der Tierversuch keine ausreichende Wertung zuläßt, müssen die Versuche am Menschen durchgeführt werden.«[507] Diese Version wurde von Hans Reiter in seinen Vernehmungen nach dem Krieg immer wieder bestritten. Seinen Angaben nach wurde auf der Zusammenkunft nach einem einleitenden Referat von Eugen Gildemeister kein Beschluss gefasst, vielmehr habe Conti, der für seine »Gedanken« nicht die notwendige Unterstützung bekommen habe, die Sitzung mit den Worten abgebrochen: »In Zukunft werde ich mit Prof. Gildemeister allein verhandeln.«[508] Inwieweit die von Reiter zu seiner eigenen Entlastung angeführte Schilderung dem tatsächlichen Sitzungsverlauf entsprach, und ob der Beschluss zu Menschenversuchen mit einkalkuliertem tödlichen Ausgang tatsächlich erst in Abwesenheit Reiters gefasst wurde, lässt sich mangels Überlieferung heute nicht mehr verifizieren. Die Entscheidung war jedoch in jedem Falle vor der zweiten, ebenfalls im Reichsinnenministerium anberaumten Besprechung gefallen, denn in den hierzu überlieferten Protokollen wird übereinstimmend von bereits mit Mrugowsky abgesprochenen Versuchsplänen zur vergleichenden Überprüfung der Wirksamkeit des beim Heer ausschließlich verwendeten Weigl'schen Impfstoffs sowie des im Robert Koch-Institut hergestellten Eierimpfstoffs berichtet.[509] Sowohl in der Darstellung Reiters als auch in den Protokollen der zweiten Besprechung erscheint Gildemeister als Befürworter der geplanten Humanexperimente, wenngleich die »Anregung« zur Prüfung der Fleckfieber-Impfstoffe am Menschen laut internen Schreiben[510] auf Conti zurückging.

An dieser zweiten Besprechung nahmen neben Gildemeister und dem Referenten für Seuchenbekämpfung im Reichsinnenministerium, Ministerialrat Manfred Bieber (*1890), als Vertreter der Regierung des Generalgouvernements der Leiter des Staatlichen Hygiene-Instituts in Warschau und frühere Mitarbeiter Robert Kochs, der bereits erwähnte Robert Kudicke, sowie der Amtsarzt Otto Buurmann (1890–1967), ferner der Oberstabsarzt Wolfgang Scholz von der Heeressanitätsinspektion sowie die leitenden Mitarbeiter der Behringwerke bzw. IG Farben, Gerhard Zahn, Heinrich Neumann und Albert Demnitz (1892–1959) teil. Die Anwesenden vereinbarten nicht nur die Steigerung der Produktion von Fleckfieberimpfstoff im Robert Koch-Institut, sondern zusätzlich die umgehende Errichtung einer neuen, von den Behringwerken betriebenen Herstellungsstätte von Weigl-Impfstoff in Lemberg. Mit diesem Standort außerhalb des Reichsgebietes hatte man den Bedenken Gildemeisters, die im Innenministerium geteilt wurden,[511] Rechnung getragen. Der dort produzierte Impfstoff sollte hauptsächlich dem Reich und dem Generalgouvernement zur Verfügung stehen. Ferner kam man überein, auch den von den Behringwerken hergestellten Impfstoff in die mit Mrugowsky abgesprochenen Versuche mit den vom OKH und vom Robert Koch-Institut produzierten Impfstoffen einzubeziehen. Gildemeister, der die Wirksamkeit des in den Behringwerken gewonnenen Impfstoffs aufgrund dessen starker Verdünnung anzweifelte, hatte dessen Aufnahme in den Versuchsplan zunächst zu verhindern versucht, konnte sich mit seiner ablehnenden Haltung aber nicht durchsetzen.[512] Schließlich wurde die Ausarbeitung einer Methode zur Prüfung des Fleckfieberimpfstoffs beschlossen, um zukünftig die staatliche Kontrolle zu ermöglichen. Diese Aufgabe wurde in der Folgezeit vom Robert Koch-Institut und vom Staatlichen Institut für experimentelle Therapie in Frankfurt übernommen und führte nach längeren und kontroversen Diskussionen zwischen den verschiedenen Produzenten der Fleckfieberimpfstoffe, zu denen im Verlauf des Jahres 1942 auch das Sächsische Serumwerk Dresden, das Anhaltinische Serumwerk Dessau, das Hamburger Serumwerk und die Schering AG in Berlin hinzutraten, zu einer Einigung über Prüfungsvorschriften, die mit dem Runderlass vom 8. Dezember 1942 wirksam wurden.[513]

In der zur Durchführung der Menschenversuche errichteten Versuchsabteilung des Hygiene-Instituts der Waffen SS im Konzentrationslager Buchenwald wurden nur wenige Tage nach den Besprechungen vom 29. Dezember 1941 Vorversuche zu den geplanten Fleckfieberexperimenten aufgenommen. Hierbei wurde an insgesamt zehn KZ-Häftlingen die »zweckmäßigste Art« der künstlichen Infektion des Menschen mit Rickettsienkulturen aus dem Robert Koch-Institut getestet.[514] Nach Abschluss dieser Vorversuche, bei denen eine Testperson tödlich an Fleckfieber erkrankte, begann man am 16. Januar 1942 mit der ersten Versuchsreihe. Hierfür erhielten insgesamt 135 Häftlinge eine Schutzimpfung mit einem der vier zu überprüfenden Impfstoffe, d. h. erstens mit dem im Fleckfieberimpfstoffinstitut des OKH hergestellten Impfstoff nach Weigl, zweitens mit dem im Robert Koch-Institut angewandten Verfahren nach Cox durch Züchtung der Rickettsien auf bebrütetem Hühnerei, drittens mit dem nach einem ähnlichen Verfahren in den Behringwerken hergestellten Impfstoff (genannt »Behring-normal«) sowie viertens mit dem ebenfalls in den Behringwerken hergestellten Impfstoff in weniger starker Verdünnung (genannt »Behring-stark«). Die im April 1942 abgeschlossenen Versuche ergaben nach einem Bericht Mrugowskys an die beteiligten Institutionen eine Sterblichkeit von 30 Prozent bei der zehnköpfigen Kontrollgruppe von nichtgeimpften, aber mit Fleckfieber infizierten Insassen, während unter den mit dem Weigl'schen und mit dem Impfstoff von Gildemeister und Haagen geimpften Häftlingen kein Todesfall verzeichnet wurde und unter den mit »Behring-normal« und »Behring-stark« Geimpften jeweils ein Todesfall auftrat. Zudem hielt Mrugowsky fest, dass bei den mit den Impfstoffen der Behringwerke »behandelten« Testpersonen stärkere Krankheitssymptome als bei den übrigen Impflingen beobachtet worden seien. Der Bericht verschwieg jedoch, dass sämtliche Schutzgeimpften an Fleckfieber erkrankt waren, wenn überwiegend auch nur leicht.[515] Insgesamt fasste Mrugowsky die Ergebnisse der Menschenversuche wie folgt zusammen: »Man kann demnach zweifellos mit einem nach dem Hühnereiverfahren hergestellten Impfstoff eine Immunität gegen Fleckfieber erreichen, die der durch den Impfstoff nach Weigl gleichwertig ist. Die Höhe des zu erreichenden Schutzes hängt von der bei der Herstellung des Impfstoffes verwendeten Methode ab.«[516]

Mit diesem Resultat konnte Gildemeister, der am 6. Dezember 1941 erneut von der Luftwaffe einen Forschungsauftrag zu einer »wissenschaftlichen Bearbeitung des Fleckfieberproblems« erhalten hatte, zufrieden sein. Bereits vor Empfang des offiziellen Ergebnisses der Buchenwald-Versuche hatte er am 4. Mai 1942 gemeinsam mit Ministerialrat Bieber die Impfstoffherstellung der Behringwerke überprüft, was zur Umstellung der dortigen Produktion auf das Dottersack-Verfahren führte.

Gildemeister hatte die Menschenversuche mit Fleckfieberimpfstoff im Konzentrationslager Buchenwald nicht nur »aus der Ferne« beobachtet, sondern sich mindestens zweimal vor Ort persönlich darüber informiert. Laut Ding-Tagebuch wohnte er am 3. März 1942 der Prozedur bei, als sämtliche im Januar schutzgeimpften Personen sowie die zehn als Kontrollgruppe herangezogenen Häftlinge mit einem »Kultur-Virus der Rickettsia Prowazeki« infiziert wurden.[517] Nur zwei Wochen später suchte er erneut das Konzentrationslager auf – diesmal in Begleitung von Gerhard Rose –, um sich selbst ein Bild von der Zahl und der Schwere der Erkrankungen zu machen. Diese Besuche sind nicht nur im Ding-Tagebuch festgehalten, sondern auch durch Zeugenaussagen und Dokumente bestätigt.[518]

Die Fleckfieberexperimente im Konzentrationslager Buchenwald wurden nach Beendigung der ersten Versuchsreihe im April 1942 keineswegs eingestellt, sondern mit neuen Impfstoffen und Therapeutika bis Winter 1944/45 weitergeführt. Auch an diesen Arbeiten war das Robert Koch-Institut beteiligt, denn die künstliche Infektion der Testpersonen wurde weiterhin mit Hühnerdottersackmaterial vom Robert Koch-Institut vorgenommen.[519] Darüber hinaus stellte Gerhard Rose einen in Bukarest entwickelten Impfstoff aus Hundelungen für die zweite Versuchsreihe im Herbst 1942 zur Verfügung, in der an jeweils 20 Personen der Bukarester Impfstoff sowie der im Pariser Institut Pasteur entwickelte Impfstoff von Durand und Giroud aus Kaninchenlungen getestet wurden. Insgesamt starben nach der künstlichen Infektion zwar keine Geimpften, jedoch 4 Männer aus einer 19 Personen starken Kontrollgruppe.[520] In der 8. Versuchsreihe zwischen März und Juni 1944 wurde auf Anfrage von Gerhard Rose ein im Kopenhagener Statens Serum Institut hergestellter muriner Impfstoff aus Mäuselungen (Impfstoff »Kopenhagen«) auf seine Schutzwirkung am Menschen geprüft.[521] Von den insgesamt 30 Personen, die in den Versuch einbezogen wurden, starben je drei aus der Gruppe der Schutzgeimpften sowie aus der Gruppe der künstlich infizierten. Sämtliche Schutzgeimpften erkrankten entweder schwer oder mittelschwer.[522]

Während die Menschenversuche mit Fleckfieberimpfstoff in Buchenwald mit Beteiligung des Robert Koch-Instituts fortgesetzt wurden, konzentrierte man sich im Robert Koch-Institut selbst auf Bitten der Luftwaffe um eine Steigerung der Impfstoffproduktion, die jedoch angesichts der kriegsbedingten Knappheit an notwendigen Rohstoffen und Verbrauchsmaterial Probleme bereitete. Für die monatliche Herstellung von 5.000–6.000 vollständigen Impfportionen, die das Robert Koch-Institut für die Zeit ab April 1943 in Aussicht stellte, waren allein 8.000 Eier notwendig, darüber hinaus schwer erhältliche Instrumente, Glassachen etc., die erst mithilfe der Luftwaffe beschafft werden konnten. Darüber hinaus verfasste Gildemeister eine Arbeitsanweisung zur Herstellung von Fleckfieberimpfstoff aus Eikulturen, die nach einem Runderlass des Reichsinnenministeriums vom 4. Januar 1943 neben anderen vom Robert Koch-Institut als geeignet bezeichneten Verfahren verbindlich sein sollte.[523] Da mehrere Produzenten ihren Impfstoff zum Teil auch aus Mäuselungen gewannen, erarbeitete Gildemeister zusätzlich eine Arbeitsanweisung zur Herstellung von Fleckfieberimpfstoff aus rickettsienhaltigen Mäuselungen.[524] Darüber hinaus ordnete der Runderlass vom 4. Januar 1943 eine Prüfung der Fleckfieberimpfstoffe im Staatlichen Institut für experimentelle Therapie an. Von dieser Prüfung war lediglich das Robert Koch-Institut befreit, jedoch »zur Gewinnung eines gleichmäßig wirksamen Impfstoffes durch engste Zusammenarbeit mit dem Staatl. Prüfungsinstitut in gegenseitiger Kontrolle verpflichtet«.[525] In der Folgezeit kam es jedoch zwischen Gildemeister und Otto über Details dieser Prüfung (Alter des Rickettsienstammes, Dauer der Passagen) zu Meinungsverschiedenheiten.[526] Im Prinzip handelte es sich um eine Art Machtkampf um die Vormachtstellung in Fragen der Fleckfieberimpfstoffherstellung und -prüfung zwischen zwei verschiedenen Instituten bzw. deren Leitern. Otto schlug schließlich vor, auch die Prüfung in Berlin durchzuführen, was Gildemeister unter Hinweis auf die stärkere Luftgefährdung Berlins und die schwierigere Beschaffung der notwendigen Versuchstiere zurückwies.[527] Die anspruchsvollen Prüfkategorien hatten ohnehin dazu geführt, dass die pharmazeutische Industrie aufgrund des hohen Bedarfs der Wehrmacht häufig ungeprüften Impfstoff zur Verfügung stellen musste.

Wann die Fleckfieberproduktion im Robert Koch-Institut eingestellt wurde, lässt sich nicht genau datieren. Am 15. März 1945 – also wenige Wochen vor Kriegsende – meldete Gildemeister an den Hauptsanitätspark, der dem Institut einen mit der Dringlichkeitsstufe SS versehenen Auftrag zur Lieferung von monatlich 12 Liter Fleckfieber-Impfstoff erteilt hatte[528]: »Das Robert Koch-Institut ist zur Zeit nicht in der Lage, Fleckfieberimpfstoff abzugeben. Infolge Betriebsstörungen war die Herstellung mehrere Monate unterbrochen. Nachdem die Belieferung des Instituts mit Bruteiern wieder in Gang gebracht werden konnte, besteht Aussicht, daß in etwa 6 Wochen wieder Impfstoff geliefert werden kann.«[529]

Das Robert Koch-Institut unterstützte auch verschiedene ausländische Institutionen beim Aufbau einer eigenen Fleckfieberimpfstoffproduktion. Im Frühjahr 1942 wurde Prof. Darsin von der Universität in Riga von Gildemeister im Robert Koch-Institut in die Herstellung von Fleckfieberimpfstoff aus Eikulturen eingewiesen, da in Riga eine eigene Produktionsstätte eingerichtet werden sollte.[530] Später förderte man die Fleckfieberproduktion des Statens Serum Institut in dem seit April 1940 besetzten Dänemark.[531] Im Februar 1942 hatte das Kopenhagener Institut bereits mit Forschungen an einem Fleckfieberimpfstoff mit einem vom Robert Koch-Institut gestellten Prowazeki-Stamm begonnen.[532] Im September 1942 reiste dann dessen Mitarbeiter Johannes Ipsen (1911–1994) für mehrere Wochen nach Deutschland, um am Robert Koch-Institut sowie am Frankfurter Institut für experimentelle Therapie die dortigen Herstellungsmethoden von Fleckfieberimpfstoff zu erlernen. Schließlich suchte Rose im Herbst 1943 das Statens Serum Institut auf, um sich über die inzwischen aufgenommene Produktion eines Mäuselungenimpfstoffs aus murinem Virus zu informieren.[533] Auf seinen Antrag wurde der in Kopenhagen hergestellte Impfstoff wie bereits erwähnt im Konzentrationslager Buchenwald in einer eigenen Versuchsreihe überprüft, nachdem Gildemeister den Einsatz eines murinen Impfstoffs abgelehnt hatte.[534]

Auf einer anlässlich der Eröffnung des Behring'schen Fleckfieberinstituts in Lemberg abgehaltenen Tagung berichtete Gildemeister in einem Vortrag über die Erfahrungen, die im Robert Koch-Institut bei der Züchtung des Fleckfiebererregers im bebrüteten Hühnerei und bei der Herstellung von Fleckfieberimpfstoff aus Eikultur gewonnen wurden.[535]

In die Beratung oder die Durchführung von praktischen Maßnahmen vor Ort war das Robert Koch-Institut als Institution im Rahmen der Fleckfieberbekämpfung nicht eingebunden. Derartige Aufgaben nahm lediglich das Institutsmitglied Gerhard Rose in seiner Eigenschaft als Leitender Hygieniker der Volksdeutschen-Umsiedlung wahr.[536] In dieser Funktion wurde Rose die hygienische Oberleitung der Volksdeutschen-Umsiedlung aus Wolhynien, Galizien und dem Narew-Gebiet übertragen. Zu Roses Aufgabengebiet gehörte die Schulung des Umsiedlungspersonals in sanitären Fragen, die Ermittlung der Seuchenverhältnisse in den Aussiedlungsgebieten, die medizinische und hygienische Beratung und Überwachung bei der Einrichtung und Organisation der Umsiedler-Transporte sowie der Sammel- und Beobachtungslager. Da die Umsiedlung der in Westrussland ansässigen Volksdeutschen aus einem Gebiet erfolgte, dass als klassisches Fleckfiebergebiet galt, wurden auf Vorschlag Roses in Litzmannstadt (= Lodz) Entlausungsanlagen errichtet und Entlausungszüge bereitgestellt, die sämtliche Umsiedler passieren mussten. Diese Anordnung sowie die Errichtung von zusätzlichen Beobachtungslagern, in denen die Umsiedler nach der Entlausung zur Erkennung von Transportinfektionen, insbesondere Fleckfieberinfektionen, untergebracht wurden, verfehlte offensichtlich nicht ihre Wirkung. Zumindest wertete Rose die im Rahmen der gesamten Umsiedlungsaktion aus dem westrussischen Raum ermittelten neun Fleckfieberfälle als Erfolg der getroffenen Vorbeugemaßnahmen.

Zusammenfassung

Das Robert Koch-Institut hatte den Auftrag, die gesundheitliche Versorgung der deutschen Bevölkerung zu sichern und hierfür relevante Forschungsfragen zu bearbeiten. Als staatliche Forschungsanstalt im Bereich des öffentlichen Gesundheitswesens betrieb das Institut dienstleistungsorientierte Forschung. Die Aufgaben umfassten sowohl experimentelle Studien als auch praktische Untersuchungen, produzierende Tätigkeiten sowie statistische Erhebungen und Auswertungen. Diese Aufgabenstellung blieb auch in der Zeit des Nationalsozialismus gültig. Im Verlauf des Kriegs kamen Arbeiten über kriegsbedingte Seuchen, deren Vorbeugung und Bekämpfung hinzu. Diese Arbeiten führte das Robert Koch-Institut in enger Kooperation mit militärischen und industriellen Forschungseinrichtungen durch und hatte in diesem Beziehungssystem aufgrund seiner Sachkompetenz eine Vormachtstellung inne. Der Einfluss des im Nationalsozialismus dominierenden erbbiologischen Paradigmas, das die Ursache einer Erkrankung eher in der Konstitution des Erkrankten als im Krankheitserreger suchte, lässt sich auch bei den am Institut bearbeiteten Forschungsfragen nachweisen. Auf der anderen Seite hatte die Ausrichtung der NS-Gesundheitspolitik an erb- und rassehygienischen Zielen keinen Einfluss auf die bisher geübte Praxis am Institut, Infektionskrankheiten durch die flächendeckende Einführung von aktiven Schutzimpfungen zu bekämpfen. Überlegungen einer natürlichen Auslese wurden auch von überzeugten Nationalsozialisten unter den Institutsmitarbeitern nicht geteilt.

Grundsätzlich ist festzuhalten, dass die Arbeitsfelder des Robert Koch-Instituts stärker durch den gesundheitspolitischen Auftrag als durch innovativ-kreative Fragestellungen der dort beschäftigten Wissenschaftler geprägt waren. Auch die Arbeiten der tropenmedizinischen Abteilung erscheinen nur auf den ersten Blick innovativ. Sie beruhten vielmehr auf den unter Fachkollegen umstrittenen Thesen des langjährigen Abteilungsleiters Schilling. Da in der Virusforschung des Robert Koch-Instituts klinisch orientierte Ansätze verfolgt wurden, kam ein wissenschaftlicher Austausch mit den Grundlagenforschern an den Kaiser-Wilhelm-Instituten in Berlin-Dahlem, die eine eher biochemische Virusforschung betrieben, nicht zustande. Stattdessen waren die Mitarbeiter des Robert Koch-Instituts während des Kriegs in verschiedenen Projekte zur Herstellung und Wertbestimmung neuer Impfstoffe beteiligt. Hierfür nutzten sie auch die Möglichkeiten, die das nationalsozialistische Lagersystem skrupellosen Wissenschaftlern bot.

IV. Wiederaufbau nach dem Zweiten Weltkrieg

Nach dem verlorenen Krieg und der Befreiung vom Nationalsozialismus formierte sich das Robert Koch-Institut neu. Rasch wurde es in die medizinische Versorgungs- und Forschungslandschaft der jungen Bundesrepublik eingegliedert. Prägend war hierbei die personelle Kontinuität. Einzelne (ehemalige) Mitarbeiter wie Gerhard Rose, Eugen Haagen und Claus Schilling wurden in den ersten Nachkriegsjahren angeklagt und verurteilt, andere behielten ihre Positionen.
Im Folgenden soll aufgezeigt werden, wie die Existenzsicherung und der Wiederaufbau des Robert Koch-Instituts nach dem verlorenen Weltkrieg gelang, welche Forschungs- bzw. Arbeitsfelder zunächst im Vordergrund standen und welche Personen im Wiederaufbauprozess prägend waren.

Existenzsicherung im Rahmen der Seuchenbekämpfung

Kurz vor der bedingungslosen Kapitulation Deutschlands besetzten Soldaten der Roten Armee um Berlin am 22. April 1945 das Robert Koch-Institut. Die Verhandlungen mit den sowjetischen Truppen führten der Verwaltungschef Paul Glauer (*1886) sowie Eduard Boecker.[537] Der Präsident befand sich ebenso wie die meisten anderen Mitarbeiter zu diesem Zeitpunkt nicht im Institut. Gildemeister war im April 1945 schwer erkrankt und starb am 8. Mai 1945 in Berlin-Frohnau.[538]

Das Institut selbst war von den Kriegshandlungen, insbesondere den verstärkten alliierten Bombenangriffen auf Berlin seit 1943, erheblich in Mitleidenschaft gezogen worden. Das nur wenig beschädigte Hauptstallgebäude wurde zur Unterbringung sämtlicher Laboratorien notdürftig umgebaut. Die Versuchstiere sowie verschiedene Mikroskope mussten dem sowjetischen Militär ausgehändigt werden, zudem wurden sämtliche Kulturen pathogener Mikroorganismen auf Anordnung der Besatzungsmacht aus Furcht vor Sabotageakten durch sowjetische technische Assistentinnen vernichtet.[539]

Weitere Einbußen musste das Institut durch den Verlust zahlreicher wegen der Bombenangriffe ausgelagerter Abteilungen und Zweigstellen hinnehmen. Dies betraf insbesondere das in Landsberg an der Warthe untergekommene Untersuchungsamt, ferner die in die Heilanstalt Pfafferode in Thüringen verlegte Tropenabteilung sowie das 1943 als Außenstelle des Robert Koch-Instituts errichtete Institut für Mikrobiologie auf der Sachsenburg bei Chemnitz, das der Herstellung von Pestimpfstoff gedient hatte. Die Sachsenburg wurde Anfang Mai 1945 von sowjetischen Truppen besetzt und wertvolles wissenschaftliches Gerät wie das Siemens-Ultramikroskop von dort in die UdSSR abtransportiert.

An wissenschaftlichem Personal waren bei Kriegsende lediglich die Abteilungsleiter Boecker, Gins, der bereits pensionierte, aber während des Kriegs reaktivierte Lockemann sowie der als Assistent beschäftigte Referent im Reichsinnenministerium Werner Christiansen (1900–1961) im Institut anwesend.[540] An nichtwissenschaftlichem Personal listete die Zahlungsliste vom Juni 1945 zusätzlich 21 technische Assistentinnen, 4 Präparatoren, 4 Laboranten, 4 Verwaltungsbeamte sowie 7 Verwaltungsangestellte auf.[541]

Die zum Wehrdienst eingezogenen wissenschaftlichen Mitglieder des Instituts gerieten bei Kriegsende großenteils in Kriegsgefangenschaft. Zu diesen zählte auch der Vizepräsident und Leiter der nach Pfafferode ausgelagerten Tropenabteilung, Gerhard Rose, der noch am 1. Mai 1945 zum Generalarzt der Reserve befördert worden war. Im Nürnberger Ärzteprozess wurde er 1947 wegen seiner Beteiligung an Fleckfieberexperimenten an KZ-Häftlingen zu einer lebenslangen Haftstrafe verurteilt, die später auf 15 Jahre reduziert wurde. Auch die beiden ehemaligen Institutsmitarbeiter Schilling und Haagen wurden vor Gericht gestellt. Während Eugen Haagen wegen seiner Menschenversuche im elsässischen Konzentrationslager Natzweiler zunächst eine lebenslange Haftstrafe erhielt, die ein zweites Gericht 1954 zu 20 Jahren Zwangsarbeit umwandelte, wurde Schilling im Prozess gegen die Dachauer Wachmannschaften wegen seiner Malariaversuche zum Tode verurteilt und am 28. Mai 1946 hingerichtet. Tatsächlich mussten sowohl Rose als auch Haagen nur einen geringen Teil ihrer Haftstrafe absitzen, beide kamen schon 1955 wieder frei.

Auch der Wissenschaftliche Rat in der Tropenabteilung, SS-Obersturmführer Reiner Olzscha, wurde 1947 in sowjetischer Gefangenschaft zum Tode verurteilt und in der Sowjetunion hingerichtet.[542] Olzscha erhielt die Todesstrafe allerdings nicht wegen etwaiger Medizinverbrechen, sondern wegen seiner Spionagetätigkeit gegen die Sowjetunion. Er war ab 1943 hauptsächlich in dem mit der Auslandsspionage befassten Amt VI des Reichssicherheitshauptamts tätig gewesen war und hatte dort die »Arbeitsgemeinschaft Turkestan« geleitet.[543]

Dagegen blieben die beiden ebenfalls in der Tropenabteilung beschäftigten Wissenschaftler, Ludwig Emmel und Günter Blaurock, unbehelligt.

Emmel wurde nach Kriegsende von der US-Armee in die amerikanische Zone gebracht und Anfang Januar 1946 in Hanau von FIAT-Angehörigen verhört.[544] Später leitete er das Institut zur Bekämpfung von Pflanzenschädlingen der Farbwerke Höchst. Blaurock konnte ebenfalls seine berufliche Karriere fortsetzen.[545] Zwar sollte er auf Beschluss des Entnazifizierungsausschusses der Stadt Mühlhausen im Januar 1947 wegen seiner NSDAP-Mitgliedschaft entlassen werden, doch die Sowjetische Militäradministration genehmigte auf Antrag des thüringischen Ministeriums für Gesundheitswesen seine Weiterbeschäftigung als Spezialist für Seuchenbekämpfung. Ein 1948 gegen ihn eingeleitetes Ermittlungsverfahren wegen seiner Beteiligung an Malariaexperimenten in der Heil- und Pflegeanstalt Pfafferode wurde 1949 auf Anweisung der Landeskriminalabteilung Thüringen eingestellt.[546] 1952 kehrte Blaurock nach (Ost-)Berlin zurück, wo er bis 1983 als Hygieniker tätig war.[547]

Die beiden Abteilungsvorsteher Werner Fischer und Traugott Wohlfeil sowie der ehemalige Direktor Neufeld erlebten das offizielle Kriegsende nicht. Fischer verstarb im April 1945 unter ungeklärten Umständen und der noch in den letzten Kriegswochen zum Volkssturm eingezogene Wohlfeil beging offensichtlich in einem Haus in Berlin-Mariendorf Selbstmord.[548] Fred Neufeld, der noch bis zum letzten Kriegsjahr am Robert Koch-Institut gearbeitet hatte, starb am 17. April 1945 im Alter von 76 Jahren.[549]

Die Auflistung der zahlreichen, durch ihr verbrecherisches Handeln im Nationalsozialismus diskreditierten Wissenschaftler, ihrer (vorübergehenden) Internierung sowie weiterer (ungeklärter) Todesfälle bei Kriegsende legt den Schluss nahe, 1945 habe im Robert Koch-Institut schon aus reinem Mitarbeitermangel ein vollständiger Neuanfang auf der Ebene des wissenschaftlichen Personals durchgeführt werden müssen. Ähnliches suggeriert auch die Feststellung des ersten Tätigkeitsberichts in der Nachkriegszeit, die meisten wissenschaftlichen Mitarbeiter seien »zumeist auch Mitglieder der nationalsozialistischen Partei gewesen«, weshalb ihre Wiedereinstellung nicht in Frage gekommen sei.[550] Tatsächlich bestand das wissenschaftliche Personal in der Nachkriegszeit aus reaktivierten ehemaligen Institutsangehörigen, die zum Teil unter dem NS-Regime verfolgt worden waren, sowie aus neu berufenen Forschern, die teilweise ebenfalls unter Verfolgung gelitten hatten, aber auch aus noch aktiven Institutsmitarbeitern, die trotz NSDAP-Zugehörigkeit in ihren Ämtern verbleiben konnten.

Die Leitung des Instituts übernahm am 1. August 1945 mit Zustimmung des Magistrats der Stadt Berlin der Bakteriologe Otto Lentz, der schon zu Beginn des 20. Jahrhunderts am Robert Koch-Institut gearbeitet hatte und bereits im Jahr 1934 beim Ausscheiden Kleines als neuer Direktor vorgesehen war. Nach seinem erzwungenen Ausscheiden aus dem Staatsdienst

1935 hatte Lentz keine weiteren Ämter ausgeübt und seine wissenschaftlichen Arbeiten ohne offizielle institutionelle Anbindung durchgeführt.[551] Lentz war zwar konservativ eingestellt, jedoch – schon aufgrund seines eigenen Karrierebruchs – kein Anhänger des NS-Regimes gewesen. Diese Tatsache, seine wissenschaftlichen Leistungen sowie seine Erfahrungen im Regierungsdienst und in der Seuchenbekämpfung qualifizierten ihn nachhaltig für die vakante Führungsposition. Bereits am 29. Mai 1945 hatte sich der seit Mitte Mai 1945 in der Abteilung für Gesundheitsdienst beim Magistrat tätige Sozialhygieniker Franz Redeker[552] im Auftrag des ebenfalls Mitte Mai 1945 zum Leiter des gesamten Berliner Sanitätswesens berufenen Ferdinand Sauerbruch (1875–1951) an Lentz gewandt und ihn gebeten, eine von drei in der Gesundheitsabteilung gebildeten Arbeitsgruppen zu übernehmen.[553] Die Gründe für die Berufung von Lentz erläuterte Redeker in der Magistratssitzung vom 18. Juni 1945 wie folgt:

> Was die Seuchenbekämpfung angeht, so verfügen wir über eine hinreichende Zahl von Ärzten, aber es ist schwierig, die nötigen Spezialisten aufzutreiben. Ich habe in Berlin mit vieler Mühe 5 Bakteriologen, mehr oder weniger starke Parteimitglieder, ausfindig gemacht. Der Chef in dieser Gruppe ist der 71jährige Geheimrat Len[t]z, ein hervorragender Fachmann, der 1934 wegen seiner Zugehörigkeit zu einer Loge aus dem Dienst des Reichsministeriums des Innern ausgeschieden ist.[554]

Neben Professor Erwin Gohrbrandt (1890–1965), der sich als Leiter der ersten Arbeitsgruppe dem Wiederaufbau der medizinischen Fakultät nebst zugehörigen Instituten einschließlich der tierärztlichen Hochschule und der Apothekerausbildung widmen sollte, sowie Redeker selbst, der die dritte Arbeitsgruppe des engeren öffentlichen Gesundheitsdienstes betreute, sollte Lentz die zweite Arbeitsgruppe der großen außeruniversitären Forschungsinstitute im Gesundheitswesen übernehmen. Hierzu zählten das bisherige Reichsgesundheitsamt, ferner das Robert Koch-Institut, die Landesanstalt für Boden-, Wasser- und Lufthygiene, die Landesanstalt für Lebensmittelchemie und schließlich das Kaiser-Wilhelm-Institut für Anthropologie, menschliche Erblehre und Eugenik, das jedoch im Juli 1945 bereits wieder aus der Arbeitsgruppe ausschied.[555]

Anfang August 1945 übersandte Lentz an die Abteilung für Gesundheitsdienst des Magistrats eine Bestandsaufnahme seiner bisherigen Recherchen sowie Vorschläge zur zukünftigen Gestaltung der ihm unterstellten Großinstitute.[556] Nach den Vorstellungen von Lentz sollte die wissenschaftliche Forschungsarbeit zugunsten praktischer Aufgaben zurücktreten, die Abteilungen wie bereits geschehen durch Zusammenfassung von Arbeitsgebieten auf acht reduziert werden und das Institut statt mit 136 Beschäftigten künftig nur noch mit 92 Mitarbeitern auskommen. Diese vorgeschlagene

Verringerung und die Konzentration auf praktische Aufgaben war nicht nur der aktuellen Seuchengefahr und dem Mangel an verfügbaren Wissenschaftlern geschuldet, sondern sollte auch die Chance auf den Weiterbestand der Einrichtung erhöhen. Darüber hinaus stellte Lentz fest, dass zu den bisher zum Dienst erschienenen 63 Institutsmitarbeitern auch acht ehemalige Parteiangehörige gehörten, deren Weiterbeschäftigung aus Sicht von Lentz mangels geeigneter Vertreter jedoch notwendig war.

Ab August 1945 traten auf Vorschlag von Lentz mehrere Wissenschaftler als leitende Mitarbeiter in das Institut ein, die dort zum Teil bereits in früheren Jahren tätig gewesen waren. Zunächst kehrten der 1933 aufgrund seiner jüdischen Herkunft entlassene Georg Blumenthal (1888–1964)[557] sowie der bereits 76-jährige Friedrich Karl Kleine zurück. Letzterer übernahm die Leitung der neu eingerichteten parasitologischen Abteilung, die sich in der Beschreibung ihrer Aufgabengebiete zwar an der früheren Tropenabteilung orientierte, jedoch offensichtlich aus politischen Gründen nicht mehr so heißen sollte.[558] Blumenthal, der langjährige Assistent der serologischen Abteilung, übernahm nun deren Leitung. Nach seiner Rückkehr aus der Kriegsgefangenschaft Ende 1945 trat Karl Heicken wieder an die Spitze der chemischen Abteilung, die Lockemann während des Kriegs vertretungsweise geleitet hatte. Im Januar 1946 kehrte zudem der bereits 1928 ausgeschiedene Mitarbeiter Hermann Hackenthal (1896–1958)[559] an seine frühere Arbeitsstätte zurück, um dort die zwischenzeitlich von Boecker geleitete Seuchenabteilung einschließlich des Untersuchungsamts zu übernehmen. Als neuer Mitarbeiter, der künftig die Virusabteilung leiten sollte, trat Georg Henneberg (1908–1996) am 1. August 1945 in das Institut ein. Henneberg war zuvor Leiter der Bakteriologischen Abteilung und ab 1942 Leiter des Werkes Charlottenburg der Schering-Werke gewesen.[560] Nach den Nürnberger Rassegesetzen galt er als »jüdisch versippt«, weshalb seine Bewerbungen um eine Assistentenstelle am Kieler Hygiene-Institut und am Reichsgesundheitsamt 1937 abgelehnt wurden.[561] Als Mitarbeiter der Firma Schering hatte Henneberg bereits während des Kriegs in engem beruflichen Kontakt zum Robert Koch-Institut gestanden. Darüber hinaus wurden vier neue wissenschaftliche Assistenten eingestellt. Einen Verbleib in ihren Ämtern – trotz ihrer früheren NSDAP-Mitgliedschaft – sah Lentz für die beiden Abteilungsleiter Boecker und Gins vor. Nach den Vorschlägen von Lentz gliederte sich das Institut 1946 wie folgt: Chef-Abteilung (Leiter: Lentz), Parasitologische Abteilung (Leiter: Kleine), Tuberkulose-, Tollwut- und Impfstoff-Abteilung (Leiter: Boecker), Pockenabteilung (Leiter: Gins), Seuchenabteilung und Untersuchungsamt (Leiter: Hackenthal), Serologische Abteilung (Leiter: Blumenthal), Virus-Abteilung (Leiter: Henneberg), Chemische Abteilung (Leiter: Heicken) (Abb. 20).

Bis zur Einrichtung einer Alliierten Kommandantur am 11. Juli 1945 hatte ein Verbindungsstab von sowjetischen Sanitätsoffizieren das Berliner Gesundheitswesen überwacht. Nach dem Willen der sowjetischen Besatzungsmacht durften nur solche staatlichen Einrichtungen von der Stadt Berlin übernommen und finanziert werden, die für die Lebensfunktionen des Bezirks Berlin und seiner Bevölkerung unentbehrlich waren.[562] Angesichts der drängenden gesundheitspolitischen Aufgaben – insbesondere auf dem Feld der Seuchenbekämpfung – lag diese Unentbehrlichkeit bei den Lentz unterstellten Einrichtungen auf der Hand und wurde von diesem als Argument für eine städtische Übernahme verwendet. Allerdings blieb fraglich, in welchem personellen Umfang die ihm zugeordneten Institute bestehen bleiben würden. Darüber hinaus hatten die sowjetischen Militärbehörden schon kurz nach Kriegsende die Entlassung leitender Mediziner in Verwaltung und Kliniken angeordnet, sofern deren Mitgliedschaft in NSDAP, SS oder SD nachgewiesen war. Auch der Magistrat der Stadt Berlin verbot die Beschäftigung von NSDAP-Mitgliedern als Dienststellenleiter und in sonstigen Leitungspositionen.[563] Ende Juni forderte Marshall Georgi Shukow (1896–1974) zudem die Entlassung sämtlicher Parteimitglieder aus der Stadtverwaltung.[564]

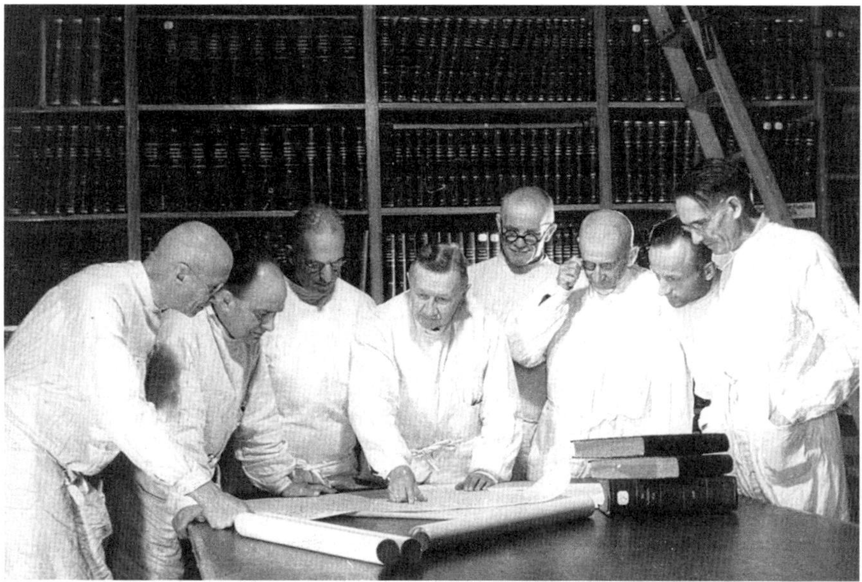

Abb. 20: Abteilungsleiterbesprechung in der Institutsbibliothek, 1947: Gins, Heicken, Blumenthal, Lentz, Boecker, Kleine, Henneberg und Hackenthal (von links)

Von diesen Entnazifizierungsmaßnahmen waren im Robert Koch-Institut in erster Linie die ehemaligen Parteimitglieder Boecker und Gins betroffen. Für ihre Weiterbeschäftigung bedurfte es eines besonderen Antrags bei der Personalabteilung des Berliner Magistrats. Der Leiter der Abteilung für Gesundheitsdienst Redeker trat vehement für einen Verbleib von Boecker und Gins ein und begründete diesen Schritt insbesondere mit der mangelnden Zahl von hygienisch geschulten Fachleuten:

> Zum Grundsätzlichen darf ich darauf hinweisen, daß in der Tat die spezialistische Arbeitsaufteilung in diesen Instituten eine sehr weitgehende gewesen ist, so daß namentlich bei dem Ausfall vieler Fachkräfte durch Flucht oder Gefangenschaft und bei der Unmöglichkeit, Ersatzkräfte für Bakteriologen und Hygieniker zu finden, auf eine Anzahl dieser Fachleute nicht verzichtet werden kann [...] Das Robert Koch-Institut ist in seiner Besetzung mit Fachkräften durch vielerlei Missgeschick der letzten Jahre ohnehin sehr stark reduziert. Die Leitung hat bei dem Mangel an geeigneten Fachkennern der Leiter der Gruppe Institute, Geheimrat Dr. Lentz, trotz seines hohen Alters selbst übernehmen müssen. Die Professoren Boecker und Gins müssen ihm belassen werden, wenn das Robert-Koch-Institut die ihm übertragenen praktischen Sonderaufgaben erfüllen soll.[565]

Die Personalabteilung akzeptierte diese Begründung und bewilligte neben der Weiterbeschäftigung von Boecker und Gins auch den Verbleib zweier Laboranten und eines Präparators mit NSDAP-Mitgliedsbuch, jedoch nur »vorläufig und auf jederzeitigen Widerruf«.[566] Dagegen lehnte sie die Übernahme zweier technischen Assistentinnen mit Parteibuch ab und genehmigte auch nicht die offensichtlich von Lentz beantragte Einstellung des Referenten im früheren Reichsinnenministerium, Werner Christiansen.[567] Die dauerhafte Weiterbeschäftigung von Boecker und Gins und ihre Überführung in ein planmäßiges Angestelltenverhältnis blieben auch in den folgenden Monaten bzw. Jahren offen, obwohl dieser Schritt von Lentz unter Hinweis auf den »heutigen Kräftemangel[s] an Fachbakteriologen« nachdrücklich befürwortet wurde. Boecker, so Lentz gegenüber dem Magistrat 1946, habe sich trotz nomineller Mitgliedschaft in der NSDAP nie politisch betätigt, sondern als stiller Gelehrter zurückgezogen gelebt, und Gins müsse zwar aufgrund seiner Zugehörigkeit zur NSDAP und seines Dienstranges bei der SA als Naziaktivist angesprochen werden, habe sich aber nur ärztlich betätigt, beide würden dringend als Fachkräfte gebraucht.[568] Während das von Boecker durch seinen Antrag vom 27. November 1946 eingeleitete Entnazifizierungsverfahren schließlich ohne zwischenzeitliche Ablehnung oder eine weitere Bearbeitung am 24. August 1951 mit dem lapidaren Hinweis, Boecker sei lediglich [nominelles] NSDAP-Mitglied gewesen, eingestellt wurde[569], hatte Gins mit wesentlich größeren Schwierigkeiten zu kämpfen.[570] Nachdem seine Entnazifizierung offensichtlich zunächst abgelehnt worden war, scheiterte auch das von ihm beantragte Berufungsverfahren am 27. November 1947, bei dem seine in einem Außenlager des Konzentrationslagers Dachau unternommenen Versuche zur Erprobung eines neuen Impfstoffs gegen Zahnfleischerkrankungen zur Sprache gekommen waren. Auch die von Gins beantragte Wiederaufnahme seines Verfahrens wurde von der Entnazifizierungskommission des Magistrats von Berlin – Unterkommission für Ärzte – am 26. August 1948 abgelehnt. Die Alliierten genehmigten jedoch im September 1948 seine Weiterbeschäftigung im Robert Koch-Institut bis zum endgültigen Bescheid über seine Entnazifizierung. Seine Rehabilitierung erfolgte mit Schreiben des Magistrats vom 1. Februar 1949, verbunden mit dem Hinweis, Gins könne seinen Beruf als Arzt ohne Einschränkung ausüben.[571]

Ausschlaggebend für die Existenzsicherung des Robert Koch-Instituts und die Weiterbeschäftigung der meisten Mitarbeiter waren die schon kurz nach der deutschen Kapitulation ausbrechenden Seuchen, deren Eindämmung auch für die Alliierten – nicht zuletzt zum Schutz der eigenen Militärangehörigen – höchste Priorität besaß.[572] Zwar waren in der Nachkriegszeit in ganz Deutschland Mangelernährung und schlechte hygienische und gesundheitliche Verhältnisse zu beobachten, doch traten an keinem anderen Ort Westeuropas Infektionskrankheiten in so gehäuftem Maße auf wie in Berlin. Bis Ende 1945 forderten Ruhr, Typhus, Paratyphus, Fleckfieber, Diphtherie und andere Infektionskrankheiten mindestens 15.000 Todesopfer unter der Bevölkerung.[573] Noch bis zum Frühjahr 1947 verschlechterte sich der allgemeine Gesundheitszustand fortlaufend. Erst danach trat infolge der ergriffenen Bekämpfungsmaßnahmen und dank ausländischer Unterstützung eine allmähliche Verbesserung ein, die Ende der 1940er Jahre zu einer Angleichung der Morbiditätsrate bei akuten Seuchen an westdeutsche Verhältnisse führte.[574]

Das Robert Koch-Institut beteiligte sich an der Seuchenbekämpfung in Berlin vor allem durch die Produktion von verschiedenen Impfstoffen und diagnostischen Sera, durch die Prüfung von Impfstoffen und Heilseren externer Herkunft, die Herstellung von Ersatzpräparaten für den kaum zu beschaffenden Nährbodengrundstoff Agar-Agar sowie die Beratung des wissenschaftlichen Personals der neu eingerichteten bakteriologischen Untersuchungsstellen, durch Schnellkurse für Ärzte in den Bezirksgesundheitsämtern und die Gesundheitsaufklärung der Bevölkerung.[575] Unterstützung erhielt das Robert Koch-Institut von der französischen Besatzungsmacht, die dem im französischen Sektor gelegenen Robert Koch-Institut beim Wiederaufbau Vorrang bei der Lieferung von Material und der Ausführung von Arbeiten zur schnellen Wiederinbetriebnahme und Steigerung der Sera- und Impfstoffgewinnung gewährte.[576] Produziert wurden vor allem Impfstoffe gegen Typhus, Paratyphus und Ruhr, darüber hinaus gegen Fleckfieber, Diphtherie, Tuberkulose und später auch Grippe, ferner Pockenlymphe für die Berliner Impfanstalt sowie ab Frühjahr 1946 zusätzlich Penicillin.[577]

Neuformierung im beginnenden Ost-West-Konflikt

Mit der Gründung der Arbeitsgruppe B in der Magistratsabteilung für Gesundheitsdienst war vor allem beabsichtigt worden, die nach der Auflösung des Deutschen Reiches ihrer Existenzgrundlage beraubten ehemaligen Reichsinstitute »vor dem Zerfall zu bewahren und die in ihnen liegenden großen materiellen und ideellen Werte in wirtschaftlich tragbarer Form für die Aufgaben der Berliner Gesundheitsverwaltung nutzbar zu machen und sie auf diese Weise solange zu konservieren, bis die politische Situation eine ihrer Tradition und wissenschaftlichen Bedeutung gerecht werdende endgültige Entscheidung über ihre Verwaltung zuläßt«.[578] Um den inneren Zusammenhang zu festigen und um den Wünschen der Berliner Finanzverwaltung entgegenzukommen, erschien es der Abteilung für Gesundheitsdienst unter Franz Redeker jedoch schon bald zweckmäßiger, die eher anonyme Arbeitsgruppe in eine schärfer profilierte Institution umzuwandeln und dieser eine Bezeichnung zu geben, die sofort klaren Aufschluss über ihren Charakter und ihren Aufgabenbereich gab. Zu diesem Zweck verfügte die Abteilung für Gesundheitsdienst am 23. Oktober 1945 das Ausscheiden der nicht in das angestrebte Profil passenden früheren Reichsanstalt für Lebensmittel- und Arzneimittelchemie. Die drei verbliebenen Einrichtungen wurden zu einem »Zentralinstitut für Hygiene und Gesundheitsdienst« mit drei Zweigdienststellen vereinigt und die Gesamtleitung dem bisherigen Leiter der Arbeitsgruppe, Otto Lentz, übertragen.[579] Mit diesem eher lockeren Zusammenschluss wollte man zum einen das Eigenleben der Institute weitgehend erhalten, gleichzeitig aber eine geeignete Struktur schaffen, um ihren schnellen und wirkungsvollen Einsatz für die Berliner Gesundheitsverwaltung sicherzustellen. Versuche der Deutschen Zentralverwaltung für das Gesundheitswesen in der sowjetischen Besatzungszone, Einfluss auf die Organisationsform des Zentralinstitutes zu nehmen und sich seiner Dienste nutzbar zu machen, konnte die Berliner Gesundheitsverwaltung mit der Begründung, »die jetzige Organisationsform [hindere] eine weitgehende Benutzung der Institute durch die interessierten Dienststellen der russischen Zone nicht«, erfolgreich zurückweisen.[580]

Im Zusammenhang mit der politischen Spaltung Berlins wurde das im Westteil Berlins gelegene Zentralinstitut aufgrund eines Beschlusses des mehrheitlich prowestlich agierenden Magistrates vom 11. August 1948 unter

Auflösung der Zweigstellenstruktur in ein einheitliches wissenschaftliches Institut mit dem Namen »Robert Koch-Institut für Hygiene und Infektionskrankheiten« umgewandelt. Die Namensgebung erfolgte in Anlehnung an einen Vorschlag von Lentz, der sich von der Berufung auf Robert Koch einen positiven Effekt für das Ansehen des Instituts erhoffte.[581] Fortan gliederte es sich in acht Abteilungen, nämlich die Abteilungen für Seuchenbekämpfung, Pocken und Parasitologie, Serologie und Diagnostik, Virusforschung und Impfstoffprüfung, Wasser- und Lufthygiene, Physiologie und Pharmakologie, Veterinärmedizin und für allgemeine Hygiene und Gesundheitstechnik.[582] Damit ging das frühere Robert Koch-Institut eindeutig als Sieger aus den Umstrukturierungsmaßnahmen hervor: Es bestückte die Hälfte der vorgesehenen Abteilungen, während das ehemalige Reichsgesundheitsamt von vier auf drei Abteilungen und die ehemalige Reichsanstalt für Wasser- und Luftgüte sogar von vier auf eine Abteilung reduziert wurden. Laut Magistratsbeschluss sollte das neue Institut seine Aufgaben nicht nur für Berlin sondern für ganz Deutschland – in der Praxis also für die drei westlichen Besatzungszonen – wahrnehmen. Die Leitung übernahm erneut Otto Lentz, der jedoch zum 31. März 1949 »aus altersbedingten Gründen« aus dem Amt scheiden musste. Nachfolger wurde gegen den Willen von Lentz und der Institutsmitarbeiter der bisherige Leiter der Magistratsverwaltung für Gesundheitswesen, Stadtrat Bruno Harms (1890–1967).[583] Fast zeitgleich legten die Gesundheitsminister der westdeutschen Länder in einer Resolution fest, dass »die Bildung einer für das Gesundheitswesen beratenden und begutachtenden Institution nach Art des früheren Reichsgesundheitsamtes wünschenswert sei«.[584] Die Gründung des Bundesgesundheitsamts erfolgte durch Gesetz vom 27. Februar 1952. Wenige Monate später, am 1. Oktober 1952, wurde das Robert Koch-Institut für Hygiene und Infektionskrankheiten in die neugeschaffene Bundesoberbehörde eingegliedert.

Im Ostsektor Berlins, der durch die politische Spaltung der ehemaligen Reichshauptstadt vom gesamten Behördenapparat im Gesundheitswesen abgeschnitten war und eine gänzlich neue Gesundheitsverwaltung aufbauen musste, entstand aus der 1950 eingerichteten Bakteriologischen Abteilung des Zentrallabors des Städtischen Krankenhauses Buch ein Medizinaluntersuchungsamt (ab 1958 Haupt-Medizinaluntersuchungsamt, seit 1962 Bezirks-Hygiene-Institut), das zu einem Gegenstück zum Westberliner Robert Koch-Institut ausgebaut werden sollte. Die Leitung des Medizinaluntersuchungsamts übernahm der auf der Infektionsabteilung des Landeskrankenhauses Pfafferode beschäftigte frühere Mitarbeiter des Robert Koch-Instituts, Günter Blaurock.[584a]

Abschließend bleibt festzuhalten: Nach dem Krieg nahm das Institut rasch wieder eine zentrale Position in der Gesundheitsversorgung und infektionsbiologischen Forschung der Bundesrepublik ein. Trotz der Beteiligung leitender Mitarbeiter an den Medizinverbrechen des NS-Staates wurde der Betrieb fast umgehend wieder aufgenommen. Ausschlaggebend hierfür waren die verheerenden Seuchenausbrüche in der Berliner Nachkriegszeit. Der Wiederaufbau des Robert Koch-Instituts zeigt alle Facetten bundesstaatlicher Vergangenheitsbewältigung: Entlassung und Verurteilung, kontinuierliche Beschäftigung und die Wiedereinstellung von NS-Vertriebenen. Zu wichtig war diese Einrichtung, deren Erhalt auch als Element einer aufkommenden deutsch-deutschen Konkurrenz zu betrachten ist. In Berlin-Buch am Ostrand der Stadt entstand eine Einrichtung mit vergleichbaren Aufgaben und Tätigkeitsfeldern, in die auch ehemalige Mitarbeiter des Robert Koch-Instituts eingebunden wurden. Die Aufgaben des Robert Koch-Instituts bestanden in den unmittelbaren Jahren nach Kriegsende vor allem in der Versorgung der Bevölkerung mit Impfstoffen sowie der Gesundheitsaufklärung und der Politikberatung; Forschungstätigkeiten spielten nur eine untergeordnete Rolle.

V. Menschenversuche durch Mitarbeiter des Robert-Koch-Instituts – eine Bilanz

Die vorausgegangenen Kapitel haben bereits deutlich gemacht, dass das Robert Koch-Institut weit mehr als bislang angenommen an NS-Verbrechen beteiligt war. Deshalb soll der Versuch unternommen werden, diese Beteiligung systematischer zu beleuchten. Das betrifft zum einen ihre Form: So war das Robert Koch-Institut erstens als Institution der Gesundheitsverwaltung, zweitens in Form persönlicher Verstrickungen einzelner Wissenschaftler während oder nach ihrer Anstellung am Robert Koch-Institut, und drittens über die Forschungsprojekte einzelner Abteilungen in die nationalsozialsozialistische Vernichtungspolitik einbezogen. Zum anderen muss das Ausmaß der Beteiligung betrachtet werden. Auch hier war die Bandbreite groß. Sie reichte von der Untersuchung von Blutproben für die Rassenhygienische und bevölkerungsbiologische Forschungsstelle am Reichsgesundheitsamt über die Nutzung von KZ-Insassen und Psychiatriepatienten zur regulierenden Qualitätssicherung von Impfstoffen bis hin zu Infektionsversuchen mit einkalkuliertem tödlichen Ausgang zur Erprobung neuer Impfstoffe oder neuartiger Behandlungsmethoden. Als besonders gravierend muss die Verwendung von KZ-Häftlingen zur Qualitätsprüfung von verschiedenen Fleckfieber-Impfstoffen eingeschätzt werden. Sie macht die systematische Herabstufung von KZ-Häftlingen zu menschlichen »Meerschweinchen« augenfällig. Als reine Grausamkeit müssen solche Versuche gelten, die trotz der Möglichkeit alternativer Erkenntnismethoden auf den Menschenversuch zurückgriffen, weil dieser einfacher oder billiger zu haben war.

Der Menschenversuch ist ein unentbehrliches Element der modernen Medizin. Von der ersten Erprobung neuer Arzneimittel bis hin zur Entwicklung von Impfstoffen ist die Wissenschaft auf menschliche Probanden angewiesen. Sie hat hierfür – und das schon lange vor dem Nürnberger Ärzteprozess – praktikable Methoden entwickelt, die einen ethisch reflektierten Umgang auf diesem sensiblen Feld erlauben. Auch am Robert Koch-Institut waren die zeitgenössischen Vorschriften bekannt, wie der erste Abschnitt dieses Kapitels zeigt. In zwei weiteren Abschnitten soll die bereits bekannte, aber bisher nicht erwähnte sowie die weniger bekannte, zum Teil bis heute nicht nachgewiesene Beteiligung von (ehemaligen) Mitarbeitern des Robert Koch-Instituts an Menschenversuchen beschrieben werden, um das ganze Ausmaß der Verstrickung sichtbar zu machen. Schließlich soll vor dem Hintergrund bisheriger medizinhistorischer Forschungsergebnisse und Deutungsmodelle zum Humanexperiment in der nationalsozialistischen Diktatur ein Erklärungsversuch unternommen und dabei auch die Frage nach der Verstrickung des Robert Koch-Instituts als Institution in die NS-Vernichtungspolitik diskutiert werden.

Die »Richtlinien für neuartige Heilbehandlung und für die Vornahme wissenschaftlicher Versuche am Menschen« vom 28. Februar 1931 während des Nationalsozialismus

Schon um 1900 hatte der Aufbruch in der medizinischen Forschung in der zweiten Hälfte des 19. Jahrhunderts eine lebhafte Diskussion über die Zulässigkeit von Humanexperimenten entfacht.[585] Insbesondere als Reaktion auf den sogenannten Fall Neisser[586] erließ das Preußische Kultusministerium am 29. Dezember 1900 eine »Anweisung an die Vorsteher der Kliniken, Polikliniken und sonstigen Krankenanstalten«, in denen medizinische »Eingriffe zu anderen als diagnostischen, Heil- und Immunisierungszwecken« ausgeschlossen wurden, wenn es sich um minderjährige oder andere nicht vollkommen geschäftsfähige Patienten handelte, wenn die betreffende Person nicht ihre Zustimmung zu dem Eingriff in unzweideutiger Weise erklärt habe und wenn dieser Erklärung nicht eine sachgemäße Belehrung über die aus dem Eingriff möglicherweise hervorgehenden nachteiligen Folgen vorausgegangen sei.[587] Trotz heftiger Diskussion blieb diese Anweisung in der Folgezeit ohne nachhaltige Wirkung auf die klinische Praxis, zumal sie keine strafrechtlichen Konsequenzen bei Nichtbefolgung androhte.[588] Erst in der Weimarer Republik kam es zu einem erneuten Regelungsversuch. Die Entwicklung der »Richtlinien für neuartige Heilbehandlung und für die Vornahme wissenschaftlicher Versuche am Menschen« vom 28. Februar 1931 stand in engem Zusammenhang mit der gegen Ende der 1920er Jahre erregt und polemisch geführten Debatte zwischen Anhängern der Naturheilkunde und Vertretern der sogenannten Schulmedizin über die ärztliche »Experimentierwut«. Forciert wurde sie vor allem durch die als »Lübecker Totentanz« bekanntgewordene Impfkatastrophe, bei der mehr als 70 Säuglinge nach einer Tuberkulose-Schutzimpfung starben,[589] und durch den Einsatz des sozialdemokratischen Reichstagsabgeordneten und Arztes Julius Moses (1868–1942), der als bedeutendster Kritiker von Menschenversuchen in der Weimarer Zeit wesentlichen Einfluss auf den Inhalt der Richtlinien nahm.[590] Mit ihrer deutlichen Unterscheidung zwischen therapeutischen und ausschließlich wissenschaftlichen Versuchen sowie einem ausführlichen Regelungswerk für beide Formen des Eingriffs waren diese Richtlinien in ihren Bestimmungen weitaus konkreter und in Fragen des Verbotes bestimmter Versuche auch radikaler als die Anweisungen von 1900, weshalb sie durchaus als Fortschritt in der medizinischen Forschung und Zeichen eines wachsenden Problembewusstseins betrachtet werden können. Doch auch die Richtlinien des Jahres 1931 bewirkten keine maßgebliche Erhöhung der öffentlichen und ärztlichen Sensibilität gegenüber Menschenversuchen. Erst recht konnten sie die Medizinverbrechen im Nationalsozialismus nicht verhindern.[591]

Trotzdem ist zu fragen, inwiefern die Richtlinien von 1931, die formal im Dritten Reich nie außer Kraft gesetzt wurden, überhaupt im ärztlichen Denken als bindende Vorschriften präsent waren. In diesem Zusammenhang sind zwei in den Akten des Robert Koch-Instituts überlieferte Vorgänge aus dem Jahr 1937 bemerkenswert. Im ersten Fall handelt es sich um die Genehmigung von Versuchen zum Nachweis der erfolgreichen Züchtung des Masernvirus, die der Leiter der Pockenabteilung vornehmen wollte.[592] Nach Angaben von Gins war es seinem Assistenten Georg Wenckebach unter Mitarbeit von Herbert Kunert gelungen, aus dem Blut von masernkranken Kindern ein Virus auf der Eihaut bebrüteter Hühnereier zu züchten. Als Beleg führte Gins an, dass durch die Einwirkung von Serum von Masern-Rekonvaleszenten Veränderungen an der Eihaut unterdrückt werden konnten, nicht jedoch durch andere Seren. Auch ein Selbstversuch Wenckebachs durch eine intrakutane Injektion des Virus war ohne Symptome geblieben. Um einen weiteren Beweis für die Verifizierung des gezüchteten Virus als Masernerreger zu erhalten, sah Gins seine Übertragung an nichtdurchmaserte Kinder vor. Sollten diese anschließend an Masern erkranken, so wäre damit aus Sicht von Gins der endgültige Nachweis für die gelungene Züchtung des Masernvirus erbracht. Einer möglichen Schädigung der Kinder sollte »durch rechtzeitige Anwendung von Plazentaextract, bezw. Rekonvaleszentenserum« vorgebeugt werden. Ausdrücklich fügte Gins hinzu, dass die Versuche unter Beachtung der Richtlinien von 1931 durchgeführt werden sollten, und verwies auf eine beigelegte Stellungnahme des Hauptgesundheitsamts der Stadt Berlin, wonach dieses keine grundsätzlichen Bedenken gegen die Vornahme der Versuche hege, wenn die erwähnten Richtlinien beachtet würden. Diesen von Gildemeister dem Präsidenten Reiter mit der Bitte um Entscheidung vorgelegten Antrag wies Letzterer entrüstet zurück. Handschriftlich vermerkte er auf dem Schriftstück mit großen Buchstaben: »Versuche mit gesunden Kindern kommen <u>unter</u> <u>keinen Umständen</u> in Betracht! Wo bleiben Selbstversuche!! R«

(Unterstreichungen im Original [A.H.-W.]). Wenckebach unternahm daraufhin offensichtlich weitere – erfolglose – Selbstversuche, deren Ergebnisse Gildemeister und Reiter vorgelegt wurde. Eine nochmalige Entscheidung oder Ausführung der Versuche ist in den Akten nicht dokumentiert.[593]

Kurz darauf musste sich Reiter erneut mit der Zulässigkeit von Versuchen zu klinischen Forschungszwecken auseinandersetzen. Der Gauamtsleiter des Amts für Volksgesundheit in Halle bat um eine Stellungnahme zur Anfrage eines Assistenzarztes in der dortigen Frauenklinik. Letzterer wollte im Rahmen seiner Habilitationsschrift über Eklampsie – einer schweren Stoffwechselerkrankung des letzten Schwangerschaftsdrittels – nach erfolgreichem Verlauf von tierexperimentellen Untersuchungen Versuche bei schwangeren Frauen durchführen.[594] Zum Nachweis, dass es sich bei Eklampsie um eine allergische Erkrankung handelte, sollte Schwangeren, die an Eklampsie litten, Eklampsieserum intracutan injiziert und die Hautreaktionen kontrolliert werden.[595] Die von Gildemeister und Reiter abgezeichnete Antwort des Robert Koch-Instituts lautete wie folgt:

> Sehr geehrter Pg. Hamann!
> Auf Ihre Anfrage vom 9. ds. Mts. [...] teile ich Ihnen mit, daß derartige Untersuchungen [...] nach den mit Rundschreiben des RMdI vom 28.2.1931 [...] den Landesregierungen mitgeteilten »Richtlinien für neuartige Heilbehandlung und für die Vornahme wissenschaftlicher Versuche am Menschen« und dem entsprechenden RdErl. des Preuß. Ministers f. Volkswohlfahrt vom 18.4.1931 [...] »nur vom leitenden Arzt selbst oder in seinem ausdrücklichen Auftrag und unter seiner vollen Verantwortung von einem anderen Arzt ausgeführt werden« dürfen (Ziff. 9 der »Richtlinien«). Es müßte also [...] zunächst eine entsprechende Erklärung des Direktors der Universitäts-Frauenklinik in Halle an d. Saale vorgelegt werden.[596]

Nachdem der Leiter der Frauenklinik dieser Aufforderung entsprochen hatte, gab Gildemeister in Vertretung Reiters folgende Stellungnahme ab:

> In Beantwortung des Schreibens vom 21. April ds. Jhrs teile ich Ihnen mit, daß ich nunmehr nach Eingang der Erklärung [...] gegen die Durchführung der [...] geplanten serologischen Untersuchungen über das Wesen der Eklampsie keine Bedenken zu erheben habe. Ich weise aber darauf hin, daß bei der Vornahme dieser Versuche die durch die Runderlasse des Preuß. Min. f. Volkswohlf. vom 18.4.1931 und vom 11.6.1931 [...] zur Einführung gelangten »Richtlinien für neuartige Heilbehandlung und für die Vornahme wissenschaftlicher Versuche am Menschen« auf strengste beachtet werden müssen.[597]

Diese Vorgänge belegen eindeutig, dass die Richtlinien von 1931 unter dem NS-Regime und gerade auch im Robert Koch-Institut bekannt waren und als geltendes Recht betrachtet wurden. Nichtsdestoweniger spielten sie während des Zweiten Weltkriegs in der medizinischen Wissenschaft in Deutschland und im engeren Sinne für Mitarbeiter des Robert Koch-Instituts offensichtlich keine bzw. nur eine untergeordnete Rolle.

Die bekannten Fälle

Schon aufgrund der bereits beschriebenen Beispiele erscheint es nicht gerechtfertigt, nur von »einzelnen Wissenschaftlern« zu sprechen, wie es in einer früheren, heute euphemistisch anmutenden Selbstdarstellung des Robert Koch-Instituts zum 100-jährigen Gründungsjubiläum der Fall ist.[598] Noch weniger gilt dies, wenn man das tatsächliche Ausmaß der Beteiligung erfasst. In die tödlichen Versuche mit Fleckfieberimpfstoff waren nicht nur der Präsident des Robert Koch-Instituts, sondern – wie bereits erwähnt – auch der Vizepräsident involviert. Rose war jedoch nicht über seine eigenen Forschungsarbeiten am Institut an diesen Versuchen beteiligt, sondern in seiner Eigenschaft als beratender Hygieniker der Luftwaffe und kann daher als ein Beispiel für die persönliche Verstrickung einzelner Institutsmitarbeiter herangezogen werden. Rose hatte zwar gegenüber Reichsgesundheitsführer Conti im Anschluss an seinen Buchenwald-Besuch und auf der 3. Arbeitstagung Ost der beratenden Fachärzte in der Militärärztlichen Akademie im Mai 1943 gegen diese Versuche protestiert[599], dies hinderte ihn jedoch nicht, im Dezember 1943 in eigener Initiative Mrugowsky um die Durchführung einer weiteren Versuchsreihe im Konzentrationslager Buchenwald mit einem neuen, von ihm selbst aus Kopenhagen beschafften Fleckfieber-Impfstoff zu bitten.[600] Rose hatte keine Skrupel, parallel auch seinen früheren Institutskollegen Haagen um Nachricht zu bitten, »wann Sie Gelegenheit haben, die in Ihrem Schreiben erwähnten Menschenversuche durchzuführen«, und zugleich anzufragen, ob Haagen bereit sei, »bei diesen Versuchen im Sinne meiner Anfrage eine vergleichsweise Prüfung des Kopenhagener Impfstoffs vorzunehmen«.[601]

Der Impfstoff »Kopenhagen« wurde wie bereits erwähnt von März bis Juni 1944 im Konzentrationslager Buchenwald getestet. Die Bilanz der »Fleckfieber-Impfstoff-Versuchsreihe VIII« fiel verheerend aus: Nach der künstlichen Infektion erkrankten sämtliche 17 Schutzgeimpfte mittelschwer, schwer oder sogar tödlich (in drei Fällen); unter den sieben Kontrollpersonen starben ebenfalls drei Menschen.[602] Rose regte nicht nur als Einzelperson Menschenversuche in Konzentrationslagern an, sondern trat sogar für eine generelle institutionelle Beteiligung des Robert Koch-Instituts an Humanexperimenten ein. Bereits am 1. Mai 1942 beschwerte sich Rose anlässlich tödlicher Impfzwischenfälle bei der Volksdeutschen-Umsiedlung über die mangelnden Möglichkeiten des Robert Koch-Instituts, »selbständig

Versuche durchzuführen, die die Einschaltung menschlicher Versuchspersonen in größerem Umfange notwendig machen«. Dieser Umstand, so Rose, würde das Institut »bei der augenblicklichen Rechtslage gegenüber dem Hygiene-Institut der Waffen-SS in einen erheblichen Nachteil« versetzen. Weiter fuhr er fort:

> Der zuletzt erwähnte Mißstand ist ja in gleicher Weise auch bei der Prüfung der Fleckfieberimpfstoffe zutage getreten, die bekanntlich von dem Reichsgesundheitsführer nach seiner Rücksprache mit dem Sanitätsinspekteur des Heeres nicht dem Robert Koch-Institut übertragen wurden, sondern dem Hygiene-Institut der Waffen-SS. Entscheidend bei der Vergebung dieses Auftrages war eben der Gesichtspunkt, daß das Robert Koch-Institut zwar über die Fachleute verfügte, die mit allen Fragen der Fleckfieberimpfstofferzeugung und -Prüfung völlig vertraut waren, nicht aber über die Möglichkeit menschliche Versuchspersonen einzusetzen.[603]

Wegen seiner Beteiligung an den Fleckfieberversuchen in Buchenwald wurde Rose im August 1947 vom Amerikanischen Militärgerichtshof I im »Nürnberger Ärzteprozess« zu einer lebenslangen Haftstrafe verurteilt. Seine Malariaversuche in Heil- und Pflegeanstalten wurden dagegen nicht strafrechtlich verfolgt.[604] Nachdem zunächst seine Haftstrafe auf 15 Jahre verkürzt worden war, kam Rose bereits im Juni 1955 frei. Für seine Entlassung hatten sich nicht nur zahlreiche ehemalige Kollegen, sondern auch der unter dem NS-Regime wegen seiner jüdischen Herkunft diskriminierte Abteilungsleiter des Robert Koch-Instituts, Georg Henneberg, eingesetzt.[605] In zwei Disziplinarverfahren zur Aberkennung der Beamteneigenschaft vor den Bundesdisziplinarkammern Hamburg und Düsseldorf in den Jahren 1960 und 1963 wurde er nach erneuten Untersuchungen der Fleckfieberversuche im Konzentrationslager Buchenwald von einem Dienstvergehen freigesprochen.[606] Die Richter begründeten ihre Entscheidungen mit den aus heutiger Sicht unverständlichen Feststellungen, sein Verhalten habe nicht gegen die Forderung der Wissenschaft oder die Grundsätze des ärztlichen Ethos oder die damals in Deutschland geltenden gesetzlichen Bestimmungen verstoßen und auch nicht dazu beigetragen, das Ansehen Deutschlands und der deutschen Ärzteschaft in der Welt zu schädigen. Aufgrund des Freispruchs erhielt Rose eine Pension entsprechend seinen erworbenen Beamtenansprüchen.

Wie aus der oben genannten Korrespondenz ersichtlich, war Eugen Haagen auch nach seinen Wechsel an die Universität Straßburg weiterhin an Menschenversuchen beteiligt. Diese Experimente führte er sowohl im Sicherungslager Schirmeck als auch im Konzentrationslager Natzweiler im Elsass aus.[607] Haagen testete hier einen von ihm selbst entwickelten Fleckfieberimpfstoff, der aufgrund eines neuartigen Konservierungs- bzw.

Trocknungsverfahrens die Verwendung von lebenden in ihrer Virulenz abgeschwächten Erregern gestattete. Für seine Impfversuche, die Haagen im Auftrag der Wehrmacht und mit Unterstützung des Reichsforschungsrates durchführte, stellte ihm die SS im Jahr 1943 zunächst 100 Häftlinge und im darauffolgenden Jahr nochmals 200 Häftlinge zur Verfügung. Aus dieser letzten Gruppe erhielten 150 Personen Injektionen mit dem von Haagen entwickelten Impfstoff, die übrigen 50 dienten als Kontrollgruppe. Wie viele Menschen bei diesen Versuchen starben, ist bis heute nicht genau ermittelt. Nachweislich testete Haagen auch Gelbfieberimpfstoff an Insassen des Sicherungslagers Schirmeck.[608] Zur Prüfung des gleichfalls von ihm entwickelten Influenzaimpfstoffs wurden offensichtlich nur in geringem Umfang Häftlinge aus Schirmeck verwendet, in der Mehrzahl wurden Ärzte und Pflegepersonal – vermutlich aus dem Straßburger Bürgerspital – sowie nach anfänglicher Ablehnung durch den Chef des Wehrmachtssanitätswesens auch Angehörige von kasernierten Wehrmachtseinheiten herangezogen, wobei bei Letzteren von Seiten des Militärs auf die Freiwilligkeit der Impfung gepocht wurde.[609] Nicht abschließend geklärt ist, ob die von Haagen beabsichtigten Humanversuche im Rahmen seiner eigenen Hepatitisarbeiten noch durchgeführt wurden.[610] Darüber hinaus hielt Haagen enge Kontakte zu der Hepatitis-Forschergruppe um Karl Gutzeit (1893–1957) und Arnold Dohmen (1906–1980). Letzterer hatte auf Drängen Gutzeits im Herbst 1944 im Konzentrationslager Sachsenhausen mehrere Infektionsversuche an jüdischen Kindern und Jugendlichen sowie eine Leberpunktion unternommen.[611] In Nachkriegsvernehmungen bestritt Haagen (Abb. 21) jede Kenntnis von oder Beteiligung an diesen Versuchen, obwohl ihn Gutzeit nachweislich über geplante Menschenversuche im Rahmen seiner Forschungen informiert hatte.[612]

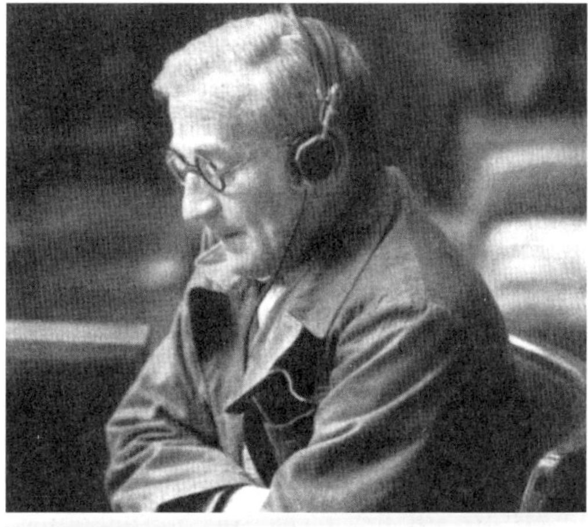

Abb. 21: Eugen Haagen bei seiner Zeugenvernehmung in Nürnberg, 1947

Haagen wurde 1952 wegen Menschenversuchen in elsässischen Konzentrationslagern von einem französischen Militärgericht zu lebenslänglicher Zwangsarbeit verurteilt. Nachdem 1954 in einem erneuten Prozess das Urteil auf 20 Jahre Zwangsarbeit reduziert worden war, kam Haagen durch den Einsatz der Arbeitsgemeinschaft der Westdeutschen Ärztekammern und der Bundesregierung bereits im Herbst 1955 frei.[613] Im darauffolgenden Jahr erhielt er eine Stelle bei der Forschungsanstalt für Viruskrankheiten der Tiere in Tübingen und später auch wieder finanzielle Unterstützung durch die DFG.[614] Zwei in den 1960er Jahren in Deutschland eingeleitete Ermittlungsverfahren wurden eingestellt.[615]

Sowohl Eugen Haagen als auch Gerhard Rose waren ebenso wie Eugen Gildemeister und Claus Schilling an Infektionsversuchen mit einkalkuliertem tödlichen Ausgang beteiligt, bei denen Menschen wie »guinea pigs« zur Qualitätsprüfung von Impfstoffen oder neuartiger Behandlungsmethoden eingesetzt wurden.

Die weniger bekannten Fälle

Neben den schon genannten Beispielen gibt es noch weitere, selbst heute nur wenig bekannte Fälle, in denen Mitarbeiter des Robert Koch-Instituts zum Teil erwiesenermaßen, zum Teil zumindest im Verdacht standen und stehen, Humanexperimente angeregt oder durchgeführt zu haben. Nachweislich zählte der Leiter der Pockenabteilung, Heinrich Gins, zu den direkt Beteiligten – allerdings nicht im Zusammenhang mit seinem Spezialgebiet »Pocken«, sondern im Rahmen seines zweiten, von ihm selbst gewählten Forschungsschwerpunktes, der Bakteriologie der Mundhöhle. Arbeiten hierzu hatte Gins bereits Ende der 1920er Jahre aufgenommen[616], im folgenden Jahrzehnt und während des Zweiten Weltkriegs forschte er – auch mit finanzieller Unterstützung der DFG – vor allem über die Bedeutung von Krankheitserregern bei der Entstehung von Karies und Paradentose.[617] Untersuchungen, die Gins in großem Umfang an Schülern, Soldaten sowie an Patienten eines Rheuma-Instituts unternahm, führten ihn zu dem Schluss, bei der Paradentose und anderen Entzündungen des Zahnfleisches handele es sich um eine von Spirillen (Schraubenbakterien) verursachte, übertragbare Infektionskrankheit.[618]

Zusätzlich zu seinen umfangreichen bakteriologischen Reihenuntersuchungen begann Gins Mittel zur Behandlung dieses von ihm als »Spirillose« bezeichneten Krankheitsbildes zu prüfen, und kooperierte in diesem Zusammenhang auch mit der pharmazeutischen Abteilung der IG Farben in Frankfurt/Höchst. Darüber hinaus arbeitete er an der Entwicklung eines spezifischen »Antispirillenserums« zur lokalen Anwendung und an einem Impfstoff auf der Basis von Spirillenaufschwemmungen zur subkutanen Injektion. Obwohl seine Forschungsansätze schon in den 1930er Jahren in der Zahnmedizin kritisch aufgenommen worden waren, konnte Gins sie gegenüber einflussreichen Institutionen wie dem Reichsforschungsrat und dem Wehrmachtssanitätswesen als bedeutsam für die weiteren Kriegsanstrengungen Deutschlands präsentieren und erreichte auf diesem Wege nicht nur eine weitere finanzielle Förderung, sondern im Jahr 1943 auch seine eigene UK-Stellung. Darüber hinaus ergriff er die Gelegenheit, seine Impfstoffbehandlung an Insassen von Konzentrationslagern zu testen. Auf welchem Wege die Genehmigung für diese Versuche zustande kam, lässt sich heute nicht mehr rekonstruieren. Nach eigenen Angaben aus dem Jahr 1947 war Gins von einem »SS-Arzt« auf die Möglichkeit hingewiesen worden, seinen Impfstoff an Häftlingen im Konzentrationslager zu erproben.[619] Nach bisherigen Forschungserkenntnissen, die aus Aussagen im sogenannten Mühldorf-Prozess sowie Gerichtsaussagen und Unterlagen von Gins aus den 1950er Jahren stammen, führte Gins mit weiteren Mitarbeitern im März und April 1945 in zwei Lagern bei Mühldorf[620] in Oberbayern derartige Versuche durch, nämlich in dem der Organisation Todt (OT) unterstehenden Lager Ecksberg sowie im Außenkommando des Konzentrationslagers Dachau in Mettenheim.[621] In die Überprüfung der ausschließlichen Impfstoffbehandlung wurden über 100 KZ-Häftlinge einbezogen, die im Abstand von mehreren Tagen entweder intravenös oder intramuskulär insgesamt drei Impfungen erhielten. Der Verlauf der Behandlungen wurde in Impfkontroll-Listen festgehalten. Danach traten bei den Häftlingen als Reaktion auf die Impfungen Schwellungen, Rötungen, Blutungen, Fieber auf. Zum Teil wurde eine Verbesserung, zum Teil keine Änderung des Krankheitszustandes registriert. Inwieweit der komplette Zahnverlust eines Häftlings – so die Aussage des Betroffenen während des Mühldorf-Prozesses – wirklich auf die Behandlung zurückzuführen ist, lässt sich heute nicht mehr rekonstruieren. [622] Ebenso ist fraglich, ob den Häftlingen die Teilnahme an dem Experiment freigestellt wurde, wobei ohnehin in einem Lagersystem kaum von einer Freiwilligkeit gesprochen werden kann.

Gins selbst hatte keine Skrupel, seine in Mühldorf durchgeführten Versuche nach Kriegsende im Rahmen seiner im September 1947 veröffentlichten, knapp 170-seitigen Monographie »Die übertragbare Zahnfleischentzündung (Spirillose)« ausführlich und beschönigend darzulegen.[623] Nach seiner Beschreibung führte er zunächst an insgesamt 50 OT-Männern mit deren Zustimmung kombinierte Behandlungsversuche mit dem von ihm entwickelten Impfstoff sowie dem Präparat »P«, einem hochchlorierten Kohlewasserstoff, durch. Welche konkreten Umstände zu den weiteren Versuchen mit reiner Impfstoffbehandlung im Lager der jüdischen KZ-Häftlinge führten, ließ Gins offen. Er verwies lediglich auf »den großen Eifer, ja die Begeisterung […], mit welcher sowohl der leitende Arzt des jüdischen Lagers, Prof. Szallay aus Budapest, wie auch die Zahnärzte den Plan aufgriffen und gefördert haben, für die Häftlinge etwas zu tun«.[624] Die Durchführung lag nach seinen Angaben vollständig in den Händen der Ärzte und Zahnärzte im jüdischen Lager. Ähnliches sagte er wenige Monate später während der Berufungsverhandlung im Rahmen seines Entnazifizierungsverfahrens aus.[625] Er verwies darauf, dass die »Behandlung auf Wunsch jüdischer Ärzte durch den Judenarzt eines jüdischen Lagers ausgeführt worden« sei, von dem er bis dahin keine Kenntnis gehabt habe.[626] Unter Berufung auf die geretteten Impfprotokolle gab Gins in seiner Monographie an, dass die meisten Injektionen reaktionslos vertragen worden seien, und sich selten örtliche Schwellungen und Rötungen gezeigt hätten. Nur in vier Fällen seien Allgemeinreaktionen in Gestalt von Schüttelfrost, Fieber, Müdigkeit und Unwohlsein aufgetreten. Bei nicht weniger als 70 Versuchspersonen sei schon am Ende der Impfstoffbehandlung eine Besserung zu verzeichnen gewesen.[627] Tatsächlich belegen die Impfprotokolle eine viel höhere Anzahl an Reaktionen wie Schmerzen, Rötungen, Blutungen, Kopfschmerzen, Fieber auf die Behandlung, als von Gins angegeben.

Bisher unbeachtet blieb, dass Gins in seiner 1947 publizierten Monographie auch Versuche seines Mitarbeiters, des Zahnarztes Dr. Walter Zschiegner, beschrieb, durch unmittelbare Übertragung von spirillenhaltigem Exkret von Mensch zu Mensch eine Zahnfleischentzündung zu erzeugen.[628] Gins machte keine Angaben, an welchen und an wie vielen Personen diese Versuche durchgeführt wurden. Er beschrieb jedoch die Übertragung an eine Versuchsperson, »die sich in der Rekonvaleszenz nach Fleckfieber befand«. Bei dieser Versuchsperson traten angeblich nach wenigen Tagen erste Entzündungserscheinungen am Zahnfleisch auf. Eine Therapie, so Gins, sei nicht durchführbar gewesen, »weil die Versuchsperson in klinische Behandlung kam«. Auf die Folgen der unterlassenen Therapie ging Gins allerdings ein: »Nach 8 Wochen war eine so starke Lockerung der unteren mittleren Schneidezähne eingetreten, daß die Entfernung unvermeidbar war!«

Auch wenn keine weiteren Anhaltspunkte vorliegen, so kann doch wegen der beschriebenen Fleckfiebererkrankung und der offensichtlich mangelnden klinischen Versorgung durchaus gemutmaßt werden, dass es sich bei den Versuchspersonen um KZ-Häftlinge oder Kriegsgefangene gehandelt hatte. Walter Zschiegner selbst, der seine Übertragungsversuche 1946 in der Zahnärztlichen Rundschau veröffentlicht hatte, gab in seiner Darstellung ebenfalls nichts über die herangezogenen Versuchspersonen und den Ort der Versuche preis.[629]

Insgesamt führte er acht Versuchspersonen ohne weitere Angaben zu Geschlecht, Herkunft, Alter, Beruf oder ähnlichem auf. Über die Art der

Erkrankung, nach der einer Versuchsperson mangels Behandlungsmöglichkeit der übertragenen Spirillose die unteren Schneidezähne entfernt werden mussten, klärte er die Leserschaft – im Gegensatz zu Gins – nicht auf.

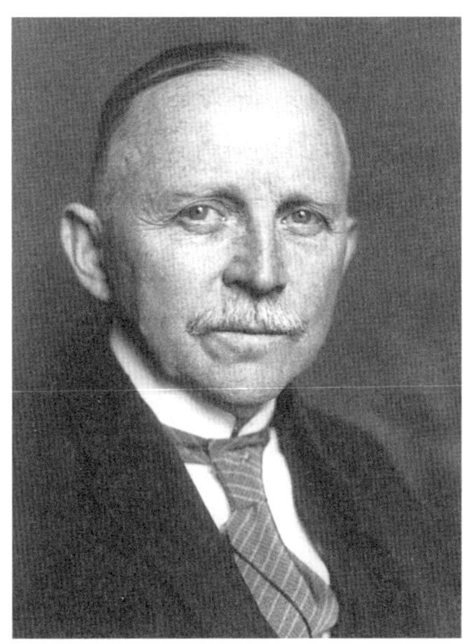

Abb. 22: Georg Lockemann, 1931

Auch der bereits 1937 aus Altersgründen pensionierte und während des Kriegs aufgrund des vorherrschenden Personalmangels wieder als Leiter der Chemischen Abteilung reaktivierte Georg Lockemann (Abb. 22) steht im Verdacht, Menschenversuche im Konzentrationslager angeregt zu haben. Eine derartige Vermutung legt zumindest ein Eintrag vom 10. Juni 1943 in das bereits mehrfach erwähnte sogenannte Ding-Tagebuch nahe. Dort heißt es:

> Auf Anregung des Robert Koch-Instituts, Berlin, (Prof. Dr. Lockemann) soll die Wirkung eines neuen Therapeutikums aus der Rhodanreihe – Otrhomin – im Menschenversuch erprobt werden. Zu diesem Zweck wurden am 10.6.1943 bezw. 18.6.1943 20 Personen der Reihe »Otrhomin« und 20 Personen zur Kontrolle (davon 10 Immunisierte und 10 Nichtimmunisierte) durch je 2 ccm. Typhusbazillenaufschwemmung in phys. Kochsalzlösung, gegeben in Kartoffelsalat, infiziert. Von den 40 Personen erkrankten 7 leicht und 23 mittel schwer. Weiterhin waren 6 ambulante Fälle zu verzeichnen. 4 Personen zeigten keine Krankheitserscheinungen.[630]

Laut Ding-Tagebuch wurden Fieberkurven und Krankheitsblätter der Reihe »Otrhomin« sowie der Kontrollreihe am 28. Juli bzw. am 5. August 1943 jeweils fertig gestellt und »nach Berlin übersandt«. Zwei Tage später, am 10. August 1943, wurden die Versuchsreihe abgeschlossen und die vorhandenen Unterlagen an den Seuchenreferenten im Reichsinnenministerium, Obermedizinalrat Werner Christiansen, abgegeben. Lapidar heißt es abschließend zu diesen Versuchen: »1 Todesfall (Kontrolle-Immunisierte)«.

Sowohl Lockemann als auch Christiansen wiesen nach dem Krieg jede Verantwortung für die vorgenommenen Versuche von sich. Nachdem Eugen Kogon (1903–1987) in seiner 1946 erschienenen Analyse »Der SS-Staat. Das System der deutschen Konzentrationslager« auch Lockemanns Anregung zur Durchführung der »Otrhomin«-Versuche zur Sprache gebracht hatte[631], gab dieser die eidesstattliche Erklärung ab, dass lediglich die wissenschaftliche Forschung, die zur Herstellung des »Othromins« geführt hatte – nämlich der Nachweis der stark keimtötenden Wirkung des Rhodans im sauren Magensaft – auf ihn und einen seiner Assistenten zurückgehe. Lockemann versicherte, er habe Ding-Schuler, der ihn im Anschluss an einen Besuch des Reichsinnenministeriums aufgesucht hatte, nur Sachauskünfte gegeben. Von den Versuchen, die im Konzentrationslager Buchenwald durchgeführt wurden, habe er erst aus Berichten des Ministeriums an das Robert Koch-Institut erfahren.[632] Ein 1958 gegen Lockemann eingeleitetes Verfahren wurde 1960 von der Staatsanwaltschaft Darmstadt eingestellt.[633] Dasselbe gilt auch für das gegen Christiansen eingeleitete Verfahren des Generalstaatsanwaltes beim Landgericht Berlin.[634] Bei seiner Vernehmung gab Christiansen an, er habe als Seuchenreferent lediglich die Entwicklung des »Othromins« angeregt und dieses im Selbstversuch getestet. Nachdem das Mittel zum Apothekenhandel zugelassen und den Gesundheitsämtern zum Einsatz empfohlen worden sei, habe ihm Staatssekretär Conti gelegentlich erklärt, er wolle das Mittel in einer SS-Einheit einsetzen lassen. Später seien ihm, Christiansen, ca. 30 Krankengeschichten (Fieberkurven) ohne Begleitbericht nur mit einem Handzettel »Herrn Obermedizinalrat Dr. Christiansen zur Auswertung« zugeleitet worden. Er habe aus diesen Krankenblättern entnehmen können, dass den Patienten Typhus-Bakterien in Kartoffelsalat verabfolgt und nach Krankheitsausbruch das Mittel Otrhomin als Heilmittel gegeben worden sei. Aus Sicht Christiansen handelte es sich um einen »völlig unsinnige[n] Versuch«, der auch ein Menschenleben gekostet habe, denn das Mittel könne nur vorbeugend, aber nicht heilend wirken. Die Krankenblätter seien daher für eine wissenschaftliche Auswertung unbrauchbar gewesen. Nach eigener Darstellung hatte Christiansen seine Auffassung gegenüber der Reichsgesundheitsführung schriftlich dargelegt. Da das Gericht sich aufgrund der vorliegenden Dokumente nicht in der Lage sah, die Angaben des Beschuldigten zu widerlegen, wurde das gegen ihn eingeleitete Verfahren 1961 eingestellt.

Schließlich ist auf die mögliche Beteiligung des Wissenschaftlichen Rates Hermann Gildemeister (1910–1964) an Menschenversuchen im Rahmen der Entwicklung eines Pestimpfstoffs im Zweiten Weltkrieg zu verweisen.[635] Der mit dem geschäftsführenden Direktor Eugen Gildemeister weder verwandte noch verschwägerte Hermann Gildemeister (Abb. 23) war 1938 in das Institut eingetreten und forschte dort in der von Hans Schlossberger[636] geleiteten Abteilung für experimentelle Therapie vor allem über bakterielle Ruhr.[637] Nach seiner Einberufung zum Kriegsdienst leitete er von 1940 bis 1943 die Hygienisch-bakteriologische Untersuchungsstelle der 20. Gebirgs-Armee in Rovaniemi in der finnischen Provinz Lappland. Hier entwickelte er nicht nur mehrere Immunseren, sondern auch einen eigenen polyvalenten Impfstoff aus bisher unbekannten Flexner-Bakterientypen, dessen Stämme er anlässlich einer Ruhr-Epidemie in einem Lager mit russischen Kriegsgefangenen gewonnen hatte. In einem »grösseren Versuch« testete er diesen Impfstoff an »250 Russen« und führte zudem vergleichende Experimente mit einem »ziemlich dünnen Flexnerimpfstoff« des Berliner Hygiene-Instituts durch.[638] 1943 wurde er von der »Front« zurückbeordert, um den Aufbau und die Leitung eines »Instituts für Mikrobiologie« auf der Sachsenburg bei Chemnitz zu übernehmen. Hierbei handelte es sich um ein Gemeinschaftsprojekt ziviler (Reichsinnenministerium, Staatssekretär Conti) sowie militärischer Stellen (Chef des Wehrmachtssanitätswesens) zur Entwicklung eines Pestimpfstoffs. Hintergrund dieser Institutsgründung war die in der nationalsozialistischen Staats- und Militärführung verbreitete Sorge vor einem eventuellen gegnerischen Angriff mit biologischen Waffen. Sie diente insofern defensiven Zwecken, abgesehen von der Feststellung, dass »Impfstoffe natürlich auch für offensive Zwecke genutzt werden können«.[639] Hitler selbst hat eine aktive biologische Kriegsführung und deren Vorbereitung zwar bis zum Kriegsende stets abgelehnt, aus Sorge vor einem eventuellen gegnerischen B-Waffenangriff aber »äußerste Bemühungen um Abwehrmittel und Abwehrmaßnahmen gegen etwaige Feindangriffe mit Bakterien« gefordert.[640]

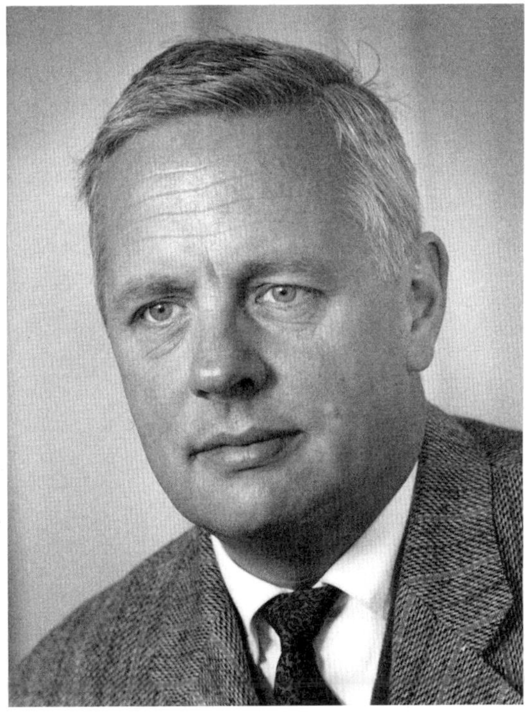
Abb. 23: Hermann Gildemeister, um 1960

Nach außen firmierte das Institut als Außenstelle des Robert Koch-Instituts, stand jedoch unter der Oberleitung der Wehrmacht, da bei der Impfstoffherstellung russische Kriegsgefangene als wissenschaftliches und technisches Personal eingesetzt werden sollten. Aufgrund seiner Doppelfunktion als Wissenschaftler im Robert Koch-Institut und Stabsarzt der Wehrmacht wurde H. Gildemeister die Stelle der

Institutsleitung übertragen, obwohl Eduard Boecker, der Leiter der Wutschutz-Abteilung, über eine größere fachliche Eignung verfügte. Boecker hatte bereits im Sommer 1942 einen Lebendimpfstoff gegen Pest aus dem Pariser Pasteur-Institut bezogen und erhielt in der Folgezeit vom Reichsforschungsrat finanzielle Unterstützung für die Entwicklung einer »Schutzimpfung gegen Pest vermittels lebender avirulenter Pest-Kulturen«.[641] Die fachliche Vorbereitung der Pestimpfstoffentwicklung auf der Sachsenburg ging wesentlich auf ihn zurück.

Nach vielfältigen Schwierigkeiten bei der Beschaffung geeigneter Peststämme sowie bei der Einrichtung der Laboratorien und des Gebäudeausbaues konnte die Produktion von Pestimpfstoff Ende November/Anfang Dezember 1944 aufgenommen werden.[642] Bis zur Besetzung der Sachsenburg durch sowjetische Truppen Anfang Mai 1945 waren etwa 50.000 Dosen Pestimpfstoff produziert worden.[643]

H. Gildemeister konnte nach Kriegsende zwar nach Berlin zurückkehren, dort wurde er jedoch am 17. Oktober 1945 verhaftet.[644] Ein Sowjetisches Militärtribunal verurteilte ihn am 5. September 1946 nach Art. 58–2 des Strafgesetzbuches der RSFSR wegen »medizinischer Versuche an Menschen« zu einer zehnjährigen Lagerhaft.[645] Angeblich hatte Gildemeister, so der Generalstaatsanwalt der Russischen Föderation in einem Schreiben an die Stiftung Sächsische Gedenkstätten im Jahre 2003, bereits vor seinem Einsatz in der Sachsenburg im Rahmen seines Dienstes bei der 20. Gebirgs-Armee in Nordeuropa an Experimenten mit Pest- und Milzbranderregern an 200 Kriegsgefangenen teilgenommen. Darüber hinaus wurde ihm ganz allgemein eine Beteiligung an der Biowaffen-Forschung vorgeworfen und konkret angelastet, im Februar 1945 100 ccm Pestserum und 200 ccm Pestimpfstoff an einen SS-Arzt namens Dr. Gross übersandt zu haben. Letzterer habe diese Mittel an vier sowjetischen Kriegsgefangenen getestet, wobei zwei der Impflinge gestorben seien. Außer Gildemeister wurde auch der Verwaltungsleiter der Sachsenburg, Fritz Oelzner, wegen einer Beteiligung an diesen Versuchen zu einer Strafe von acht Jahren verurteilt.[646] Durch Gnadenerweis kam Gildemeister im Mai 1955 frei und trat anschließend erneut in das Robert Koch-Institut ein; er starb jedoch bereits im Juni 1964 im Alter von 54 Jahren. Die Verurteilung Gildemeisters wurde auch im Jahr 2003 vom Generalstaatsanwalt der Russischen Föderation noch für rechtmäßig erachtet und eine Rehabilitierung abgelehnt. Eine Einsichtnahme in seine Strafakte zur Verifizierung der ihm zur Last gelegten Verbrechen ist nach russischer Gesetzgebung damit nicht möglich. Kontakte seitens des Robert Koch-Instituts zu dem in den sowjetischen Akten genannten SS-Arzt Gross bestanden tatsächlich insofern, als der eigentliche Pestexperte des Instituts, Boecker, im Herbst 1944 sowohl

Pestserum als auch Pestimpfstoff »als Gefälligkeitslieferung« an dessen Chef, Professor Kurt Blome (1894–1969), weitergegeben hatte. Letzterer war Ende April 1943 zum »Bevollmächtigten für Krebsforschung« im Reichsforschungsrat ernannt worden, wobei mit dieser Tätigkeit auch der Geheimauftrag verbunden war, »die forschungsmäßige Bearbeitung der die B-Mittel betreffenden Fragen zu koordinieren«.[647] Zu den von Blome verfolgten Projekten gehörte unter anderem der Aufbau einer offiziell als »Zentralinstitut für Krebsforschung, Reichsinstitut an der Reichsuniversität Posen« firmierenden Forschungsanlage auf dem Gelände des Klosters Nesselstedt in der Nähe von Posen, die auch der defensiven B-Waffenforschung dienen sollte.[648] Deren »Bakteriologische und Vakzine-Abteilung« wurde von dem SS-Sturmbannführer Karl Joseph Gross (1907–1967) geleitet, der bereits im Konzentrationslager Mauthausen Versuche mit Impfstoffen gegen Cholera und Typhus durchgeführt hatte.[649] Ob in Posen/Nesselstedt auch Humanexperimente mit Pestimpfstoffen vorgenommen wurden, wie im Nürnberger Ärzteprozess behauptet wurde, konnte bisher nicht nachgewiesen werden. Die für die Herstellung notwendigen Komponenten einschließlich des erforderlichen Erregermaterials standen nicht zuletzt dank der Hilfe des Robert Koch-Instituts seit November 1944 zur Verfügung. Die Absicht zu derartigen Versuchen wird in der medizinhistorischen Forschung vermutet, jedoch zugleich darauf verwiesen, dass für die Durchführung lediglich ein Zeitfenster von ca. zehn Wochen bis zur Einnahme des Instituts durch die Rote Armee verblieb.[650]

Der von der Russischen Generalstaatsanwaltschaft erhobene Vorwurf, Gildemeister habe Versuche mit Pest- und Milzbranderregern an 200 Kriegsgefangenen in Nordeuropa durchgeführt, beruht möglicherweise auf einer Verwechslung. Mit Sicherheit testete Gildemeister während seines Aufenthaltes in Finnland verschiedene Ruhrimpfstoffe an sowjetischen Kriegsgefangenen. Ob er derartige Experimente auch mit Pest- und Milzbrandimpfstoffen unternahm, erscheint angesichts der Tatsache, dass Gildemeister sich erst nach seiner Rückkehr aus Nordeuropa in die Pestforschung einarbeitete, eher unwahrscheinlich.

Erklärungsversuche

Zu Beginn der 1980er Jahre setzte in der deutschsprachigen medizinhistorischen Forschung eine intensive Auseinandersetzung mit der Beteiligung von Ärzten und Wissenschaftlern an nationalsozialistischen Medizinverbrechen ein. Untersucht wurden und werden nicht nur die von Medizinern angeregten und durchgeführten Humanexperimente in Konzentrationslagern, sondern auch die Beteiligung von Ärzten an der nationalsozialistischen Sterilisationspolitik, der von Medizinern geplante und durchgeführte Massenmord an hunderttausenden Psychiatriepatienten im Rahmen verschiedener »Euthanasie«-Aktionen sowie die ärztlichen Selektionen an der Rampe des Konzentrationslagers Auschwitz, bei denen in sekundenschnelle über Tod oder Leben der ankommenden Juden entschieden wurde.[651] Die seitdem entstandene Literatur über diese Verbrechen und die Forschungen nach ihren Ursachen ist kaum noch zu überblicken.[652] In diesen Untersuchungen werden zahlreiche Einzelbedingungen benannt, die erst in ihrer Summe einen befriedigenden Erklärungsansatz für die Verbrechen liefern können. Diese Einzelphänomene treffen in unterschiedlichem Ausmaß auch auf die Mitarbeiter des Robert Koch-Instituts zu, wie im Folgenden gezeigt werden soll.

Eine wesentliche Grundbedingung wird in der hohen Anfälligkeit von Medizinern für die NS-Ideologie gesehen. Ärzte beteiligten sich von Anfang an mit großer Zustimmung an der neuen nationalsozialistischen Bevölkerungspolitik und ihren erb- und rassenpflegerischen Maßnahmen wie Zwangssterilisation oder Ehegesundheitsgesetz. Dies war ohne Zweifel deshalb möglich, weil die Eugenik bereits in der Weimarer Republik zu einer neuen Leitwissenschaft in der Medizin aufgestiegen war.[653] Diese ärztliche Affinität zum Nationalsozialismus lässt sich durchaus auch am politischen Organisationsgrad ablesen. Was die Parteimitgliedschaft anging, so nahmen die Mediziner den ersten Platz unter allen akademischen Berufsgruppen ein: Fast 45 Prozent der Ärzte gehörten im Schlüsseljahr 1937 der NSDAP an.[654] Darüber hinaus waren Ärzte siebenmal häufiger in der SS vertreten, als ihr Anteil an der Gesamtbevölkerung ausmachte. Die Gründe für diese Überrepräsentation werden in der Faszination vermutet, die der Elitegedanke der SS auf Ärzte ausübte, zumal die scheinbar absolute Herrschaft der SS über Leben und Tod derjenigen des Arztes über ein Patientenschicksal durchaus ähnelte.[655]

Zwar gehörte mit Reiner Olzscha, der nach dem Krieg wegen seiner Spionagetätigkeit gegen die Sowjetunion hingerichtet wurde, nur ein einziger Wissenschaftler am Robert Koch-Institut der SS an, doch war der politische Organisationsgrad unter dem wissenschaftlichen Personal sehr hoch: Die Abteilungsvorsteher gehörten fast ausnahmslos der NSDAP und zusätzlich noch weiteren NS-Organisationen an; teilweise waren sie wie Gerhard Rose bereits vor 1933 Parteimitglied geworden und hatten wie Traugott Wohlfeil Schulungen für den Nationalsozialistischen Ärztebund übernommen.

Dass Wissenschaftler des Robert Koch-Instituts die Ideologie des Nationalsozialismus – insbesondere die nationalsozialistische Bevölkerungspolitik – in ihren Grundzügen teilten, zeigt sich nicht nur in Publikationen, wie denen von Heinrich Gins, Bruno Lange, Werner Fischer und Max Gundel, sondern auch in expliziten Äußerungen und Taten. Gundel, der 1937 nach seinem Ausscheiden aus dem Robert Koch-Institut zunächst die Leitung des Instituts für Hygiene und Bakteriologie des Ruhrgebietes in Gelsenkirchen und 1940 die Stelle eines Beigeordneten (Stadtrates) für Gesundheits- und Sozialwesen in Wien übernommen hatte, war in dieser Funktion nicht nur für die Durchführung der rassenhygienischen Maßnahmen des NS-Staates zuständig, sondern auch an der sogenannten Kindereuthanasie in der Klinik »Am Spiegelgrund« und an der Verfolgung und Deportation der Wiener Juden und »Zigeuner« beteiligt.[656] Antisemitische Ressentiments finden sich unter anderem bei Eugen Gildemeister, Eugen Haagen und Gerhard Rose. Letzterer erinnerte seinen Kollegen Haagen wiederholt daran, in seinen Publikationen Begriffe, die auf jüdische Wissenschaftler zurückgingen, durch neue Bezeichnungen zu ersetzen.[657] In einem Dienstreisebericht im Rahmen seiner Tätigkeit als Beratender Hygieniker der Volksdeutschen-Umsiedlung verwies Rose auf die große Bedeutung der Judenfrage im Gebiet Buchenwald und auf »Versuche von notorischen Juden, die sich in die Umsiedlung einschleichen« wollten.[658] Gildemeister wiederum gab bereits 1933 gegenüber einem Mitarbeiter der Rockefeller Foundation antisemitische Kommentare ab[659], und auch Haagen berichtete nach der Rückkehr von einem Auslandsaufenthalt im Oktober 1933 über die »Hetze« von emigrierten Juden in Paris, gegen die die französische Regierung zu wenig unternehme.[660]

Eine weitere Vorbedingung für die verbrecherischen Menschenversuche wird in dem grundsätzlichen Wandel gesehen, der sich im Nationalsozialismus in der Medizin vollzog. An die Stelle der bisher gültigen Individualethik trat eine Gemeinschaftsethik, d.h. die Richtschnur ärztlichen Handelns bildete nicht mehr der einzelne Patient, sondern ausschließlich der sogenannte Volkskörper. Die Förderung von Leistungsfähigkeit und Gesundheit des Einzelnen wurde dem Primat der Volksgemeinschaft untergeordnet.[661] Eine explizite Äußerung in diesem Sinne findet sich in den überlieferten Aussagen von Mitarbeitern des Robert Koch-Instituts nur im Falle von Heinrich Gins; sie kann jedoch durchaus verallgemeinert werden. Als Hygienikern, die vor allem in der Seuchenbekämpfung tätig waren und den Ausbruch von Epidemien zu verhindern hatten, stand ihnen ohnehin die Gesamtbevölkerung als zu schützende Einheit näher als der einzelne Patient.

Weiter wird im Zusammenhang mit der Frage nach den Bedingungen verbrecherischer Menschenversuche als wesentlicher Aspekt die den Nationalsozialismus kennzeichnende rassische und politische Hierarchisierung, d.h. die Differenzierung in Wertvolle und Minderwertige, sowie die bewusste Ausgrenzung, Stigmatisierung und Verfolgung von bestimmten Bevölkerungsgruppen genannt, die im Zuge der nationalsozialistischen Vernichtungspolitik und in der Kriegssituation zu einer bedenkenlosen Verwendung dieser als »minderwertig« definierten Menschen zu Versuchszwecken führte.[662] Der Medizinhistoriker Wolfgang U. Eckart hat sich konkret mit den Humanexperimenten im Bereich der hygienisch-bakteriologischen Forschung befasst und ausdrücklich auch die Forschungen von Schilling und Rose als Beispiele benannt. Geradezu exemplarisch demonstriert dieses Phänomen ein im August 1943 verfasstes Schreiben von Haagen an Rose, in dem es heißt:

> Ihrer Anregung folgend, die mit unserem neuen Fleckfieberimpfstoff Geimpften noch nach zu infizieren, um auch die antiinfektiöse Immunität sicherzustellen, habe ich mich inzwischen mit dem Hauptamt der SS in Verbindung gesetzt, **um genügend lebensunwertes Personenmaterial für diese Zwecke zu bekommen** [Hervorhebung A.H.-W.]. Falls meine Bemühungen erfolglos sein sollten, werde ich mich zwecks Unterstützung an Sie wenden. Inzwischen haben wir weitere 20 Personen geimpft und wieder einen recht erheblichen Titer erhalten, welcher weit über jenem liegt, wie man ihn mit dem abgetöteten Impfstoff erhält.[663]

Die hier von Haagen gebrauchten Bezeichnungen »lebensunwert« und »Personenmaterial« zeigen anschaulich die bedenkenlose Übernahme nationalsozialistischer Ideologie und Sprache in den Wortschatz und in das Gedankengut von Medizinern – mit tödlichen Folgen für die derartig Stigmatisierten.

Darüber hinaus verweisen Eckart und andere Autoren auf die Möglichkeiten zu einer schrankenlosen Forschung, die das NS-Lagersystem, aber auch die Heil- und Pflegeanstalten den Wissenschaftlern boten.[664] Dadurch konnte »auch individuellen Forschungsbedürfnissen und Karriereinteressen nachgegangen werden«. Dieser Aspekt trifft gleich auf mehrere Wissenschaftler am Robert Koch-Institut zu. Bereitwillig und ohne Skrupel nutzten sie die Chance, die der nationalsozialistische Staat ihnen während des Zweiten Weltkriegs bot, für ihre eigenen professionellen Forschungsinteressen aus.[665] Gins gab beispielsweise an, er sei von einem SS-Arzt auf die Möglichkeit hingewiesen worden, seinen Impfstoff an Häftlingen im Konzentrationslager zu erproben. 1942 hatte sich Fischer aus eigenem Antrieb an den Reichsarzt SS Grawitz mit der Bitte gewandt, im Konzentrationslager serologische Versuche an Zigeunern ausführen zu dürfen. Und Schilling hatte Conti anlässlich dessen Besuch in Italien im November 1941 mitgeteilt, dass er mit seinen Immunisierungsversuchen gegen Malaria so weit fortgeschritten sei, dass er »eine Erprobung seiner

Methode im größeren Maßstab für angezeigt« halte. Wie er sich die Durchführung dieser Versuche vorstellte, gab Schilling ebenfalls an:

> Über den Ort, wo ich arbeiten soll, muß Herr RGF. Conti die endgültige Entscheidung treffen. Maßgebend muß hierfür sein, daß die Versuchspersonen sich freiwillig, gegen kleine Vergünstigungen in der Kost o.ä. zur Verfügung stellen, und daß sie im Ganzen gesund und nicht durch lange Gefangenschaft zu sehr heruntergekommen sind. Mit Geisteskranken habe ich die Erfahrung gemacht, daß sie häufig sehr labil sind. Unter Kriegsgefangenen würde ich solche bevorzugen, die nicht aus Malariagebieten stammen.[666]

Schilling wollte seine Versuche also an einer größeren Anzahl von Lagerinsassen durchführen, der genaue Ort war ihm nicht wichtig. Die angebliche Freiwilligkeit der Versuchspersonen, die Schilling parallel anmahnt, erscheint angesichts seiner Menschen verbrauchenden Malariaforschung in Dachau paradox.

Auch wenn Gildemeister vorrangig durch die in seiner Abteilung konzentrierte Fleckfieberforschung an den skrupellosen Lagerexperimenten beteiligt war, so spielte offensichtlich auch bei ihm der Forscherehrgeiz eine zentrale Rolle. Dies hat die Staatsanwaltschaft Limburg bereits 1961 in ihrer Einstellungsverfügung zum sogenannten Fußgänger-Verfahren hervorgehoben. Dort wird Gildemeister neben Mrugowsky als treibende Kraft der Fleckfieberversuche in Buchenwald dargestellt. Sein Motiv, so die Begründung, sei das Bestreben gewesen, durch diese Versuche die Gleichwertigkeit des von ihm entwickelten Impfstoffs mit dem längst anerkannten Läuseimpfstoff nach Weigl beweisen zu können.[667]

Abschließend muss daher nochmals betont werden: Das Resümee der Festschrift zum 100-jährigen Gründungsjubiläum des Robert Koch-Instituts ist angesichts der aufgezeigten Fälle in großen Teilen zu revidieren. Nur von »einzelnen Wissenschaftlern« zu sprechen, ist eine unangemessene Verharmlosung. Vielmehr waren nur wenige der Abteilungsleiter nicht in der einen oder anderen Weise in die nationalsozialistische Vernichtungspolitik involviert. Die Namen der Beteiligten lesen sich wie das »Who is Who« der reichsdeutschen Hygiene und Mikrobiologie – auch wenn einige unter ihnen zum fraglichen Zeitpunkt nicht mehr im Dienst des Robert Koch-Instituts standen. Sie aber nicht in die Bilanz einzubeziehen, wäre angesichts der vielfältigen personellen Beziehungen und der in Einzelfällen nachweisbaren Nutzung institutioneller Ressourcen fahrlässig. Wissenschaftler wie Haagen oder Schilling müssen wegen ihrer Sozialisation am Institut und ihrer fortbestehenden Einbindung in das Instituts-Netzwerk als Mitglieder des Robert Koch-Instituts betrachtet werden, auch wenn sie mittlerweile an anderen Einrichtungen beschäftigt bzw. schon pensioniert waren.

Schwieriger ist die Frage zu beantworten, inwieweit das Robert Koch-Institut als Institution in die NS-Vernichtungspolitik involviert war. Das liegt erstens daran, dass das Robert Koch-Institut einen Teil seiner institutionellen Selbständigkeit temporär zwischen 1935 und 1942 einbüßte. Zweitens führte die Benennung von Institutsmitarbeitern für weitere Aufgaben und Positionen wie zu hygienischen Beratern der Wehrmacht oder der Volksdeutschen-Umsiedlung zu weitreichenden Überschneidungen. Ordnete Rose als Abteilungsleiter des Robert Koch-Instituts oder als Berater der Luftwaffe seine Institutsmitarbeiter an das Institut für Fiebertherapie der Luftwaffe ab? Drittens ist zu fragen, ob und inwieweit das Robert Koch-Institut überhaupt eine Institution im engeren Sinne darstellte. Zu heterogen waren möglicherweise die Aufgaben, zu disparat die Ziele und zu schwach eine gemeinsame Leitidee oder Handlungsmaxime, um das Robert Koch-Institut als eine homogene Einrichtung zu betrachten. Viertens ist zu berücksichtigen, dass sich das Robert Koch-Institut von dem wissenschaftlichen Aderlass und dem Verlust innovativer Forschungszweige in den frühen 1930er Jahren nicht erholte. Es war durch seine Aufgabenstellung wesentlich auf medizinische Zweckforschung ausgerichtet. Hierdurch und durch die Zugehörigkeit zum öffentlichen Gesundheitswesen war es viel enger in das NS-System eingebunden als andere Forschungseinrichtungen wie die Universitäten oder die Institute der Kaiser-Wilhelm-Gesellschaft. In dieser Funktion übernahm das Robert Koch-Institut wesentliche Aufgaben in der gesundheitlichen Versorgung der Bevölkerung. Hierzu gehörte insbesondere die Entwicklung, Herstellung und Prüfung von Impfstoffen. Die Versuche an den Insassen von Konzentrationslagern und anderen Zwangseinrichtungen erklärt dies jedoch nicht.

Anmerkungen

1 Koch, 1882, S. 221–230.
2 Den unmittelbaren Anlass zur Gründung gab ein Vortrag Kochs am 4. August 1890 auf dem 10. Internationalen Medizinischen Kongress in Berlin, in dem dieser erstmals über Substanzen berichtete, die im Tierversuch eine therapeutische Wirkung bei Tuberkulose gezeigt hatten, siehe Koch, 1891.
3 Zur Gründung des Robert Koch-Instituts siehe Gradmann, 1999, S. 29–52.
4 Gradmann, 2005, S. 253.
5 Gradmann, 1999, S. 39. Für das Institut Pasteur wiederum war das von Koch geleitete Hygienische Institut an der Berliner Universität Vorbild gewesen, siehe Mendelsohn, 1996, S. 280–299.
6 Otto, 1930, S. 90.
7 Evans, 1987, S. 289ff.
8 Gaffky, 1907, S. 7ff.
9 Preuß. Innenministerium an Preuß. Finanzministerium vom 4.7.1913, in: GStA I HA Rep 151 I C 9085; Gaffky an Kirchner vom 27.9.1915, in: GStA I HA Rep 76 VIII B 2921; Olpp, 1932, S. 140.
10 Preuß. Finanzministerium an Preuß. Innenministerium vom 5.10.1913, in: GStA I HA Rep 151 I C 9085.
11 Preuß. Innenministerium an Preuß. Finanzministerium vom 4.7.1913, in: GStA I HA Rep 151 I C 9085. Löffler stand zudem der Forschungsanstalt Insel Riems vor.
12 Preuß. Innenministerium an Preuß. Finanzministerium vom 10.10.1916, in: GStA I HA Rep 151 I C 9085.
13 Preuß. Innenminister an Preuß. Finanzminister vom 28.3.1917, in: GStA I HA Rep 151 I C 9085; Flügge an Kirchner vom 17.8.1915, in: GStA I HA Rep 76 VIII B 2921.
14 Allerhöchster Erlaß betreffend die Überweisung der Medizinalverwaltung von dem Ministerium der geistlichen, Unterrichts- und Medizinal-Angelegenheiten an das Ministerium des Innern, in: GS 1911, S. 21.
15 Gaffky an Kirchner vom 27.9.1915, in: GStA I HA Rep 76 VIII B 2921.
16 Vermerk vom 9.11.1932, in: GStA I HA Rep 76 Vc Sekt. 1 Tit XI Teil II Br. 32 Bd. 1.
17 Preuß. Innenminister an Preuß. Kultusminister vom 9.1.1933, in: ebd.
18 Prüll, 2003, S. 229ff; siehe auch die Personalakte RKI-Archiv, PA Morgenroth.
19 Abteilungsleiter und -direktoren an Präsidenten vom 27.4.1924, in: GStA I HA Rep 76 VIII B 2919.
20 Otto, 1930, S. 95.
21 Hüntelmann, 2009; Lundgreen, Horn et. al., 1986, S. 73f.
22 Reichsgesundheitsamt, 1926, S. 6; Weber, 1926, S. 1305–1308.
23 Hüntelmann, 2006, S. 299; Lundgreen, Horn et al., 1986, S. 73.
24 L. Lange, 1930, S. 1105–1108.
25 Enke, 2007, S. 251–286; Kossel, Frosch, 1930, S. 1–55; Gradmann, 2005, S. 297ff.
26 Moellers, 1950, S. 400. 1883 hatte Wilhelm I. ihn als Oberstabsarzt à la suite des preußischen Sanitätskorps gestellt, 1884 wurde er Oberstabsarzt 1. Klasse, 1887 Generalarzt 2. Klasse und 1901 von Wilhelm II. als Generalarzt mit dem Rang eines Generalmajors à la suite des Sanitätskorps gestellt.
27 Grunwald, 1980, S. 42.
28 Mendelsohn, 1996, S. 560ff; Briese, 2003, S. 298ff.
29 Vgl. hierzu Kap II.

30 Kunert, 1949, S. 9–23. Neufeld an Ministerium des Innern vom 21.1.1919 sowie 27.3.1920, in: GStA I HA Rep 76 VIII B Nr. 2916.

31 Gradmann, 2000, S. 75f.

32 Hüntelmann, 2006, S. 299.

33 Vgl. RKI-Archiv, PA Löwenthal, PA Blumenthal.

34 Kleine, 1949, S. 78ff.

35 Graffmann-Weschke, 1999. Siehe auch Zeugnis für Lydia Rabinowitsch-Kempner vom 19.12.1903, in: BAB R 86 Nr. 2638.

36 Der mit der Vertretung des Instituts beauftragte Wilhelm Dönitz schrieb am 24.3.1903 an den in Afrika weilenden Koch: »Gleich am Tag Ihrer Abreise brach im Institut eine Palastrevolution aus, indem mir die Herren Abteilungs- und Laboratoriumsvorsteher in corpore erklärten, daß sie nicht mit Frau Dr. Kempner unter einem Dache arbeiten wollten und daß sie von Ihnen ermächtigt wären, mir dies mitzuteilen und mich zu veranlassen, das Nöthige zu tun«, zitiert nach Graffmann-Weschke, 1999, S. 82. 1920 übernahm Rabinowitsch-Kempner die Leitung des Bakteriologischen Instituts am Krankenhaus Moabit, bis sie auf der Grundlage des »Gesetzes zur Wiederherstellung des Berufsbeamtentums« vom 7.4.1933 entlassen wurde.

37 Eingetreten bei Herrn Hartmann am 16.5.1908, siehe BAB R 86 Nr. 3633.

38 Zur Biographie Rhoda Erdmanns vergleiche Koch, 1985; Hoppe, 1989, S. 2–9; Schneck, 2000, S. 170–190. 1934 wurde Rhoda Erdmann aufgrund dubioser Vorwürfe und Verdächtigungen von der Universität entlassen.

39 Vergleiche die Zulassungen von Ausländern an wissenschaftlichen Instituten, in: BAB R 86 Nr. 3752–3754.

40 Neufeld an Pfeiffer vom 17.1.1929, Neufeld an Käthe Börnstein vom 3.1.1929, in: BAB R 86 Nr. 3793.

41 Zeugnis für Etinger-Tulczysnka ausgestellt am 20.6.1933 von Neufeld, in: BAB R 86 Nr. 3616.

42 Bleker, 2000, S. 123.

43 Bleker, 2000, S. 126.

44 Eckart, 2005, S. 244.

45 Laut Mitarbeiterverzeichnis des Robert Koch-Instituts besuchten zwischen 1900 und 1914 mindestens 15 US-amerikanische Forscher zur Aus- und Weiterbildung das Institut, darunter Mitarbeiter der Rockefeller-Instituts in New York und der John Hopkins-Universität in Baltimore.

46 Nach Abschaffung der Monarchie führte das Robert Koch-Institut den offiziellen Namen »Preußisches Institut für Infektionskrankheiten ›Robert Koch‹«.

47 Borowy, 2005, S. 30–56, S. 30; Weindling, 2002, S. 110; Der Völkerbund, 1923, S. 128–133.

48 Hüntelmann, 2007.

49 Neufeld hatte zunächst seine »heftige Abneigung gegenüber dem Völkerbund geäußert, siehe Borowy, 2005, S. 35. Später hatte er jedoch gemeinsam mit Wilhelm Kolle, dem Direktor des Frankfurter Instituts für experimentelle Therapie, seine Bereitschaft zur Teilnahme an der Londoner Sitzung erklärt, Auskunft Axel Hüntelmann. Trotzdem nahm nicht Neufeld, sondern Hans Sachs (Heidelberg) an der Tagung teil, siehe GStA I HA Rep 76 VIII B Nr. 2936.

50 Otto, 1922, S. 926f.

51 Preuß. Ministerium für Volkswohlfahrt an Preuß. Finanzministerium vom 10.11.1923, in: GStA HA I Rep 151 I C Nr. 9086. Otto gehörte auch zur deutschen Delegation bei der Internationalen Sanitätskonferenz im Frühjahr/Sommer 1926 in Paris, in der über die Aktualisierung des internationalen Sanitätsabkommens beraten wurde, siehe Otto, 1926, S. 1694–1696.

52 Eckart, 1997, S. 508.

53 Kleine an Neufeld vom 25.11.1925, in: GStA I HA Rep 76 VIII B 2920; Kleine, 1928, S. 566–568. Bereits 1921 hatte die Britische Regierung Kleine gestattet, Versuche zur Prüfung des Trypanosomenmittels Bayer 205 in Nord-Rhodesien vorzunehmen, siehe Kleine, 1924, S. 367–369.

54 75 Jahre Robert Koch-Institut, 1966, S. 45.

55 Der erste Direktor des Hospitals des Rockefeller Institute for Medical Research, Rufus Cole (1872–1966), hatte 1903/04 in der Serologischen Abteilung am Robert Koch-Institut gearbeitet. Siehe Miller, 1979, S. 121f. William H. Welch (1850–1934), der Präsident des Board of Scientific Directors am Rockefeller-Institut, hatte Robert Koch 1877 in Breslau kennen gelernt, Brock, 1988, S. 270ff. Welch hatte sich zweimal vergeblich bemüht, in Kochs Laboratorium im Kaiserlichen Gesundheitsamt arbeiten zu können, siehe S. Flexner, J. Th. Flexner, 1948, S. 116, 120.

56 Preuß. Ministerium für Volkswohlfahrt an Neufeld vom 18.10.1927, in: RKI-Archiv, PA Kauffmann. Wegen einer Erkrankung konnte Kauffmann die Reise allerdings nicht antreten.

57 Neufeld an Preuß. Minister für Volkswohlfahrt vom 7.8.1926, in: RKI-Archiv, Nachlass Neufeld.

58 Vgl. hierzu die Korrespondenz in der Simon-Flexner Collection als Microfilm im RAC.

59 Neufeld an Preuß. Minister für Volkswohlfahrt vom 10.12.1927, in: GStA I HA Rep 76 VIII B Nr. 2936; Coca an Sawyer vom 4.1.1928, in RAC, RF RG 1.1. series 717 A box 2 Nr. 69; Adelsberger, 2001, S. 138ff.

60 Bis zum 14.5.1930 waren mindestens 700 Patienten auf der Beobachtungsstelle untersucht worden, siehe Adelsberger, 1930, S. 577–599.

61 Zur Notgemeinschaft in der Weimarer Republik vgl. Flachowsky 2008, Hammerstein, 1999.

62 Siehe 3.–10. Bericht der Notgemeinschaft der Deutschen Wissenschaft, 1924–1931; Anträge und Bewilligungen in: BAB R 86 Nr. 2749.

63 Rundschreiben des RIM vom 26.10.1928, in: GStA I HA Rep 151 I C Nr. 9086; Aufzeichnung vom 12.11.1928 über das Ergebnis der Besprechung im Reichsministerium des Innern am 7.11.1928 betreffend Expedition Kleines zu Forschungszwecken, in: BAB R 1001 Nr. 5894.

64 Henneberg, 1989, S. 27ff.

65 Fortner, 1964, S. 134f.

66 Tagebucheintrag George K. Strode vom 21.4.1928, in: RAC RF RG 1.1 series 717A box 2 Nr. 69

67 Neufeld an Strode vom 7.9.1932, Neufeld an Lambert vom 17.9.1932, in: RAC RF RG series 1.1 box 5 Folder 49; Bewilligung vom 28.10.1932, in: RAC RF RG 1.1 series 717A box 2 Nr. 69.

68 Forschungsbeihilfe für Schilling vom 30.1.1932, in: RAC RF RG 1.1 series 717A box 2 Nr. 69; Forschungsbeihilfe für Friedemann vom 28.10.1932, in: RAC RF RG 1.1 series 717 A box 12 Nr. 105.

69 Tagebucheintrag vom 28.10.1930, in: RAC Diary O'Brien.

70 Neufeld an Preuß. Minister für Volkswohlfahrt vom 22.4.1930, in: GStA I HA Rep 76 VIII B Nr. 2903.

71 Vgl. hierzu die Kassenanschläge in BAB R 86 Nr. 2850. Die Angaben in 75 Jahre Robert Koch-Institut, 1966, S. 21 und in Hubenstorf, 1994, S. 439 finden dort keine Bestätigung.

72 1924 war bereits die Zahl der Assistentenstellen von 13 auf 11 reduziert worden, siehe Preuß. Ministerium für Volkswohlfahrt an Preuß. Finanzministerium vom 31.12.1929, in: GStA I HA Rep 76 VIII Nr. 2903.

73 Neufeld an Flexner vom 10.6.1931, in RAC, Simon Flexner Papers der American Philosophical Society (MF). Mehrfach hatte Neufeld – allerdings vergeblich – auch die Rockefeller Foundation um finanzielle Unterstützung eines Institutsneubaues gebeten. Siehe Tagebucheintrag S.M. Gunn vom 28.10.1928, Flexner an Russell vom 29.6.1931, in: RAC, RF RG 1.1 series 717A box 2 Nr. 69

74 Hubenstorf, 2007.

75 Prüll, 2003, S. 229ff; siehe auch RKI-Archiv, PA Morgenroth.

76 Levinthal an Preuß. Minister des Innern vom 20.3.1933, in: RKI-Archiv, PA Levinthal.

77 Der frühere Institutsassistent Joseph Fortner berichtete in den 1960er Jahren, dass nach der Machtübernahme aus den Kreisen der Verwaltung und des technischen Personals neue »Führernaturen« auftauchten. Die erste Aktion sei die Verbrennung der schwarz-rot-goldenen Flagge durch den Kassenvorsteher auf dem Institutshof gewesen, vgl. Fortner, 1964, S. 567.

78 Liste Lohnempfänger, in: RKI-Archiv, Nr. 803.

79 Die Abteilungsleiter Gins und Lockemann hatten von 1919 bis 1933 der DVP, Richard Otto von 1926 bis 1933 der DVNP angehört, siehe Angaben in den Personalblättern: in RKI-Archiv Sachakten Nr. 806; Angaben Ottos vom 28.6.1940, in: BAB R 4901 Nr. 15213.

80 Kleine vom 31.3.1933, in: RKI-Archiv, PA Levinthal. Zu diesem Zeitpunkt verfügte das Institut über insgesamt 3 Oberassistenten (Blumenthal, Levinthal, Ulrich) und 5 Assistenten (Fortner, Munter, Kauffmann, Loewenthal, Silberstein), d.h. 6 der 8 planmäßigen Assistenten bzw. Oberassistenten mussten das Institut verlassen.

81 Ausgeschiedene Mitarbeiter des Robert Koch-Instituts, in: RKI-Archiv Sachakten Nr. 806.

82 Fortner, 1964a, S. 568.

83 Zeugnis für Adelsberger vom 22.5.1933, Zeugnis für Etinger-Tulzcynska vom 30.6.193, Zeugnis für Kleeberg vom 19.8.1933, in: BAB R 86 Nr. 3616; Hubenstorf, 1994, S. 395ff.

84 Hubenstorf, 2007.

85 Hubenstorf, 1994, S. 398f; Fortner, Gins, Henneberg, Marcuse, 1964, S. 137–139.

86 Kauffmann, 1969, S. 118ff.

87 Hubenstorf, 2007. Zum weiteren Lebensweg der entlassenen Wissenschaftler Hubenstorf, 1994, S. 395ff.

88 Silberstein, 1994, S. 49ff.

89 Telefonische Auskunft ihrer Enkelin Sarah Ettinger-Greenberg, Tel Aviv.

90 Zeugnis vom 19.8.1933, in: BAB R 86 Nr. 3616; Walk, 1988, S. 196.

91 Schriftliche Auskunft Frau Schure vom 21.7.2007, Landesarchiv Berlin; mündliche Auskunft Urkundenstelle Standesamt Tiergarten vom 4.10.2007.

92 Zu Blumenthal siehe Entschädigungsakte Reg. Nr. 3.945I im BLBO, Entschädigungsbehörde.

93 »Der Robinson vom Tegeler See«, in: Berliner Kurier vom 14.4.1946.

94 Adelsberger, 2001.

95 Fortner, 1960, S. 336–338.

96 Lösch, 1997, S. 262 Anm. 67; Gutachten von Prof. Tiede vom 13.7.1937, in: HUA UK L 190 Bd. 2.

97 Kleine an das Preuß. Wissenschaftsministerium durch das Innenministerium vom 17.11.1933, in: RKI-Archiv, PA Bruno Lange, Beiakten: »Ich bitte, bei der Neubesetzung von Lehrstühlen der Hygiene Mitglieder unseres Instituts gütigst berücksichtigen zu wollen. Vor dem Kriege pflegte es zu geschehen [...]. Dann lockerten sich leider die Beziehungen zur Universität mehr und mehr, die fester zu knüpfen sich jetzt vielleicht Gelegenheit bieten dürfte. Der Abteilungsleiter Professor Dr. Bruno Lange [...] ist meines Erachtens eine besonders geeignete Persönlichkeit für eine Hygieneprofessur.«

98 Kleine an Preuß. Minister des Innern vom 8.9.1933, in: BAB R 86 Nr. 2937. Das Ministerium reagierte darauf mit dem Hinweis, die nichtarische Abstammung eines Ausländers sei kein Grund, ihn von Arbeiten in deutschen Instituten auszuschließen. Er sei jedoch wie bisher üblich auf den diplomatischen Weg zu verweisen, dann könne der Staat selbst prüfen, »welche Ausländer zugelassen werden können«. Preuß. Minister des Innern an Kleine vom 6.10.1933, in: BAB R 86 Nr. 293.

99 Pensioniert wurden Kleine, Koch, Schilling, Lockemann und Schiemann; Versetzungen erlebten Otto (nach Frankfurt), Boecker (vom Untersuchungsamt in die Wutschutzabteilung), Bruno Lange (von der Seuchen- in die Tbc-Abteilung).

100 Vergleiche hierzu Korrespondenz in RKI-Archiv PA Josef Koch.

101 Hubenstorf, 1994, S. 392.

102 Fortner, 1960, S. 337.

103 Mendelsohn, 1999, S. 265f.

104 GstA I HA Rep 76 VIII B Nr. 2921.

105 Neufeld an Lambert vom 29.8.1933: »[...] as the ministry followed my advice to make my friend Dr. Kleine to succeed me«, in: RAC RF RG 6.1 series 1.1. box 5 Folder 49.

106 Preuß. Staatsministerium des Innern an Preuß. Ministerpräsident und sämtliche Preuß. Staatsminister vom 30.6.1933, in: GStA I HA Rep 90 Nr. 964.

107 Mendelsohn, 1999, S. 265; Fortner, 1960, S. 337.

[108] Tagebucheintrag G.K. Strode vom 18.4.1933, in: RAC RF RG 1.1 series 717A box 2 Nr. 69.
[109] Neufeld an Lambert vom 29.8.1933, in: RAC RF RG 6.1 series 1.1 box 5 Folder 49.
[110] Lambert an O'Brien vom 20.10.1934, Details of Information (o.D.) betr. Forschungsbeihilfe für Neufeld für 1935, Neufeld an O'Brien vom 2.4.1936, in: RAC RF RG 1.1 series 717A box 2 Nr. 69.
[111] Hubenstorf, 1994, S. 392.
[112] Kleine an Auswärtiges Amt vom 8.12.1933, in: BAB R 1001 Nr. 5894, Bl. 202.
[113] Entwurf des Preuß. Ministers des Innern zur Ausfertigung einer Bestallung Lentz' zum Präsidenten des Robert Koch-Instituts, o.D. [Mitzeichnungen vom 31.8.1934], in: BAB R 1501 Nr. 208599.
[114] Frick an Staatssekretär im Preuß. Innenministerium Grauert vom 17.9.1934, in: BAB R 1501 Nr. 208599/alt PA 8599. Unabhängig von dieser Anweisung dürfte auch die Zugehörigkeit zur Freimaurerloge die Ernennung von Lentz verhindert haben. Angesichts der unnachgiebigen Verfolgung durch die SS und Teile des Ministeriums bat Lentz am 2.3.1935 um seine Versetzung in den Ruhestand.
[115] Fortner, 1964, S. 568.
[116] Reichsinnenministerium an Robert Koch-Institut vom 2.2.1935, in: BAB R 86 Nr. 3620.
[117] Liese, 1962, S. 50.
[118] Reiter, 1936, S. 23.
[119] Zur Biographie Reiters Maitra, 2001; Labisch, Tennstedt, 1985, Teil 2, S. 477–479; Eppinger, Schmitt, Meurer, 2006, S. 336–339.
[120] Maitra, 2001, S. 394f.
[121] Reiter, 1939, S. 243.
[122] Hubenstorf, 1994, S. 356, 434.
[123] Vgl. Korrespondenz in GStA I HA Rep 76 Vc Sekt 1 Tit. XI Teil 2 Nr. 22 Bd. 7.
[124] RAC RF RG 1.1 series 717A box 2 Nr. 68: Eugen Gildemeister.
[125] Fortner, Geschichtliche Notizen, S. 569.
[126] Tagebucheintrag vom 26.5.1933, in: RAC RF 12.1 Diaries box 34 folder Robert A. Lambert 1932/1933.
[127] RGVA Moskau (Sonderarchiv) Fond k Opis 3 Delo 12. Ich danke Dietmar Schulze für die Dokumente. Auch Ekkehard Hailer hatte in der Weimarer Republik der DVP angehört.
[128] Haagen war nach eigenen Angaben bereits während seines dreijährigen Aufenthaltes in New York bis zum 31.12.1933 Mitglied der NSDAP New York, Fragebogen o.D. [nach 1935/36] über Zugehörigkeit zur NSDAP etc, siehe RKI-Archiv, PA Haagen, Beiakte. Der Virusforscher Thomas Rivers am Rockefeller-Institut bezeichnete Haagen in seinen Erinnerungen als »an ardent Nazi, got mixed up in the affairs of the German-American Bund in New York«, siehe Rivers, 1967, S. 415.
[129] Laut Klee, 2003, S. 540 trat Schlossberger 1937 in NSDAP ein, Es finden sich jedoch keine Unterlagen hierüber in BAB BDC bzw. RKI-Archiv. Nach Auskunft von Susanne Zimmermann ist es unsicher, ob Schlossberger Parteimitglied war. Von 1922 bis 1933 gehörte Schlossberger der DNVP an, RKI-Dachboden, Personalblätter, Nr. 806.
[130] Nicht eingetreten waren Ekkehard Hailer und Ludwig Lange.
[131] Stümer, 1939, S. 298.
[132] Tätigkeitsbericht RKI 1936/1937, S. 529–577.
[133] Tätigkeitsbericht RKI 1938/1939, S. 604.
[134] BAB Z II 1875 A 4; Eckart, Gradmann, 2006, S. 699; UAH PA 909.
[135] Hubenstorf, 1994, S. 411ff. Eckart, Gradmann, 2006, S. 697–718 mit weiteren Literaturhinweisen.
[136] Hubenstorf, 1994, S. 418.
[137] Forsbach, 2006, S. 113ff.
[138] Forsbach, 2006, S. 116f. Die im RKI-Archiv überlieferte Personalakte Traugott Wohlfeils wurde nach 1945 »gesäubert«. Sie beginnt mit Seite 11, es fehlen ein Lebenslauf sowie weitere Seiten.
[139] Rose an Kriebel vom 29.8.1935 (Abschrift), in: BAB ZB II 1875 A4.
[140] Gotschlich an Präsident des Robert Koch-Instituts vom 22.10.1933, in: RKI-Archiv, PA Max Gundel.

141 Forsbach, 2006, S. 115ff.
142 Rodenwaldt an Dekan vom 5.3.1938, in: UAH PA 909.
143 Vgl. hierzu die umfangreiche Korrespondenz in BAB ZB II 1875 A 4.
144 Die 1938 vor allem von Heinz Zeiss betriebene Einrichtung einer Professur für Tropenmedizin und -hygiene an der Medizinischen Fakultät der Universität Berlin und ihre Besetzung mit Gerhard Rose scheiterte an der Ablehnung des Reichswissenschaftsministeriums, siehe Korrespondenz in HUA Med. Fak. 1440.
145 Reiter an Reichsinnenministerium vom 14.12.1936, in: BAB R 86 Nr. 3764.
146 BAB R 86 Nr. 2850.
147 Vgl. hierzu BAB ZB II 1875 A 4.
148 Reiter an Heeressanitätsinspektion vom 8.3.1937, in: BAB R 86 Nr. 4147.
149 Zimmermann, 2000, S. 39ff. Zu Haagens umstrittener Ernennung siehe BAB R 4901 Nr. 13503 sowie Vermerk vom 7.12.1943: Beurteilung Zeiss in BAB, PK P 106
150 Parteikanzlei an Reichserziehungsministerium vom 8.5.1943, in: BAB R 4901 Nr. 13503.
151 Maitra, 2001, S. 196ff.
152 Symptomatisch für diese generelle Tendenz ist die handschriftliche Notiz von Reichsinnenminister Wilhelm Frick (1877–1946) vom 18.4.1942 zu einem Zeitungsausschnitt über die Preußische Landesanstalt für Lebensmittel, Arzneimittel- und gerichtliche Chemie: »Dr. Conti zur Äußerung, ob nicht auch diese Preuß. Landesanstalt reif zur Verreichlichung ist«. Siehe BAB R 1501 Nr. 3594. Siehe auch BAB R 1501 Nr. 145.
153 Liese, 1962, S. 51.
154 Süß, 2003, S. 48f, S. 212ff.
155 Hubenstorf, 1994, S. 440ff.
156 Tätigkeitsbericht RKI 1941/1942, 1943, S. 147.
157 Begründung im Haushaltsplan, in: BAB R 1501 Nr. 142.
158 Süß, 2003, S. 160ff; Schmidt, 2007, S. 180ff.
159 Lüdtke, 1999, S. 4.
160 Krüger, Schneck, Gelderblom, 2000, S. 1713–1717.
161 Munk, 1995, S. XI.
162 Gins, 1916, S. 140.
163 Otto, Munter, 1921, S. 1579–1581; dies., 1922, S. 302–327. Vergleiche Lüdtke, 1999, S. 18ff.
164 Levinthal, 1925, S. 1441–1444 und 1480–1485.
165 Levinthal, 1930, S. 654; Lillie, 1930a, S. 773–778; Coles, 1930, S. 719; ders., 1930b, S. 1011–1012; Fortner, 1964b, S. 134f.
166 Rhoda Erdmann verwies gegenüber dem Preuß. Wissenschaftsministerium am 11.12.1933 darauf, dass sie Haagen und Paul Caffier »in sehr gute Stellungen« gebracht habe, die diese natürlich nicht verlassen wollten, um ihre Nachfolge anzutreten, siehe BAB R 4901 Nr. 1461.
167 Geschäftsbericht des Reichsgesundheitsamts für das Kalenderjahr 1928, in: BAB R 86 Nr. 4274.
168 Rivers, Haagen, Muckenfuss, 1929a, S. 665–672; dies., 1929b, S. 673–685; Geschäftsbericht des RGA für das Kalenderjahr 1929, in: BAB R 86 Nr. 4274.
169 Möllers, 1936, S. 13. Reisebericht vom 27.2.1934, in: BAB, R 86 Nr. 4125, Rivers, 1967, S. 414.
170 Haagen an Präsident RGA, o.D. (Eingang 20.4.1932), in: BAB R 86 Nr. 4125, Reisebericht Haagen vom 27.2.1934, in: BAB R 86 Nr. 4125, Sawyer, Kitchen, Lloyd, 1932, S. 954f.
171 Haagen, Theiler, 1932a, S. 145–158; Haagen, Theiler, 1932b, S. 435–436; Haagen, 1933, S. 237–254.
172 Russell an Haendel (RGA) vom 6.4.1932, in: BAB R 86 Nr. 4125: »His work has been extremely satisfactory and he has succeeded beyond our expectations in the investigations he has been carrying on with yellow fever virus in tissue cultures.«
173 Bergstrand, 1964, S. 347–350.
174 Vergleiche insgesamt hierzu das Publikationsverzeichnis Haagens in: Wechsler, 2005, S. 120ff.
175 Vergleiche Haagens DFG-Förderakte BAB R 73 Nr. 11398. Zur Entwicklung der DFG im Nationalsozialismus vgl. Flachowsky, 2008.

176 Woodruff, Goodpasture, 1931, S. 209–222.
177 Haagen, 1939, S. 436–444; ders., 1936, S. 360–407.
178 Gesetz zur Bekämpfung der Papageienkrankheit (Psittacosis) und anderer übertragbarer Krankheiten vom 3.7.1934, in: RGBl. 1934 I, S. 532–534.
179 1934 kam es reichsweit zu fünf Laborinfektionen, die in zwei Fällen tödlich endeten, siehe Über das gehäufte Auftreten der Psittakose. II. Mitteilung von Joseph Fortner und Rudolf Pfaffenberg vom 20.5.1935, in: BAB R 86 Nr. 2741.
180 Fortner führte u. a. Züchtungsversuche des Psittakose-Erregers in bebrütetem Hühnerei nach dem Verfahren von Woodruff/Goodpasture durch, siehe Fortner, 1936, S. 286–297.
181 Haagen, Crodel, 1936, S. 20–27; Reiter, 1939, S. 368.
182 Haagen, Mauer, 1938, S. 81–88.
183 Berliner illustrierte Nachtausgabe vom 1.12.1938. Siehe auch Experimente mit dem Tode in: Deutsche Illustrierte vom 10.1.1939.
184 Haagen, Dscheng-Hsing, 1939, S. 345–350.
185 Reiter, 1939, S. 368.
186 Wenckebach, Kunert, 1937, S. 1006–1008.
187 Gildemeister, Haagen, Scheele, 1929, S. 309–314; Haagen, Gildemeister, Crodel, 1932, S. 478–482.
188 Vergleiche Schriftwechsel in: RAC RF RG 1.1 series 717A box 2 Nr. 68.
189 Gildemeister, 1933, S. 877–879.
190 Sabin, Olitsky, 1936, 357–359; Enders, 1952, S. 639–643. Die Züchtung der Poliomyelitisviren in verschiedenen Gewebekulturen gelang erst 1949 durch John Franklin Enders (1897–1985), Frederick C. Robbins (1916–2003) und Thomas H. Weller (*1915), die hierfür 1954 den Nobelpreis für Medizin erhielten.
191 Berry, Slavin, 1943, S. 305–313; Olitsky, 1940, S. 113–127.
192 Brandt, 2004, S. 80f.
193 Gausemeier, 2005, S. 224ff.
194 AEG-Forschungsinstitut an Robert Koch-Institut vom 20.7.1939, in: R 86 Nr. 3687; Brüche, 1940, S. 2–8.
195 Quing, 1995. Darüber hinaus entwickelte Manfred von Ardenne (1907–1997) zeitgleich in seinem Privatlaboratorium in Berlin-Lichterfelde ein Raster-Elektronenmikroskop, siehe Barkleit, 2006, 55ff.
196 Jakob, Mahl, 1940, S. 77.
197 Quing, 1995, S. 76ff. Für seine grundlegenden elektronenoptischen Arbeiten und die Konstruktion des ersten Elektronenmikroskops erhielt Ernst Ruska 1986 den Nobelpreis für Physik.
198 Jakob, Mahl, 1940, S. 77–87; Jakob, 1941, S. 8–11
199 Brüche, Haagen, 1939, S. 809–811.
200 Kausche, Pfannkuch, Ruska, 1939, S. 292–299; Ruska, Borries, 1939, S. 155–169.
201 Haagen, 1940, S. 88–90.
202 Gildemeister an Scholling vom 23.10.1940, in: BAB R 86 Nr. 3687. Die Aufstellung des Elektronenmikroskops erforderte besondere Baumaßnahmen, siehe Präsident Pr. Bau- und Finanzdirektion an AEG-Forschungsinstitut vom 17.9.1940, in: BAB R 86 Nr. 4156.
203 Ramsauer an Gildemeister vom 26.9.1941, in: BAB R 86 Nr. 4156.
204 Brüche, 1940, S. 8. Siehe auch Anlage zu RKI an AEG vom 4.4.1941, in: BAB R 86 Nr. 4156.
205 Anlage zu Ramsauer an RKI vom 26.9.1941, in: BAB R 86 Nr. 4156.
206 RMdI an AEG vom 29.12.1941, in: BAB R 86 Nr. 4156.
207 Bericht über die Aufstellung, die Arbeit und das Schicksal des Siemens-Elektronenmikroskops (E.M.), 11. Oktober 1945, in: RKI-Archiv, Ordner »historische Anfragen 1927–1986; 75 Jahre Robert Koch-Institut, S. 56. Falk Müller verdanke ich den Hinweis auf den BIOS Final Report Nr. 1671 »Electron Microskopy in Germany«, der ebenfalls ein AEG-Elektronenmikroskop im Robert Koch-Institut auflistet.
208 Emmel, Jakob, Gölz, 1942, S. 254–258 (bzw. 344–348); Emmel, Gölz, Jakob, 1942, S. 573–575.
209 Bericht über die Aufstellung, die Arbeit und das Schicksal des Siemens-Elektronenmikroskops; 75 Jahre Robert Koch-Institut, 1966, S. 56. Zudem wurde 1944 im Institut

für Mikrobiologie, einer 1943 errichteten Außenstelle des Robert Koch-Instituts in der Sachsenburg bei Chemnitz, auf Betreiben von Hellmut Haubold, dem Leiter der ebenfalls in der Sachsenburg untergebrachten Forschungsstelle für Auslandsmedizin und Siedlungsbiologie, ein Siemens-Halske-Elektronenmikroskop aufgestellt, das auch dem Institut für Mikrobiologie für wissenschaftliche Arbeiten zur Verfügung stand. Bei Kriegsende wurde auch dieses Elektronenmikroskop laut Nachkriegsaussage von der Roten Armee konfisziert und in die Sowjetunion verschickt. Zur Arbeit auf der Sachsenburg siehe Kapitel 5.

210 Tätigkeitsbericht RKI 1939/1941, 1942, S. 28; Günther, Haagen, Gebert, 1939, S. 858–859.

211 Auch in den Akten des Archivs der Max-Planck-Gesellschaft finden sich keine Hinweise auf eine Kooperation. Schriftliche Auskunft von Bernd Gausemeier vom 13.2.2008.

212 Rheinberger, 2000, S. 667–698; Gausemeier, 2005.

213 Rheinberger, 2000, S. 676.

214 BAB R 26 III Nr. 722a.

215 Schriftliche Auskunft von Rolf-Dieter Müller, MGFA Potsdam vom 15.11.2006; Hildebrand, 1969, S. 652ff; Hillgruber, 1965, S. 242ff; Schreiber, Stegemann, Vogel, 1984, S. 250ff.

216 Vergleiche Hinz-Wessels, 2008.

217 Vergleiche Hinz-Wessels, Hulverscheidt, 2009.

218 Peltier, Durieux, Jonchère Arquié, 1939, S. 657–660.

219 Der wissenschaftliche Austausch zwischen dem Institut Pasteur und deutschen Forschungseinrichtungen bestand auch während des Kriegs fort. 1943 erhielt Haagen einen Fleckfiebervirusstamm von Paul Giroud. Ursprünglich hatte Haagen beabsichtigt, den Erregerstamm selbst in Paris abzuholen »und bei der Gelegenheit gleichzeitig das Giroud'sche Laboratorium anzusehen, das ja voll und ganz für die Wehrmacht beschäftigt sein soll«, siehe Haagen an Rose vom 16.8.1943, Haagen an Giroud vom 26.11.1943, in: BAB R 26 III 722. Eduard Boecker erhielt 1942 einen Lebendimpfstoff gegen Pest von Georges Girard (1888–1985) aus dem Institut Pasteur. Der Leiter der Versuchsstation für Fleckfieber und Virusforschung im Konzentrationslager Buchenwald, Erwin Ding-Schuler, hielt sich mehrmals zur Weiterbildung und Beschaffung von Erregermaterial im Institut Pasteur auf, siehe Geißler, 1999, S. 662ff. Vergleiche zu den Wissenschaftsbeziehungen zwischen Deutschland und Frankreich während der Besatzung Singer, 2007, S. 167–178.

220 Gins, 1942, S. 128–136, S. 135f.

221 Tätigkeitsbericht RKI, 1941/1942, S. 43.

222 Haagen an Waetzold vom 24.3.1942; Haagen an Waetzold vom 27.6.1942; Haagen an Sanitätsinspektion der Luftwaffe vom 1.5.1942; Haagen an Kommandeur der Luftgausanitätsinspektion 7 vom 27.6.1942, in: BAB R 26 III Nr. 722a.

223 Arbeitsanweisung zur Herstellung von Gelbfieberimpfstoff, o.D. [November 1942], in: BAB R 86 Nr. 4143.

224 Notiz Gildemeisters vom 8.1.1943, in: BAB R 86 Nr. 4143.

225 Klee, 2002, S. 328f.

226 »Das Ergebnis der Prüfung des Gelbfieber-Trockenimpfstoffes Op. Nr. 28. Hergestellt im Robert Koch-Institut« vom 4.2.1943, in: NARA, RG 338, 000–50–009 Box 433. Ich danke Dr. Harry Stein, Gedenkstätte Buchenwald, für die Einsicht in dieses Material.

227 Am 8. Februar 1943 erhielt die Versuchsperson Nr. 226 eine Injektion mit dem Gelbfieberimpfstoff des Krakauer Instituts und erkrankte innerhalb von 10 Tagen nach der Impfung. Sie starb am 25. Februar 1943 laut Obduktion an einer »allgemeinen Sepsis bei abszendierender Pleuritis«, siehe Lagerarzt Buchenwald an Ding vom 27.2.1943, in: ThHStAW, KZ und Haftanstalten Buchenwald 62; Scherf, 1987.

228 Hildebrand, 1969, S. 739f.

229 Dieses Unterkapitel basiert in weiten Teilen auf dem Beitrag Hinz-Wessels, Marion Hulverscheidt, 2009.

230 Eckart, 1997, S. 73ff.

231 Zu Kochs tropenmedizinischen Arbeiten siehe Gradmann, 2005, S. 297–340.

232 Eckart, 1990, S. 31–52. Tatsächlich feierte das Institut für Schiffs- und Tropenhygiene – aufbauend auf dem Hamburger Seemannskrankenhaus – im Herbst 1900 seine Eröffnung, nachdem im Jahr zuvor die Liverpool School of Tropical Medicine und die London School of Tropical Medicine gegründet worden waren.

233 Koch an Minister der geistlichen, Unterrichts- und Medizinal-Angelegenheiten vom 16.7.1904, in: GStA I HA Rep 76 VIII B. 2901.

234 Lebenslauf Schillings von 1905, in: RKI-Archiv, PA Schilling; Denkschrift von Schilling: Schutzimpfung gegen Tsetse-Krankheit und ihre wirtschaftliche Bedeutung, in: BAB R 1001 Nr. 6104; Schilling, 1906, 149–160; Schilling u. a., 1934, S. 71–94; 85, 1935, S. 513–528; 87, 1936, S. 47–71, 482–518; 89, 1936, S. 112–114, 279–295, 306–311.

235 Koch, 1901, Nr. 24; ders., 1904, S. 1705.

236 Lebenslauf Schillings von 1905, Gaffky an Minister der geistlichen, Unterrichts- und Medizinal-Angelegenheiten vom 3.2.1905, in: RKI-Archiv, PA Schilling; Schilling, 1906, 149–160.

237 Schilling, 1908, S. 1–18; ders., Jaffé, 1909, S. 525–534; dies., 1912, S. 13–14.

238 Bericht Schillings vom 6.6.1931 über die Tätigkeit der Lungenbehandlungsstelle Institut »Robert Koch« in den Jahren 1924–1931, in: BAB R 86 Nr. 5826; Schilling, 1924, S. 681–682; ders., Hackenthal, 1924, S. 417–427; dies., 1926, S. 1373–1375.

239 Tätigkeitsbericht RKI 1936/1937, S. 61f. Schilling, 1935, S. 312–313.

240 RIM an die wissenschaftliche Kongresszentrale vom 6.1.1936, in: BAB R 1001 Nr. 6105.

241 Schilling an den Präsidenten des RGA vom 4.8.1936, in: BAB R 1001 Nr. 6105; Schilling an Ersten Secretär des Gouvernements von Tanganyika Territory vom 4.8.1936, in: BAB, R 1001 Nr. 6105.

242 Kleine an Gunzert vom 20.12.1936, in: BAB R 1001 Nr. 5894. Nach Ansicht von Kleine hielten die mit ihm korrespondierenden Ärzte in Tanganyika Schillings Forschungen ebenfalls für überholt, siehe Gunzert an Eltester vom 19.12.1933, in: BAB R 1001 Nr. 6105.

243 Kleine, 13.3.1943, S. 119–120.

244 Ostertag, Kulenkampff, 1941, S. 222f.

245 W.H. Taliaferro an Lambert vom 6.1.1932, in: RAC RF RG 1.1 series 717A box 2 Nr. 69.

246 Zuletzt in Schilling, 1942, S. 500.

247 Die 1917 von Julius Wagner-Jauregg erstmals praktizierte Methode, Paralytiker durch die Fieberschübe einer künstlich herbeigeführten Malariainfektion zu heilen, bedeutete nicht nur einen epochalen Durchbruch für die damalige Psychiatrie, sondern schuf zugleich auch für die vom kolonialen Forschungsfeld abgeschnittenen deutschen Tropenmediziner neue Arbeitsmöglichkeiten, konnten sie doch die malariainfizierten Patienten für eigene wissenschaftliche Beobachtungen und Untersuchungen nutzen. Für die Entwicklung dieser sich seit 1919 stark verbreitenden Therapiemethode in der Psychiatrie erhielt Wagner-Jauregg im Jahre 1927 den Nobelpreis.

248 Sioli, 1926, S. 1160–1162; ders., 58, 1932, S. 531–533.

249 Schulze, 1929, S. 67–69; Schilling, Schulze, 1930, S. 46f.

250 Sioli, Kentenich; Vollmer, 1936, S. 783–797. Dort auch Verweis auf britische Vorbilder.

251 Schilling an DFG vom 25.5.1937, in: BAK R 73 Nr. 14290.

252 Schilling an Reichsforschungsrat vom 20.6.1938, in: BAK R 73 Nr. 14290.

253 Hulverscheidt, 2005, S, 108–126; Vondra, 1989; Ost, 1993, S. 174–189; Klee, 2002, S. 117–125.

254 Hulverscheidt, 2005, S. 179ff.

255 Plötner an Grawitz vom 25.7.1944, in: BAB NS 21 Nr. 912.

256 Vondra, 1989, S. 117–125.

257 Schillings langjährige Assistenten waren Hans Schreck, der Schilling schon vor dem Ersten Weltkrieg nach Ostafrika begleitet hatte, sowie Harry Neumann, der von 1928 bis 1932 auf der Tropenmedizinischen Abteilung arbeitete. Zeitweise war auch Herbert Kunert auf der Abteilung tätig, der auch in der Pockenabteilung arbeitete.

258 Als DFG-Stipendiaten auf der tropenmedizinischen Abteilung konnten Hildegard Höring, Günter Kudicke, Max Weise und Kurt Wolpert nachgewiesen werden.

259 Haushalt des RMdI für das Rechnungsjahr 1942 betr. Reichsinstitut für Infektionskrankheiten Robert Koch, in: BAB R 1501 Nr. 142.

260 Tätigkeitsbericht des Robert Koch-Instituts vom 1.1.1943 bis Kriegsende (30.4.1945), in: BAB R 86 Nr. 4151. Die Stelle des klinischen Oberarztes übernahm der bereits 54-jährige Wilhelm Cordes, der lange Jahre als praktischer Arzt in den Tropen gearbeitet hatte. Die

meisten der dort bis September 1943 aufgenommenen 50 Patienten waren Auslandsdeutsche, die an Malaria, chronischer Amöbenruhr etc. litten. Die Verbindung mit dem großen allgemeinen Krankenhaus bewertete Rose als besonders förderlich, da man dessen medizinisch-technische Einrichtungen nutzen konnte, während die parasitologischen und hämatologischen Arbeiten der Abteilung in den Laboratorien des Robert Koch-Instituts ausgeführt wurden. Nach Roses Willen sollte diese Sondereinrichtung auch nach dem Krieg bestehen bleiben, da eine solche Verbindung auch für die wissenschaftlichen Arbeiten der tropenmedizinischen Abteilung sehr förderlich wäre. Bei einem Luftangriff am 3./4. September 1943 wurde die Station jedoch zerstört und Cordes schied am 30. September 1943 bereits wieder aus dem Dienst des Robert Koch-Instituts aus. Siehe RKI-Archiv, PA Cordes.

261 Rose, 1986, S. 508–511; Rose an Oberpräsidenten Brandenburg vom 9.2.44 sowie Rose an DFG vom 8.2.44, in: BAB R 86 Nr. 4209, Bl. 167, 170; siehe auch Fischer, 1999, S. 5629f.

262 Fischer, 1999, S. 5629f.

263 Vergleiche hierzu die Publikationsliste in Roses Personalakte in: BAB ZB II 1875 A 4.

264 Rose, Die Deutsches Wollen, 1939, Nr. 2, S. 12f, 52.

265 Vierteljahresbericht (1.7–30.9.37) über den Stand der Arbeiten auf der Tropenmedizinischen Abteilung, Vierteljahresbericht (1.10.–31.12.37) über den Stand der Arbeiten auf der Tropenmedizinischen Abteilung, in: RKI-Archiv, Nr. 830; Tätigkeitsbericht RKI 1937/1938, S. 55ff; Tätigkeitsbericht des Robert Koch-Instituts vom 1.1.1943 bis zum Kriegsende, in: BAB R 86 Nr. 4151.

266 Emmel, 1943, S. 81–98.

267 Rose an die DFG am 2.3.1938, in: BAK R 73 Nr. 14064.

268 Rose an DFG vom 2.3.1938, in: BAB R 73 Nr. 14064.

269 Tätigkeitsbericht RKI 1938/1939, S. 628.

270 Rose an die DFG am 2.3.1938, in: BAK R 73 Nr. 14064.

271 Vierteljahresbericht 1.4.–30.6.40, Bericht über den gegenwärtigen Stand der Malariaarbeiten 24.6.1942, in: RKI-Archiv, Nr. 830.

272 Jahresbericht der Tropenmedizinischen Abteilung für die Zeit vom 1.4.1941 bis 31.12.1942, in: RKI-Archiv, Nr. 830.

273 Schilling an Reiter vom 29.8.1940, in: BAB R 86 Nr. 4089: »Durch Verordnung des Ministero dell'Interno ist in Italien eingefuehrt worden, dass die therapeutische Uebertragung der Malaria auf Paralytiker nicht mehr durch Blutueberimpfung, sondern nurmehr durch den Stich infizierter Anopheles ausgefuehrt werden soll.« Handschriftlicher Zusatz hierzu auf dem Schreiben: »Es steht zu erwarten, daß wir in Deutschland ebenfalls zu diesem Modus übergehen werden.«

274 Bericht über den gegenwärtigen Stand der Malariaarbeiten. 24.6.1942, in: RKI-Archiv, Nr. 830.

275 Tätigkeitsbericht RKI 1938/1939, S. 628.

276 Bericht über die Dienstreise nach Arnsdorf am 23.10.41, in: BAB R 86 Nr. 4089.

277 Kurzer Bericht über den Stand der wissenschaftlichen Arbeiten auf der tropenmedizinischen Abteilung des Robert Koch-Instituts. Stand vom 1.7.1942. Erstattet am 5.8.1942, in: RKI-Archiv, Nr. 830.

278 Zuvor hatte die brandenburgische Heil- und Pflegeanstalt Görden ihre Bereitschaft zur Beteiligung an den von Rose geplanten Versuchen erklärt, woraufhin Rose beim Reichsforschungsrat wegen einer finanziellen Unterstützung vorstellig geworden war, siehe Hulverscheidt, 2006, S. 229f.

279 Rose an Oberpräsidenten in Potsdam vom 16.6.1942, in: BAB R 86 Nr. 4090.

280 In Arnsdorf wurde 1941 auch ein Tropica-Stamm eingesetzt, den Rose aus Berlin mitgebracht hatte, siehe Bericht über die Dienstreise nach Arnsdorf am 23.10.1941 (Rose), in: BAB R 86 Nr. 4089.

281 Wagner-Jauregg, 1930, S. 199; Mühlens, 1923, S. 2341. Siehe auch Whitrow, 1990, S. 305.

282 Bericht Günter Blaurock vom 18.6.1945, in: BAB R 1501 Anh. 16a.

283 Rose vom 17.8.1943, in: BAB R 86, Nr. 4209.

284 Neumann, 2003, S. 233.

285 Klee, 2002, S. 262; Schmidt, 2007, S. 307f.

286 Zu Roses Malariaexperimenten siehe Hulverscheidt, 2006a, S. 221–235; dies., 2006b, S. 93–111; Eckart, Vondra, 2000, S. 53–58; Vondra, 1989.

287 Rose, 1944, S. 209; Krüpe, Löpmann., 1948, S. 262–272.

288 Rose, 1944, S. 210.

289 Straumann, 2005, S. 185ff.

290 Weindling, 1999, S. 379f; Zur Einführung des DDT in die deutsche Kriegswirtschaft siehe Straumann, 2005, S. 236ff. Danach hatte ein Gutachten von Heinz Zeiss vom 6.7.1943 für die Wehrmacht die Wirksamkeit von DDT gegen Läuse ergeben. Auch Rose verwies auf die Bedeutung von DDT-Präparaten bei der Bekämpfung von Läuse-Fleckfieber beispielsweise durch Imprägnierung der Kleidung, siehe Rose, 1944, S. 200ff.

291 Auch in den USA hatte man 1943 die Einsatzmöglichkeiten von DDT bei der Anophelesbekämpfung entdeckt. Generell wurde DDT in den USA stärker zur Vernichtung krankheitsübertragender Insekten eingesetzt, während es in Deutschland vorrangig als Pflanzenschutzmittel Interesse fand, siehe Straumann, 2005, S. 249f, S. 253.

292 Tätigkeitsbericht des Robert Koch-Instituts vom 1.1.1943 bis Kriegsende, in: BAB R 86 Nr. 4151.

293 Tätigkeitsbericht des Robert Koch-Instituts vom 1.1.1943 bis Kriegsende, in: BAB R 86 Nr. 4151; Bericht über die beim San.-Dienst der Luftwaffe im Jahre 1943 durchgeführten Versuche mit Gesarol gegen krankheitsübertragende Insekten, erstattet von Oberstarzt Rose (Begleitschreiben vom 17.2.1944), in: BAB R 86 Nr. 3961; Emmel, 1954, S. 13–15.

294 Aus dem Robert Koch-Institut: Vorläufige Richtlinien für die Anwendung von Pentachlordiphenylaethan-Präparaten zur Bekämpfung krankheitsübertragender Insekten von G. Rose u. L. Emmel, in: BAB R 1501 Nr. 3668. Geprüft wurde auch das auf einem verwandten Wirkstoff bestehende Gix.

295 Krüpe, Löpmann, 1948, S. 267f.

296 Bewerbungsschreiben Krüpe an Gildemeister vom 5.3.1945, in: RKI-Archiv, PA Krüpe.

297 Abgedruckt als »Fortschritte in der Bekämpfung des Läuse-Fleckfiebers und der Malaria« in der Zeitschrift Acta tropica.

298 Straumann, 2005, S. 245.

299 Zeitschrift für hygienische Zoologie und Schädlingsbekämpfung 35, 1943, S. 86f. Die vom Arbeitsausschuss im Januar 1943 herausgegebenen »Richtlinien für die zweckentsprechende Auswahl von Mitteln, Apparaten und Verfahren zur Entwesung« hatte Rose mitbearbeitet.

300 Sitzungsbericht über die am 18. Mai 1944 im Reichsministerium des Innern erfolgte Gründung der »Reichsforschungsgemeinschaft zur Bekämpfung von Gesundheitsschädlingen«, in: BAB R 1501 Nr. 3668.

301 Der genaue Zeitpunkt ist unklar. Im Januar 1945 hatte Rose den Vorsitz inne, siehe Vermerk des RFM vom 27.1.1945 über die Besprechungen vom 2. und 11.1.1945, in: BAB R 2 Nr. 12073.

302 RIM an Gildemeister vom 28.10.1944, in: BAB R 2 Nr. 12073.

303 Reichsminister der Finanzen an RMdI vom 11.12.1944, in: BAB R 2 Nr. 12073. Das Institut für medizinische Zoologie in Riga gehörte zum Geschäftsbereich des Reichsministeriums für die deutschen Ostgebiete, das es dem Reichsinnenministerium im Zuge der Evakuierungsmaßnahmen aus dem Osten zur Übernahme angeboten hatte, siehe Vermerk des Reichsminister der Finanzen vom 27.1.1945, in: BAB R 2 Nr. 12073.

304 Vergleiche hierzu Korrespondenz in BAB R 1501 Nr. 167.

305 Jahresbericht der Tropenmedizinischen Abteilung für die Zeit vom 1.4.1941 bis 31.12.1942, in: RKI-Archiv, Nr. 830; Bericht der Malariauntersuchungsstelle vom 1.4.1941 bis 31.12.1941. Thonnard-Neumann an RMdI vom 21.5.1941 (Abschrift an Gildemeister), in: BAB R 86 Nr. 4089, Bl. 318ff. Ende April 1941 errichtete man zusätzlich eine Zweiguntersuchungsstelle im Hygienischen Institut in Litzmannstadt.

306 Kurzer Bericht über den Stand der wissenschaftlichen Arbeiten auf der tropenmedizinischen Abteilung des Robert Koch-Instituts, Stand vom 1. Juli 1942, in: RKI-Archiv, Nr. 830.

307 Tätigkeitsbericht RKI 1941/1942, S. 179; Olzscha, 1943, S. 215–217.

308 Reiter, 1939, S. 243.

309 Gerber, 1966.

310 Gins, 1935a, S. 59–60; ders. 1935b, S. 1228–1230.
311 Gins, 1935b, S. 1230.
312 Lange, 1933, S. 401–404.
313 Henneberg, 1989, S. 38.
314 Bonah, 2004, S. 113ff; Reuland, 2004, S. 201ff.
315 Präsident des RGA an B. Lange vom 3.5.1927, in: RKI-Archiv, Nr. 831. Lange, Lydtin, 1929, S. 465–498.
316 Lange, 1932b, S. 129–134; ders., 1930a, S. 1–18; Rieder, 2003, S. 402–405.
317 Die Zahlen differieren in der Forschungsliteratur vgl. Bonah, Menut, 2004, 117; Nadav, 2004, 129; Reuland, 2004, S. 205, 209.
318 Schmuhl, 2005, S. 107ff.
319 Bochalli, 1958, S. 41ff.
320 Lange, 1935b, S. 1712.
321 U.a. Münter, 1930, 257–344.
322 Bochalli, 1958, S. 51; Diehl, Verschuer, 1933.
323 Diehl, Verschuer, 1936, S. 1; dies. 1933, S. 464ff.
324 Lange, 1932a, S. 37; ders., 1930b, S. 855–859.
325 Tätigkeitsbericht RKI 1936/1937, S. 546.
326 Lange, 1933, S. 401.
327 Aussprache, 1933, S. 661.
328 Aussprache, 1933, S. 662.
329 Lange, 1935a, S. 241–262. Vergleiche Schmuhl, 2005, S. 261.
330 Lange, 1935a, S. 253.
331 Siehe auch Lange, 1936, S. 176ff.
332 Lange, 1935b, S. 1756.
333 Hierzu zählten u.a. Hellmuth Deist, Robert Rössle oder B. Kattentidt. Siehe Deist, 1938, S. 31ff; Woitke, 1993, S. 6ff. Siehe auch Gausemeier, 2003, S. 185.
334 Zeiss, Rodenwaldt, 1936, S. 135; dies., 1937, S. 182; dies. 1942, S. 191.
335 Diehl, Verschuer, 1936, Anhang, S. 160–163.
336 Lange an RMdI vom 29.9.1933, in: BAB R 86 Nr. 2789. Die 1933 und in den darauffolgenden Jahren bewilligten Beträge wurden nicht allein für die Untersuchung möglicher Erbfaktoren bei der Krankheitsentstehung, sondern auch für andere Experimente im Rahmen der Tuberkuloseforschung verwendet.
337 Lange an Reichsminister des Innern vom 15.12.1937, in: BAB R 86 Nr. 4086.
338 Tätigkeitsbericht der Tuberkuloseabteilung 4. Quartal 1937, in: RKI-Archiv, Nr. 838.
339 Tätigkeitsbericht der Tuberkuloseabteilung 1. Quartal 1938, in: RKI-Archiv, Nr. 838.
340 Lange an DFG vom 1.4.1938; Sauerbruch an Lange vom 3.9.1938, in: BAK R 73 Nr. 12578.
341 Tätigkeitsbericht der Tuberkuloseabteilung vom 1.4.1939, in: RKI-Archiv, Nr. 838.
342 Bericht vom 1.10.1939, in: BAB R 86 Nr. 4087.
343 Tätigkeitsbericht der Tuberkuloseabteilung 1.4.39–31.3.40, in: RKI-Archiv, Nr. 838.
344 Tätigkeitsbericht der Tuberkuloseabteilung 1.3.1941–1.4.1943, in: RKI-Archiv, Nr. 838.
345 Lange führte u.a. mit dem Zentralröntgeninstitut des Rudolf-Virchow-Krankenhauses umfangreiche Tuberkulin- und Röntgenreihenuntersuchungen an Jugendlichen durch, die von der DFG durch die Finanzierung einer technischen Assistentin unterstützt wurden. Dabei forschte Lange auch nach einer zuverlässigen und zugleich einfachen Methode für Tuberkulinmassenuntersuchungen. Ferner befasste er sich mit der Gefährdung der Bevölkerung durch Perlzuchtbazillen. Siehe Bericht über die Röntgen- und Tuberkulinreihenuntersuchungen an der Handelslehranstalt Berlin N. Ravenéstr. April-Juni 1940, in: BAB R 86 Nr. 4087; Lange an DFG vom 6.2.1941, DFG an Lange vom 20.2.1941, in: BAK R 73 Nr. 12578.
346 Die Zwillingsforschung war keine Entdeckung Verschuers, sondern eine international seit Beginn des 20. Jahrhunderts eingeführte Methode der sich entwickelnden Genetik. In Deutschland wurde sie jedoch maßgeblich durch Verschuer etabliert und weiterentwickelt, der das Kaiser-Wilhelm-Institut für Anthropologie, menschliche Erblehre und Eugenik zum »Hauptzentrum der Zwillingsforschung in Deutschland und Europa« machte. Siehe Massin, 2003, S. 204.

347 Gausemaier, 2003, S. 184f; Trunk, 2003, S. 44f.
348 Schmuhl, 2005, S. 344ff.
349 Beddies, 2009.
350 Cottebrune, 2009.
351 Für die Entdeckung der Blutgruppen erhielt Karl Landsteiner 1930 den Nobelpreis für Medizin.
352 Saretzki, 2000, S. 333f; Schrader, 1938, S. 141–143; Runderlass des Justizministers vom 11.3.1930, in: JMBl., 1930, S. 78.
353 Aufruf der Deutschen Gesellschaft für Blutgruppenforschung, in: ARGB 18, 1926, S. 446ff.
354 Zu Reche und seinen Aktivitäten siehe Geisenhainer, 2002.
355 Baader, 2005, S. 334ff; Geisenhainer, 2002.
356 Saretzki, 2000, S. 332f.
357 Gundel, 1926, S. 1186; ders., 1928a, S. 156–184; ders., 1928b, S. 60–76; Eckart, Gradmann, Hygiene, S. 698f.
358 Gundel, 1928c, S. 99–119.
359 Mitgliederverzeichnis der Deutschen Gesellschaft für Blutgruppenforschung am 1. Januar 1930, in: Zeitschrift für Rassenphysiologie 2, 1930, S. 193ff.
360 Vergleiche hierzu Unterkapitel Seuchenbekämpfung im NS: Das Beispiel Diphtherie.
361 Schlossberger, Laubenheimer, Fischer, Wichmann, 1928, S. 851–852; dies., 1928/1929, S. 117–120.
362 Fischer, 1928, S. 219–229.
363 Fischer, 1935a, S. 136; ders., 1935b, S. 97; ders., Hahn, 1935, S. 177.
364 Amtsgericht Heidelberg an Fischer vom 24.2.1934, in: RKI-Archiv, PA Werner Fischer.
365 Cottebrune, 2009.
366 Fischer, 1939, S. 235.
367 Uhlenhuth, 1901, S. 82–83. Bis heute ist nur wenig bekannt, dass dieses Verfahren zeitgleich auch von August Wassermann und Albert Schütze am Robert Koch-Institut entwickelt wurde, siehe Wassermann, Schütze, 1901, S. 187–190. Vergleiche hierzu Wirth, Strauch, Geserick, 2001, S. 217–222.
368 Uhlenhuth, 1905; ders., 1904, S. 682–688.
369 Cottebrune, 2006, S. 48ff.
370 Fischer, Raquet, 1938, S. 104.
371 Fischer, Raquet, 1938, S. 121.
372 Bericht über die in der serodiagnostischen Abteilung beabsichtigten Untersuchungen vom 1.10.1938, in: RKI-Archiv, Nr. 832.
373 Wenngleich sie lediglich den Ausschluss bestimmter Familien- und Abstammungsverhältnisse erlaubte, siehe Brauns, 1940, S. 546–550.
374 RGBl. 1938 I, S. 380ff.
375 Lilienthal, 1987, S. 74; Ulmenstein, 1941, S. 122.
376 Lilienthal, 1987, S. 78.
377 AV d. RJM v. 20.1.1939, in: Deutsche Justiz 1939, S. 349f. Bereits 1936 hatte der Reichsjustizminister das Reichsinnenministerium gebeten, beim Reichsgesundheitsamt ein Gutachten über den Beweiswert der Blutgruppenbestimmung anzufordern. Dieses Gutachten war damals offensichtlich im Robert Koch-Institut erarbeitet worden, siehe AV des RJM v. 10.8.1936, in: Deutsche Justiz 1936, S. 1221.
378 Lediglich bei zwei Kombinationsmöglichkeiten wollte das Robert Koch-Institut den Rückschlüssen keine absolute Sicherheit zuschreiben, nämlich bei der Möglichkeit eines schwachen Blutkörperchenmerkmals N (N2) und bei Untergruppen von A (A1/A2) und AB (A1B/A2B).
379 Tätigkeitsbericht RKI 1939/1941, S. 41.
380 Gildemeister an Reiter vom 7.4.1943, in: BAB R 86, Nr. 4214.
381 In seiner Autobiographie schreibt Dahr, dass Hans Reiter ihm offenbar im Frühjahr 1942 anbot, »in sein Amt einzutreten, mit der Aussicht auf die spätere Einrichtung eines zentralen Blutgruppenforschungs-Instituts in Berlin«. Dahr trat im Juli 1942 offiziell die Stelle eines Assistenten an dem von Günther Just (1892–1950) geleiteten Erbbiologischen Institut des Reichsgesundheitsamts an. Mit dem Wechsel Justs an die Universität Würzburg im Jahr

1943 wurde das Erbbiologische Institut praktisch aufgelöst. Dahr führte seine Arbeiten als Leiter des »Laboratoriums für Blutgruppenforschung« weiter, siehe Dahr, 1980, S. 48ff.

382 Vergleiche hierzu Dahr an Landgericht Köln vom Juni 1943, Fischer an Dahr vom 9.6.1943, Reiter an Reichsminister des Innern vom 4.11.1944, in BAB R 86 Nr. 4214.

383 Horneck, 1942/43, S. 309.

384 Grawitz an Himmler vom 15.5.1942, in: BAB NS 19 Nr. 1800.

385 Grawitz an Himmler vom 20.7.1942, in: BAB NS 19 Nr. 1800.

386 Laut Astrid Ley, Gedenkstätte Sachsenhausen liegen dort keine Nachweise über Fischers Versuche vor.

387 Cottebrune, 2006,

388 Schmuhl, 2005, S. 502ff; Cottebrune, 2006, S. 46; Trunk, 2003, S. 8.

389 Baader, 2003, S. 123.

390 Zu Robert Ritter und seinen Forschungen siehe Zimmermann, 2007. Ritter selbst gibt die Gründung für Frühjahr 1936 an, als er von Tübingen an das Reichsgesundheitsamt wechselte, siehe Robert Ritter, Untergruppe L3 (Rassenhygienische und bevölkerungsbiologische Forschungsstelle), in: Reiter, 1939, S. 356–358.

391 Ritter an die DFG, ca. Mitte Juni, zitiert nach Luchterhandt, 2007, S. 323.

392 Luchterhandt, 2000, S. 172ff.

393 Blankoschreiben Ritters vom 24.1.1938, in: BAB Zsg. 142, Anh. 28, Bl. 47. Vergleiche Hulverscheidt, unveröffentl. Manuskript.

394 Vgl. hierzu Angaben in Kap. 4.

395 Hulverscheidt, unveröffentl. Manuskript.

396 Tätigkeitsbericht des Klinisch-bakteriologischen Laboratoriums (Dr. Blaurock) vom 15.4.1940, in: RKI-Archiv, Nr. 834.

397 Preuß. Kultusminister an Preuß. Finanzminister vom 3.8.1904, in: GStA I HA Rep 76 B Nr. 2901.

398 Koch, 1902, S. 8.

399 Darai et al., 2003, S. 144ff.

400 Behring, Kitasato, 1890, S. 1113–1114, Behring, 1890, S. 1145–1148. Für seine Arbeit betreffend die Serumtherapie und besonders deren Anwendung gegen Diphtherie erhielt Behring 1901 den ersten Nobelpreis für Physiologie oder Medizin.

401 Engelhardt, 1940, S. 32f

402 Degkwitz, 1924, S. 705–708.

403 Baker, 2000, S. 199–207.

404 Hartung, 1962, S. 96.

405 Friedemann an Ministerium für Volkswohlfahrt vom 12.9.1927, in: BAB R 86 Nr. 2736. In der Tat wurde eine solche unter der Leitung von Erich Seligmann (1881–1954), dem Direktor der wissenschaftlichen Institute des Berliner Hauptgesundheitsamts, in bisher nicht in Deutschland erfolgtem Ausmaß durchgeführt. Bis Ende 1928 impfte Seligmann rund 100.000 Kinder.

406 Durch Runderlass des MfV vom 22. Juli 1927 (VMBl. S. 788) wurden Prüfungsvorschriften für Diphtherie-Toxin-Antitoxingemische erlassen, die durch den Runderlass vom 24.10.1934 erneuert wurden.

407 Verhandlungen des Preußischen Landesgesundheitsrates Nr. 10, 1928, S. 89f.

408 Verhandlungen des Preußischen Landesgesundheitsrates Nr. 10, 1928, S. 117.

409 Schwalbe, 1928, S. 47–51.

410 Als eine negative Phase wird die Zeit eines verminderten Schutzes und dadurch bedingter vermehrter Infektionsmöglichkeit im Anschluss an eine aktive Schutzimpfung verstanden.

411 Stadtgesundheitsamt Halle an Ministerium für Volkswohlfahrt vom 6.12.1929, in: BAB R86 Nr. 2736.

412 Seligmann, 1929b, S. 1117–1120; ders., 1929a, S. 1785–1787; 1824–1827.

413 Robert Koch-Institut an Ministerium für Volkswohlfahrt vom 10.1.1920, in: BAB R 86 Nr. 2736.

414 Hartung, 1962, S. 96; Bürgers, 1948, S. 89–104.

415 Gundel, 1936, S. 12.

416 Schick, 1932, S. 454–469.

417 Hottinger, 1932, S. 478–490. Monate später bezeichnete Schloßmann diese sogar als Polypragmasie, zu der er sich im Falle der Ansteckungsgefahr des Klinikpersonals vor Diphtherie nicht hatte entschließen können. Siehe Schloßmann, 1932, S. 18f.

418 Breger, 1931, S. 547.

419 Immunisation against diphtheria. Resolutions of the conference held in London in June 1931, in: Quarterly Bulletin of the Health Organisation of the League of Nations 1, 1932, S. 1–6.

420 Schubert, 1933, S. 967f.

421 Hirszfeld, Łącki, 1936, S. 79–85.

422 Gundel, 1944, S. 222–235, S. 231.

423 Gundel, 1936; ders., Niermann, 1934, S. 775–779.

424 Richtlinien für die Durchführung der aktiven Diphtherieschutzimpfung, o.D. [Juli 1934], in: BAB R 86 Nr. 2736.

425 Gundel, 1936, S. 777.

426 Gundel, 1936, S. 21.

427 Gundel, 1936, S. 44.

428 Gundel, 1936; ders., Niermann 1934; ders., Müller-Voigt, 1934, S. 1663–1666.

429 Beim Formoltoxoid handelt es sich um ein mittels Formalinbehandlung entgiftetes, aber noch antigen wirkendes Toxin, das im Gegensatz zu den bis dahin üblichen TA-Gemischen ohne tierisches Serum auskam, jedoch bei älteren Kindern stärkere Impfreaktionen hervorrief. Es war 1924 von Gaston Ramon (1886–1963) vom Pariser Institut Pasteur entwickelt worden.

430 Runderlass des RuPrMdI. V. 16.11.1934, in: MBliV, S. 1468.

431 Gundel, 1936, S. 19.

432 W. Pockels hatte schon 1929 betont, dass man in Deutschland »wünschte, der vielverbreiteten Einstellung des Publikums gegen jede Art von Impfung entgegenzukommen und [...] die Injektion so reaktionslos wie nur möglich zu gestalten, auch die Zahl der Infektionen weitgehend zu beschränken, ja das Ideal einer einmaligen Infektion zu erreichen [suchte]«. Pockels, 1929, S. 564–566.

433 Lentz, 1934, S. 1194. Vergleiche auch Protokoll der Sitzung der Berliner Medizinischen Gesellschaft vom 13. und 27.6.1934, in: DMW 60, 1934, S. 1261.

434 Gundel, 1944, S. 222–235, S. 231.

435 Bericht des Präsidenten des RGA vom 21.3.1935 über Sachverständigenbesprechung vom 2.3.1935, in: BAB R 86 Nr. 2736. Im Gegensatz zur Majorität hierzu forderte der abwesende Kolle in seinen verlesenen Ausführungen als Einziger sogar die Einführung der obligatorischen Schutzimpfung.

436 Stellungnahme des Reichsgesundheitsamts zur Frage der Diphtherieschutzimpfung, in: Reichsgesundheitsblatt, 1935, S. 356.

437 Runderlass des Reichs- und Preußischen Ministers des Innern, betr. Durchführung der Diphtherieschutzimpfungen vom 15.6.1935, in: MBliV, 1935, Nr. 26, S. 813–816.

438 Reichsgesundheitsblatt, 1935, Nr. 17.

439 Wohlfeil, 1937, Nr. 19, S. 324–327.

440 RMdI an RKI vom 8.12.1936, in: BAB R 86 Nr. 2737.

441 Robert Koch-Institut an Reichsstatthalter und Regierungspräsidenten vom 11.12.1936, in: BAB R 86 Nr. 2737.

442 Wohlfeil, 1939.

443 Der Statistiker und Mathematiker Hermann von Schelling (1901–1977) hatte bereits über die statistische Beurteilung des Erfolges von Schutzimpfungen wissenschaftlich gearbeitet, siehe RKI an Reichsminister des Innern vom 9.2.1938, in: BAB R 86 Nr. 2737, Bl. 268; Schelling, 1938, S. 1758–1760.

444 Zu Bormann vergleiche BAB PK Bormann; G.W. Gross, Prof. Dr. med. Felix von Bormann 60 Jahre, in: Ärztliche Praxis vom 24.6.1961, S. 1495; Leven, 1990, S. 127–164, S. 138ff.

445 Zentralblatt für Bakteriologie, I. Abt., Bd. 140, Originale, 1937, S. 189.

446 Bormann, 1939, S. 110–111.

447 Wohlfeil an Bormann vom 21.6.1939, in: BAB R 86 Nr. 4144. Wörtlich schrieb Wohlfeil: »Es geht bei der sehr grossen Zahl der Todesopfer der derzeitigen Diphtherie-Seuchenwelle

in Deutschland nicht an, dass wir uns damit begnügen, den natürlichen Verlauf dieser Seuche abzuwarten [...]. Es ist bei der derzeitigen Kinderarmut in Deutschland nicht angängig, auch nur ein einziges Kind der Diphtherie zu opfern, das durch eine aktive Schutzimpfung sehr wahrscheinlich vor einer Erkrankung oder vor dem Tode geschützt werden könnte.«

448 Bormann an Wohlfeil vom 6.7.1939, in: BAB R 86 Nr. 4144.

449 Pfaundler, 1937, S. 137–140.

450 Hofmeier, Jansen, 1938, S. 455. Vergleiche auch Hofmeier an RKI vom 17.10.1938, in: BAB R 86 Nr. 2737.

451 Der Kreisleiter des Amts für Volksgesundheit der NSDAP Euskirchen beschwerte sich am 20.3.1941 in einem Schreiben an das Mitglied des Robert Koch-Instituts, Heinrich Peter, dass der Amtsarzt des Kreises die geplante Schutzimpfung untersagt und auch aus dem Regierungspräsidium Köln sachliche Einwände gegen die Impfung vorgebracht worden seien, siehe BAB R 86 Nr. 4144.

452 Peter, 1941, S. 125.

453 Süß, 2003, S. 215.

454 Philipps-Universität Marburg an der Lahn, 1941, S. 14.

455 Bormann, 1942, S. 1204–1206.

456 Runderlass des RMdI vom 26.3.1940, in: RMBliV 1940, S. 668.

457 Runderlass des RMdI vom 10.10.1941, in: RMBliV 1941, S. 1810.

458 In Polen wurde die zwangsweise Schutzimpfung gegen Diphtherie 1936 eingeführt, in Ungarn 1937 und in Frankreich 1938, siehe Wohlfeil, 1939, S. 22f. In Italien wurde 1940 die Schutzimpfung gegen Diphtherie für alle Kinder vom 3. bis 10. Lebensjahr obligatorisch, siehe Reichsärzteblatt 1940, S. 353. In Ägypten wurde die obligatorische Schutzimpfung gegen Diphtherie bereits im Februar 1933 gesetzlich vorgeschrieben, siehe Reichsgesundheitsblatt, 1933, S. 479.

459 Wentzler, 1941, S. 193–195: »Aber abgesehen von diesen geringfügigen Einschränkungen, muß man heute auf Grund millionenfacher Erfahrungen des In- und Auslandes in den letzten Jahren und vor allem angesichts der gegenüber früher so stark angestiegenen Zahl der Todesfälle für eine obligatorische Durchführung der Impfung eintreten.«

460 Nur im Einzelfall wurde die aktive Schutzimpfung für eine bestimmte Personengruppe angeordnet wie im Juli 1943 vom OKW für das gesamte Personal der Freiwilligen Krankenpflege im Alter von 28 Jahren und jünger.

461 Süß, 2003, S. 222f.

462 Ergebnis der Aussprache über die statistische Auswertung der Diphtherie-Schutzimpfungen vom 4.3. und 10.3.1943, in: BAB R 86 Nr. 4155.

463 Protokollniederschrift Wohlfeil: Ergebnis der Aussprache über die statistische Auswertung der Diphtherie-Schutzimpfungen vom 4.II. und 10.III.1943, in: BAB R 86 Nr. 5807.

464 BAB R 86 Nr. 4155.

465 Robert Koch-Institut an Adolf Hottinger vom 15.2.1951, in: BAB R 86 Nr. 5857.

466 Hartung, 1962, S. 34.

467 Darai et al., 2003, S. 588ff. In dem 1939 erschienenen Handbuch der Viruskrankheiten wurde Fleckfieber bereits als eine Krankheit mit virusähnlichen Erregern bezeichnet und Rickettsien eine Sonderstellung im System der belebten Krankheitserreger neben den Virusformen zugestanden, siehe Gildemeister, Haagen, Waldmann, 1939, Bd. 2, S. 528ff, S. 543f.

468 Robert Koch-Institut, 2006, S. 67.

469 Sonnenschein, 1944, S. 595.

470 Leven, 1997, S. 133.

471 Werther, 2004, S. 15; Leven, 1990, S. 128.

472 Leven, 1997, S. 133; Eckart, 1996, S. 301

473 Schäfer, 2005, S. 139; Leven, 1997, S. 133; Eckart, 1996, S. 305f.

474 Otto, 1922, S. 403–460, S. 407.

475 Otto, 1990, S. 445.

476 Weindling, 1995, S. 81–90, S. 83f.

477 RGBl. 1920 I, S. 281ff.

478 Werther, 2004, S. 26; Weß, 1993, S. 31ff.

479 Wulf, 1994, S. 2, 73f.

480 Weindling, 1995, S. 84; Werther, 2004, S. 28f.

481 In den US-amerikanischen Truppen wurden während des Weltkriegs lediglich 64 Fleckfiebererkrankungen registriert, siehe Herrlich, 1965, S. 637.

482 Werther, 2004, S. 30f. Zur Entwicklung der Fleckfieberimpfstoffe in der Zwischenkriegszeit siehe Weindling, 1995.

483 Neben Otto forschte auch der Berliner Pathologe Max Kuczynski (1890–1967) zu Fleckfieber, siehe Kuczynski, 1927.

484 Werther, 2004, S. 31 Anm. 130.

485 Wenckebach, 1936, S. 358–369.

486 Der Wiesbadener RP meldete dem RMdI am 11.11.1939 die Fleckfieberinfektion einer Assistentin im Institut für experimentelle Therapie, die seit 2 Jahren damit beschäftigt sei, zur Herstellung von Fleckfieberimpfstoff den Krankheitserreger auf Hühnerei fortzuzüchten; Otto, Wohlrab, 1940, S. 1–14.

487 Parallel war offensichtlich auch Impfstoff aus Läusedärmen aus dem Staatlichen Polnischen Hygienischen Institut in Warschau beschafft worden. Siehe Weß, Menschenversuche, S. 35.

488 Conti an Cropp und Bieber vom 13.2.1940, in: BAB R 1501 Nr. 3644; Conti an Himmler vom 14.8.1942, in: BAB NS 19 Nr. 1591.

489 Anfrage der Auslandsabteilung der Reichsärztekammer vom 4.10.1940, Anfrage der Abt. Gesundheitswesen des Amtes des Generalgouvernements vom 15.1.1941, in: BAB R 86 Nr. 4164.

490 Weß, 1993, S. 34f.

491 Generaloberstabsarzt Waldmann an Gildemeister vom 16.2.1937, in: BAB R 86 Nr. 4147.

492 Leven, 1990, S. 130.

493 Handloser an Reichsinnenminister vom 18.12.1941, in: BAB R 1501 Nr. 3644.

494 Leven, 1990, S. 133. Bis August 1943 waren über 50.000 Fleckfiebererkrankungen gezählt worden, die in 16,5 Prozent der Fälle tödlich endeten, ebd, S. 150.

495 Siehe hierzu ausführlich Werther, 2004, S. 36ff; Weß, 1993, S. 33ff.

496 BAB R 86 Nr. 4164.

497 Tätigkeitsbericht RKI 1939/1941, S. 34.

498 Gildemeister, Haagen, 1942, S. 257–264.

499 Gildemeister an Hilsinger vom 13.11.1941, in: BAB R 86 Nr. 4164.

500 Gildemeister an RP Köslin vom 4.12.1941, in: BAB R 86 Nr. 4164.

501 Handloser an Reichsgesundheitsführer vom 10.11.1941, in: BAB R 86 Nr. 4164.

502 Gildemeister an Reichsgesundheitsführer vom 27.11.1941, in: BAB R 86 Nr. 4164.

503 Kudicke an Gildemeister vom 20.10.1941, in: BAB R 86 Nr. 4164.

504 Aktennotiz über eine Besprechung im RMdI in Berlin am 29. November 1941, in: Microfiche 4/5072ff.

505 Werther, 2001, S. 152–173, S. 162.

506 Klee, 2002, S. 321ff. Dort fehlt Herbert Linden, der nach anderen Quellen anwesend war, siehe Mitscherlich, Mielke, 2001, S. 119; Nürnberger Ärzteprozess Doc. NO. 265. Zur Echtheit des Ding-Tagebuches, ebd, S. 321ff.

507 Zitiert nach Klee, 2002, S. 322f.

508 Kogon, 2006, S. 191 Anm.22; siehe auch Maitra, 2001, S. 198 Anm. 93.

509 Vermerk von Ministerialrat Bieber über die Besprechung am 29.2.1941 im Reichsinnenministerium, in: BAB R 86 Nr. 4164, Bl. 161; Bericht Demnitz über die Besprechung bei Ministerialrat Bieber am 29.12.1941, in: Microfiche Edition 4/5022ff; Aktennotiz Zahn über eine Besprechung am 29. November 1941, ebd. 4/5072ff.

510 Mrugowsky an Conti, Grawitz, Genzken, Gildemeister, Eyer, Demnitz vom 5.5.1942, betr. Prüfung von Fleckfieber-Impfstoff, in: BAB R 1501 Nr. 3644.

511 RMdI an OKH vom 9.12.1941, in: BAB R 1501 Nr. 3644.

512 Zuvor hatte Gildemeister ausdrücklich davor gewarnt, von den verwendeten Impfstoffen einen 100-prozentigen Schutz zu erwarten: »Man müsse schon zufrieden sein, wenn man Leute vor dem Tode durch Impfung retten koenne.« Zugleich gab Oberstabsarzt Dr. Scholz bekannt, dass das Heer »jedenfalls bis auf weiteres Eier-Impfstoffe zur Durchimpfung der Truppe nicht zulasse [...]. In gefaehrdeten Bezirken verbleibt es dabei, dass das Heer

gefaehrdete Mannschaften und Offiziere lediglich mit Weigel'schen Impfstoffen schutzimpft«, siehe Der Nürnberger Ärzteprozeß, 1999, Mikrofiche-Edition4/5023.

513 Niederschrift über die am Sonnabend, den 28.11.1942, stattgehabte Besprechung über die »Vorschriften für die staatliche Prüfung der Impfstoffe zur aktiven Schutzimpfung gegen Fleckfieber«, in: BAB R 86 Nr. 4153.

514 Siehe im Folgenden die Eintragungen im Ding-Tagebuch zitiert nach Klee, 2002, S. 322ff.

515 Klee, 2002, S. 324; Mitscherlich, Mielke, 2001, S. 122.

516 Mrugowsky an Conti, Grawitz, Genzken, Gildemeister, Eyer und Demnitz vom 5.5.1942, in: BAB R 86 Nr. 4164.

517 Klee, 2002, S. 324; Kogon, 2006, S. 193.

518 Klee, 2002, S. 324, Kogon, 2006, 193; Fernschreiben 1209 KZ Buchenwald an Wirtschafts-Verwaltungs-Hauptamt DIII Oranienburg am 20.3.1942, in: Weimar, KZ und Haftanstalten Buchenwald Nr. 62.

519 Eintrag 30.11.1942 im Ding-Tagebuch, in: Klee, 2002, S. 325. Im Frühjahr 1943 erwies sich das vom Robert Koch-Institut gelieferte Material nicht mehr als virulent, weshalb Versuche zur künstlichen Infektion durch intravenöse Einspritzung von hochvirulentem Krankenfrischblut aufgenommen wurden, bei denen bis auf eine Ausnahme sämtliche Versuchspersonen tödlich erkrankten, siehe Klee, 2002, S. 330f; Kogon, 2006, S. 192f.

520 Einträge 19.8.1942–20.11.1942 im Ding-Tagebuch, in: Klee, 2002, S. 324f.

521 Rose an Mrugowsky vom 2.12.1943 (NO. 1186), SS-Wirtschaftsverwaltungshauptamt an Reichsarzt SS vom 21.2.1944 (NO. 1188), in: Mitscherlich, Mielke, 2001, S. 129f.

522 Einträge 8.3.1944–13.6.1944 im Ding-Tagebuch, in: Klee, 2002, S. 337f.

523 MbliV 1943, Nr. 1, S. 31.

524 BAB R 86 Nr. 4153.

525 MbliV 1943, Nr. 1, S. 31.

526 Gildemeister an RMdI vom 1.6.1943, in: BAB R 86 Nr. 4153.

527 Gildemeister an RMdI vom 7.8.1943, in: BAB R 86 Nr. 4153.

528 BAB R 86 Nr. 4153.

529 Gildemeister an Hauptsanitätspark vom 15.3.1945, in: BAB R 86 Nr. 4153.

530 Gildemeister an RMdI vom 11.6.1942, in: BAB R 1501 Nr. 3644.

531 Tjornelund, 2009.

532 Ipsen an Gildemeister vom 8.2.1943, in: BAB R 86 Nr. 4153.

533 Rose an Gildemeister vom 29.9.1943 und Anlage zu Dienstreisebericht, in: BAB R 86 Nr. 4153.

534 Gildemeister an Rose vom 20.10.1943, in: BAB R 86 Nr. 4153. Das Statens Serum Institut hatte angeboten, mehr als 100.000 Dosen dieses Impfstoffs zu liefern, siehe Rose an Gildemeister vom 18.10.1943, in: ebd.

535 Gildemeister an RMdI vom 18.11.1942, in: BAB R 1501 Nr. 3644.

536 Rose, 1941, S. 1262–1265. Zur Dienststelle Beauftragter des Reichsgesundheitsführers für die gesundheitliche Betreuung der volksdeutschen Umsiedler vergleiche Pfletschinger, 2000, S. 107ff.

537 75 Jahre Robert Koch-Institut, 1966, S. 55.

538 Tätigkeitsbericht des Robert Koch-Instituts 1943 bis Kriegsende, in: BAB R 86 Nr. 4151. Ein von der Forschung gelegentlich vermuteter Selbstmord Gildemeisters aufgrund seines Todes am offiziellen Kapitulationstag wird durch die im Sterberegister des Standesamts Reinickendorf eingetragene natürliche Todesursache »Lungen- und eitrige Rippenfellentzündung, Rachenentzündung« nicht gedeckt.

539 100 Jahre Robert Koch-Institut, 1991, S. 65.

540 Tätigkeitsbericht des Robert Koch-Instituts vom Kriegsende bis 31.3.1946, in: BAB R 86 Nr. 4151.

541 Zahlungsliste Juni 1945, in: LAB B Rep 012 Nr. 59. In der Zahlungsliste ist zusätzlich der Ende 1944 zum Leiter der Wutschutz-Abteilung ernannte Heinrich Zeuner (*1912) aufgeführt, der jedoch im Juli 1945 in das von der amerikanischen Armee besetzte Bayern ging. Boecker an Lentz vom 17.7.1945, in: RKI-Archiv, PA Zeuner.

542 BStU FV 2/72 PA Bd. 7.

543 Brentjes, 1985, S. 151–172.

[544] Die FIAT-Angehörigen zeigten zwar anfangs Interesse an Emmels Angaben über seine Insektizidforschungen, eine Rekrutierung bzw. ein Transfer im Zuge der US-amerikanischen Geheimoperation Paperclip fand jedoch nicht statt, siehe Fort Mead, USA, response to the request on Ludwig Emmel; Harry Stern, Special Agent CIC, Memorandum for the officer in charge, dated 8 January 1946, Bad Nauheim.

[545] Lebenslauf von Blaurock vom 11.1.1947, in: ThHStaW, NS-Archiv des MfS, EVZ I/6 Akte 11.

[546] Landeskriminalabteilung an Kreiskriminalabteilung Mühlhausen vom 10.5.1949, in: ThHStaW, NS-Archiv des MfS, EVZ I/6 Akte 11.

[547] Kalinich, Horst P., 2006, S. 294; BStU, MfS HA IX/11 Akte AK 4631/81, MfS Allg. P 2979/79.

[548] Vgl. Notiz Glauer vom 25.11.1946, in: RKI-Archiv, PA Wohlfeil.

[549] Kleine, 1947, S. 185f.

[550] Tätigkeitsbericht des Robert Koch-Instituts vom Kriegsende zum 31.3.1946, in: BAB R 86 Nr. 4151.

[551] Lentz, 1941, S. 274–295; Stürzbecher, 1964, S. 262–266. Auf seinem Personalbogen gab Lentz nach dem Krieg an, dass er zur Einreichung seines Abschiedsgesuches gedrängt worden sei unter Androhung der Entlassung, siehe RKI-Archiv, Nr. 797.

[552] Stürzbecher, 1991, S. 377–380; Eyer, 1963, S. 1063–1065.

[553] Redeker an Lentz vom 29.5.1945, in: LAB B Rep 012 Nr. 59.

[554] Hanauske (Bearb.), 1995, S. 147.

[555] Lentz an Sauerbruch vom 26.7.1945, in: LAB B Rep 012 Nr. 59.

[556] Lentz an Magistrat, Abt. für Gesundheitsdienst vom 2.8.1945, in LAB B Rep 012 Nr. 59.

[557] Zu Blumenthals Schicksal während der NS-Herrschaft vergleiche Kap. II.

[558] Lentz an Magistrat, Abt. für Gesundheitsdienst vom 2.8.1945, Anlage 7, in: LAB B Rep 012 Nr. 59. Kleine wirkte an seiner alten Arbeitsstätte bis zu seiner endgültigen Übersiedlung nach Südafrika im Sommer 1947. Er starb am 22. März 1951 in Johannesburg. Siehe Kunert, 1949, S. 22.

[559] Vom 1.2.1929 bis 31.8.1931 war Hackenthal als Direktor der Sächsischen Landesimpfanstalt Dresden und ab Januar 1944 als Wehrdienst-Führer eines Feldlaboratoriums und Armeehygieniker tätig gewesen, siehe RKI-Archiv, Nr. 796. Zwischenzeitlich hatte Hackenthal laut Reichsarztregister als niedergelassener Arzt in Berlin gearbeitet und war wegen eines Berufsvergehens von der KVD ausgeschlossen, am 7.4.1942 vom ärztlichen Bezirksgericht freigesprochen worden. Seine Wiedereinstellung im Robert Koch-Institut erfolgte zunächst aushilfsweise, erst am 1.4.1946 kam es zur endgültigen Berufung.

[560] Georg Henneberg – Sohn des Gärungsbakteriologen Wilhelm Henneberg (1871–1936) – wurde 1955 Direktor des Robert Koch-Instituts und 1960 Vizepräsident des Bundesgesundheitsamts, das er von 1969 bis 1974 als Präsident leitete. Ein Zeitzeuge erinnert, 1989, S. 28–30.

[561] Uhlig, 1991, S. 129–131.

[562] Redeker an Lentz vom 18.7.1945, in: LAB B Rep 012 Nr. 59.

[563] VOBl. 1, 1945, S. 29.

[564] Protokoll der Magistratssitzung vom 2.7.1945, in: Hanauske, 1995, S. 174.

[565] Redeker an Abteilung für Personalfragen und Verwaltung vom 21.8.1945, in: LAB B Rep 012 Nr. 59.

[566] Abt. für Personalfragen und Verwaltung an Abt. für Gesundheitsdienst vom 25.8.1945, in: LAB B Rep 012 Nr. 59. Es bleibt unverständlich, warum Henneberg 1989 behauptete, dass das wissenschaftliche Personal, das er bei seinem Eintritt im August 1945 dort angetroffen habe, »nicht aus ehemaligen Parteizugehörigen« bestanden habe, siehe: Ein Zeitzeuge erinnert sich, 1989 S. 30. Siehe auch Hubenstorf, 1994, S. 455–457.

[567] Die Beschäftigung von Christiansen hatte schon Redeker am 21.8.1945 ablehnt: »Dem Antrage vermag ich mich nicht anzuschliessen. Es handelt sich nicht um eine Wiedereinstellung, sondern um eine Neueinstellung eines früheren Ministerialbeamten, der sich keineswegs durch Abwehrwillen gegenüber der Nazimißwirtschaft ausgezeichnet hat. Eine Übernahme durch Neueinstellung würde in den zuständigen Kreisen wenig erwünschte Folgen haben«, in: LAB B Rep 012 Nr. 59.

568 Lentz vom 21.8.1946, in: BAK B 208 Nr. 127.
569 LAB C Rep 031-02-03 Nr. 429 (Entnazifizierungsakte Boecker).
570 LAB C Rep 031-01-06 Nr. 7831 (Entnazifizierungsakte Gins).
571 Handschriftlicher Vermerk vom 8.2.1949, in: RKI-Archiv, PA III Nr. 10.
572 Dinter, 1999, S. 134.
573 Dinter, 1994, S. 611.
574 Dinter, 1999, S. 358f.
575 Tätigkeitsbericht des Robert Koch-Instituts vom Kriegsende zum 31.3.1946, in: BAB R 86 Nr. 4151; Harms, 1947, S. 24f; Schopohl an Abt. für Gesundheitsdienst vom 22.10.1945, in: LAB B Rep 012 Nr. 59; Dinter, 1999, S. 126f. Im Rahmen der Gesundheitsaufklärung übernahm das Robert Koch-Institut Radiovorträge über die verbreiteten Infektionskrankheiten.
576 Franz. Militärregierung Berlin an Robert Koch-Institut vom 3.12.1945; Lentz an Magistrat Berlin vom 6.2.1946, in: BAK B 208 Nr. 42.
577 Harms, 1947, S. 25; Tätigkeitsbericht des Robert Koch-Instituts vom Kriegsende zum 31.3.1946, in: BAB R 86 Nr. 4151; Henneberg, 1992, S. 344; ders., 1972, S. 21–27.
578 Strategiepapier, ohne Datum [1946], ohne Titel, beginnt mit »Charakteristik der früheren Aufgaben bis 1933«, in: LAB B Rep 012 Nr. 59.
579 Abt. für Gesundheitsdienst vom 23.10.1945, in: LAB B Rep 012 Nr. 59.
580 Harms an Präsidenten der Deutschen Zentralverwaltung für das Gesundheitswesen in der sowjetischen Besatzungszone vom 14.8.1946, in: LAB B Rep 012 Nr. 59.
581 Lentz an Harms vom 17.2.1948, in: LAB B Rep 012 Nr. 60.
582 Der Magistrat berichtet [...] aus der Arbeit des Jahres 1948, Berlin 1950, S. 25.
583 Lentz an Conrad vom 24.1.1949, Betriebsrat, wiss. Mitarbeiter, Verwaltung des Robert Koch-Instituts vom 14.2.1949 in: LAB B Rep 012 Nr. 60. Harms war seit dem 8.7.1946 Nachfolger des amtsenthobenen Redekers, siehe Hanauske, 1995, S. 1004, 1016.
584 Stürzbecher, 1983, S. 196.
584a Wolff, Kalinich, 2006 S. 293f.
585 Elkeles, 2001, S. 21–43
586 Der Breslauer Dermatologe Albert Neisser (1855–1916) hatte 1892 acht jungen Frauen, die als Prostituierte galten, während ihres Klinikaufenthaltes zu Immunisierungszwecken zellfreies Serum von Syphiliskranken injiziert. Die Hälfte der Frauen erkrankte innerhalb der folgenden vier Jahre an Syphilis, was Neisser auf eine »natürliche« Infektion zurückführte. Nach Veröffentlichung seiner Versuchsergebnisse im Jahr 1898 wurde er mit dem Vorwurf konfrontiert, die Schutzimpfungen hätten zur Infektion geführt. Außerdem habe er die Frauen weder über die Injektion informiert noch deren Einwilligung eingeholt. Das Preußische Kultusministerium leitete ein Disziplinarverfahren gegen Neisser ein, das mit einem Verweis und einer Geldstrafe endete, siehe Reuland, 2004, S. 7ff; Buchberger, Metzner, 2005, S. 74–83.
587 Eckart, 2001, S. 247–263, S. 251ff.
588 Reuland, 2004, S. 3.
589 Vgl. hierzu Kap. III Unterkapitel Tuberkulose.
590 Reuland, 2004, S. 135ff.
591 Winau, 2003, S. 175; Eckart, 2001, S. 255.
592 Antrag von Gins vom 27.1.1937, in: BAB R 96 Nr. 4201.
593 Tatsächlich wurden derartige Versuche offensichtlich vorgenommen, ohne dass dies in der anschließenden Publikation explizit deutlich gemacht wurde. Vergleiche hierzu Wenckebach, Kunert, 1937, S. 1006–1008, worin es heißt: »Auch klinische Beobachtungen bei Verwendung des gezüchteten Masernvirus haben seine ätiologische Rolle sichergestellt und zu wichtigen Einblicken in die Ausscheidungsweise geführt.« Deutlicher wird der Masern-Beitrag von Richard Bieling im »Handbuch für Viruskrankheiten« im Anschluss an die Beschreibung der von Wenckebach und Kunert vorgenommenen Übertragung des Passagevirus auf Eihaut und die Wirkung von Rekonvaleszentenserum: »Das Passagevirus konnte auf ungemaserte Kinder übertragen werden und rief dort typische, komplikationslos verlaufende Masern hervor, wie dies auch für die Übertragung von Masernblut auf Ungemaserte beschrieben wird. Bei den durch die Injektion des Passagevirus infizierten Kindern traten die Krankheitserscheinungen verfrüht auf. Kontaktfälle, die von den künstlichen

Übertragungen ausgingen, entwickelten sich wieder in der üblichen Zeit«, siehe Bieling, 1939, S. 435.

594 Gauamtsleiter des Amtes für Volksgesundheit der NSDAP in Halle an Reiter vom 9.3.1937, in: BAB R 86 Nr. 4201.

595 Junghans an Gauamtsleiter Hamann vom 2.3.1937, in: BAB R 86 Nr. 4201.

596 Reiter an Hamann vom 23.3.1937, in: BAB R 86 Nr. 4201.

597 Der Präsident des Reichsgesundheitsamts (i.V. Gildemeister) an Gauamtsleiter Hamann vom 4.5.1937, in: BAB R 86 Nr. 4201. Die Versuche wurden anschließend wie genehmigt an 40 Frauen durchgeführt. Bei der späteren Veröffentlichung der Ergebnisse verwies der Autor der Studie nicht nur ausdrücklich darauf, dass für die Versuche ausschließlich Frauen verwendet wurden, »die sich uns freiwillig zur Verfügung stellten und die über den Zweck dieser Versuche vorher aufgeklärt waren«, sondern merkte zusätzlich in einer Fußnote an, dass diese Untersuchungen mit Erlaubnis des Präsidenten des Reichsgesundheitsamts durchgeführt wurden, siehe Junghans, 1939, S. 656–701, S. 692.

598 100 Jahre Robert Koch-Institut, 1991, S. 65. Als solche werden ausschließlich E. Gildemeister und G. Rose genannt.

599 Vergleiche hierzu Vernehmung Roses in Nürnberg, in: Mitschlich, Mielke, 2001, S. 120ff; Klee, 2002, S. 311f.

600 Doc. NO.1186, zitiert bei Mitscherlich/Mielke, Medizin, 2001, S. 129.

601 Rose an Haagen vom 8.12.1943, in: BAB R 26 III Nr. 722.

602 Fleckfieber-Impfstoff-Versuchsreihe VIII laut Ding-Tagebuch, zitiert nach Klee, 2002, S. 337f. Ursprünglich waren an der Versuchsreihe 20 schutzgeimpfte Personen und 10 Kontrollpersonen beteiligt. Aus jeder Gruppe schieden jedoch vor der künstlichen Infektion jeweils drei Personen aufgrund anderer Erkrankungen aus.

603 Entwurf zum Schreiben des Präsidenten an RMdI vom 1.5.1942, Berichterstatter Rose, in: BAB R 86 Nr. 4162. Dieser Bericht wurde von Gildemeister nicht abgeschickt.

604 Generell wurden derartige Experimente in Nürnberg nicht als Verbrechen verhandelt, nachdem der Vertreter der Anklage auf Drängen der Verteidigung ausdrücklich erklären musste, dass sich die Anklage nicht auf Versuche an Psychiatriepatienten erstrecke, siehe Der Nürnberger Ärzteprozeß, 1999, Microfiche 2/9568.

605 Irmgard Rose an Georg Henneberg vom 16.10.1950, in: BAK B 208 Nr. 7.

606 Vergleiche hierzu die beiden von Rose dem Robert Koch-Institut am 17.3.1965 übersandten Kopien zweier Urteile der Bundesdisziplinarkammern Hamburg und Düsseldorf sowie einer Rechtskraftbescheinigung »zum Verbleib für das Archiv des Instituts« und mit der Bitte, die »Herren Direktoren und Abteilungsvorsteher dienstlich über den Sachverhalt zu unterrichten«, in: RKI-Archiv PA I Nr. 545.

607 Werther, 2001, S. 169ff; Wechsler, 2005, S. 209ff.

608 Vergleiche hierzu Hinz-Wessels, 2008.

609 Bayle, 1950, S. 1412f; Aktenvermerk Sievers vom 18.2.1944, in: BAB NS 21 Nr. 903; Würfler an Haagen vom 3.2.1944, Haagen an Chef des Wehrmachtssanitätswesens vom 29.2.1944, in: BAB R 26 III 722; Chef des Sanitätswesens Luft an Haagen vom 12.4.1944, in: BAB R 26 III Nr. 722a. Am 7.1.1944 hatte Haagen dem Reichsministerium für Luftfahrt mitgeteilt, dass in »Anbetracht der zu erwartenden Influenzaepidemie« in den letzten Wochen etwa 100 Personen, und zwar ausschließlich Ärzte- und Pflegepersonal, geimpft worden seien. Für die folgenden Wochen und Monaten plante er noch eine größere Anzahl weiterer Impfungen, »und zwar unter Personengruppen, welche unter gleichen äußeren Lebensbedingungen leben. Hierfür steht zunächst die Studentenkompanie Straßburg zur Verfügung. Der Wehrkreisarzt V hat die Genehmigung zu diesen Impfungen gegeben (durch Vermittlung des Herrn Dekans der Medizinischen Fakultät, Oberstabsarzt Prof. Stein).« In: BAB R 26 III Nr. 722.

610 Bayle, 1950, S. 1393ff; Leyendecker, Berlin 1989, S. 261–293, S. 269f. Die Forschungen Haagens wurden als äußerst kriegswichtig bewertet. Sowohl seine Fleckfieber-Forschung als auch seine Hepatitis-Forschung erhielten im Mai 1944 die höchste Dringlichkeitsstufe DE, siehe: Der Leiter der Kriegswirtschaftsstelle im RFR an Haagen vom 26.5.1944, in: BAB R 26 III Nr. 723.

611 Leyerdecker, Klapp, 1989, S. 274ff.

612 Gutzeit an Haagen vom 24.6.1944 (NO-124), Haagen an Gutzeit 27.6.1944 (NO-125).

[613] Klee, 2001, S. 191; ders. 2003, S. 213.
[614] Haagen, Haagen-Crodel, 1957, S. 181–201; dies., 1958, S. 525–549.
[615] BAL B 162 Nr. 4197.
[616] Gins, 1929a, S. 49–58; ders., 1929b, S. 287–316; ders. 1930, S. 281–311; ders., 1931, S. 995–998.
[617] Vergleiche hierzu die Tätigkeitsberichte des Robert Koch-Instituts ab 1936; Gins, 1937, S. 25–29; ders. 1939, S. 54–61, ders., 1941, S. 373–377.
[618] Gins, 1942b, S. 553–559; ders., 1943, S. 460–479; ders., 1946, S. 194–197; Laukötter, 2008.
[619] Auszug aus der Öffentlichen Verhandlung vom 27.11.1947 im Rahmen des Entnazifizierungsverfahrens, in: LAB C Rep 031-01-06 Nr. 7831.
[620] Zur Geschichte des ab Mitte 1944 bei Mühldorf errichteten Außenlagers des Konzentrationslagers Dachau siehe Hammermann, 1999, S. 77–98; Raim, 1992.
[621] Raim, 1992, S. 234f.
[622] Raim, 1992, S. 234.
[623] Gins, 1947; S. 131ff.
[624] Gins, 1947, S. 135.
[625] Auszug aus der Öffentlichen Verhandlung vom 27.11.1947, in: LAB C Rep 031-01-06 Nr. 7831.
[626] Diese Angaben machte er auch am 15.4.1953 sowie am 26.7.1954 vor dem Amtsgericht Berlin-Tiergarten, siehe HHStA München, Mühldorf Prozess, Anlagen 6, 7a, 123a/10.
[627] Gins, 1947, S. 136f.
[628] Gins, 1947, S. 57f.
[629] Zschiegner, 1946, S. 155–158. Zschiegner gab lediglich an, dass die Versuche von Mai bis Juli 1943 durchgeführt wurden.
[630] Zitiert nach Klee, 2002, S. 332.
[631] Kogon, 1946, S. 139.
[632] Kogon, 1947, S. 162 Anm. 1. Diese Angaben aus der eidesstattlichen Versicherung Lockemanns finden sich seitdem in allen weiteren Auflage des Kogon-Buches aus rechtlichen Gründen in einer Fußnote.
[633] Oberstaatsanwalt beim LG Darmstadt an den Hess. Minister der Justiz betr. 2 Js 1007/58 vom 27.4.1960, in: LAB B Rep 058 Nr. 5357. Zur Begründung hieß es, dass Kogon die gegen Lockemann erhobenen Vorwürfe in späteren Auflagen seines Buches »Der SS-Staat« zurückgenommen habe. Die Staatsanwaltschaft wusste zu diesem Zeitpunkt noch nicht, dass Lockemann bereits verstorben war.
[634] Vermerk des Generalstaatsanwaltes beim LG Köln über Einstellung des Verfahrens vom 29.9.1961, in: BAL B 162 Nr. 25040. Bereits im Nürnberger Ärzteprozess hatte Christiansen eine Eidesstattliche Versicherung mit ähnlichem Inhalt abgegeben, aber erwähnt, dass er die Krankenakten damals von Conti erhalten habe, siehe NO Dokument Mrugowsky Nr. 85. An diese Aussage konnte er sich bei seiner Vernehmung am 17.1.1961 nicht mehr erinnern. Siehe Protokoll der Vernehmung, in: LAB B Rep 058 Nr. 5356.
[635] Soweit nicht anders vermerkt folgt die Darstellung dem Aufsatz von Moser, 2009.
[636] Nach seinem Wechsel an die Universität Jena 1941 als Professor für Hygiene war Schlossberger »direkt mit den Zuständen im Konzentrationslager Buchenwald konfrontiert«. Im Sommer 1942 besichtigte er die Kläranlage des Lagers. Als durch bakteriologische Untersuchungen des Abwassers aus dem Konzentrationslager kurz vor Kriegsende Typhuserreger nachgewiesen wurden, empfahl er die Schutzimpfung als »einzige aussichtsreiche Bekämpfungsmethode«. Siehe Zimmermann, 2000, S. 182f.
[637] Gildemeister, 1940, S. 749–755.
[638] Moser, 2009.
[639] Geißler, 1998 S. 604 Anm. 8.
[640] Geißler, 1998, S. 341ff, Zitat S. 356.
[641] Moser, 2009.
[642] Geißler, 1998, S. 601.
[643] Moser, 2009.
[644] BAB, Zentrale Häftlingskartei des Ministeriums des Innern der ehemaligen DDR.
[645] Die folgenden Informationen beruhen auf mündlichen Informationen von Klaus-Dieter

Müller, Stiftung Sächsische Gedenkstätten, an die Verfasserin am 8.2.2007.
646 Möglicherweise auch die beiden Angestellten Elisabeth Feldhaber und Charlotte Poch.
647 Geißler, 1998, S. 386.
648 Zum Zentralinstitut für Krebsforschung in Posen und dessen Aufgaben siehe ausführlich Moser, 2006, S. 131–150.
649 Klee, 2001, S. 203.
650 Moser, 2006, S. 144.
651 In diesen Bereich gehört auch die Ausgrenzung jüdischer Ärzte, wenn es sich hier auch nicht ausdrücklich um »medizinische Verbrechen« handelt.
652 Mit den historischen Bedingungen der verbrecherischen Menschenversuche im Nationalsozialismus haben sich unter anderem Gerhard Baader, Wolfgang U. Eckart und Rolf Winau ausführlich befasst. Siehe Baader, 1988b, S. 14–45; ders. 1988a., S. 48–69; ders., 2003, S. 105–157; Eckart, 2001; ders.; 2002, S. 282–287, Winau, 1996, S. 13–29; ders., 2003.
653 Winau, 2003, S. 176.
654 Kater, 2000, S. 110. Auch unter den Hochschullehrern wiesen Professoren und Dozenten der medizinischen Fakultät neben denen der Lehrerbildung den höchsten Organisationsgrad auf, siehe Harten, Neirich, Schwerendt, 2006, S. 108.
655 Kater, 2000, S. 129. Siehe auch Labisch, 2001, S. 82.
656 Eckart, Gradmann, 2006, 698f.
657 Rose an Haagen vom 31.7.1943; Rose an Haagen vom 8.12.1943; in: BAB R 26 III Nr. 722.
658 Bericht über die Dienstreise nach Czernowitz und nach Kischineff vom 17.9.–20.9. 1940 von Gerhard Rose, in: BAB R 59 Nr. 376.
659 Vergleiche hierzu Kap. II. Von Stefan Winkle (1911–2006), der von 1940 bis 1945 am Robert Koch-Institut als Assistent tätig war, liegen zudem unveröffentlichte Erinnerungen vor, in denen er mehrere Episoden beschreibt, die die antisemitische Einstellung von Eugen Gildemeister sowie anderen Institutsmitarbeitern wie Heinrich Peter dokumentieren. Ich danke Erhard Geißler für die Überlassung dieses Materials.
660 Bericht des Regierungsrat Dr. Haagen über seine Teilnahme an dem III. Internationalen Kongress für experimentelle Zellforschung vom Oktober 1933, in: BAB R 86 Nr. 4125.
661 Baader, 2003, S. 123.
662 Eckart, 2002, S. 284; Winau, 2003, S. 176.
663 Haagen an Rose vom 16.8.1943, in: BAB R 26 III Nr. 722.
664 Eckart, 2002, S. 285.
665 Vergleiche hierzu Heim, 2005, S. 60–65.
666 Aktenvermerk Thonnard-Neumann vom 19.11.1941, in: BAB R 86 Nr. 4089.
667 Einstellungsverfügung der StA Limburg vom 17.6.1961 im Fußgänger-Verfahren, Abschrift in LAB B Rep 058 Nr. 5356.

Abkürzungsverzeichnis

AEG	Allgemeine Elektrizitäts-Gesellschaft
BAB	Bundesarchiv Berlin
BAK	Bundesarchiv Koblenz
BAL	Bundesarchiv Ludwigsburg
BLBO	Berliner Landesamt für Bürger- und Ordnungsangelegenheiten
BStU	Bundesbeauftragte für die Unterlagen des Staatssicherheitsdienstes der ehemaligen DDR
DFG	Deutsche Forschungsgemeinschaft
DMW	Deutsche Medizinische Wochenschrift
DNVP	Deutschnationale Volkspartei
DVP	Deutsche Volkspartei
FIAT	Field Information Agencies (Technical)
GStA	Geheimes Staatsarchiv Preußischer Kulturbesitz
Hg.	Herausgeber
HUA	Archiv der Humboldt-Universität
i.V.	in Vertretung
KZ	Konzentrationslager
LAB	Landesarchiv Berlin
MfS	Ministerium für Staatssicherheit
NSDAP	Nationalsozialistische Deutsche Arbeiterpartei
o.D.	ohne Datum
o.J.	ohne Jahr
o.O.	ohne Ort
OT	Organisation Todt
PA	Personalakte
RAC	Rockefeller Archive Center
RGA	Reichsgesundheitsamt
RGBl.	Reichsgesetzblatt
RKI	Robert Koch-Institut
RKI-Archiv	Archiv des Robert Koch-Instituts
RM	Reichsmark
RMBliV	Reichs-Ministerialblatt für die innere Verwaltung
RMdI	Reichsminister des Innern
RP	Regierungspräsident
SA	Schutzabteilung
SD	Sicherheitsdienst
SS	Schutzstaffel
StA	Staatsanwaltschaft
ThHStAW	Thüringisches Hauptstaatsarchiv
UAH	Universitätsarchiv Heidelberg
UK-Stellung	Unabkömmlichstellung
VOBl.	Verordnungsblatt der Stadt Berlin

Quellen- und Literaturverzeichnis

Ungedruckte Quellen

Bundesarchiv Berlin (BAB)

R 2
R 26 III
R 86
R 1501
NS 19
R 21
R 1001
R 4901
NS-Archiv des MfS
Häftlingskartei

Bundesarchiv Koblenz (BAK)

R 73
B 208

Bundesarchiv Ludwigsburg (BAL) (vormals Zentrale Stelle der Landesjustizverwaltungen zur Aufklärung nationalsozialistischer Verbrechen

B 162

Geheimes Staatsarchiv Preußischer Kulturbesitz (GStA)

I HA Rep 76 VIII B.
I HA Rep 76 Vc Sekt. 1 Tit XI Teil II
I HA Rep 151 I C
I HA Rep 90

Rockefeller Archive Center (RAC)

RAC, Mikrofilmausgabe der Simon Flexner Papers der American Philosophical Society
RF RG 1.1 series 717 A
RF RG 1.1. series 717 A
RF RG 1.1 series 717 A.
RF RG 6.1 series 1.1.
RF RG 12.1 Diaries.

Archiv des Robert Koch-Instituts (RKI-Archiv)

Personalakten
Sachakten
Ordner »Anfragen zu Robert Koch/RKI, historisch u. aktuell, Bd. 1, 1927–1986«
Nachlass Neufeld (unverzeichnet).

National Archives and Records Administration (NARA)

RG 338

Landesarchiv Berlin (LAB)

B Rep 012
B Rep 058
C Rep 031

Thüringisches Hauptstaatsarchiv Weimar (ThHStAW)

KZ und Haftanstalten Buchenwald
NS-Archiv des MfS

Bundesbeauftragte für die Unterlagen des Staatssicherheitsdienstes der ehemaligen DDR (BStU)

Berliner Landesamt für Bürger- und Ordnungsangelegenheiten, Entschädigungsbehörde (BLBO)

Entschädigungsakten

Archiv der Humboldt-Universität Berlin (HUA)

UK
Med. Fak.

Universitätsarchiv Heidelberg (UAH)

Personalakten

Gedruckte Quellen

Der Nürnberger Ärzteprozeß 1946/47. Wortprotokolle, Anklage- und Verteidigungsmaterial, Quellen zum Umfeld. Hrsg. von Klaus Dörner. Bearb. von Karsten Linne. München 1999. Mikrofiche-Ausgabe
Preußische Gesetzsammlung
Ministerialblatt der Medizinalangelegenheiten
Reichs-Ministerialblatt für die innere Verwaltung (RMBliV)
Deutsche Justiz
Reichsgesetzblatt

Schriftliche und mündliche Auskünfte

Helmut Köster, Berlin
Sarah Ettinger-Greenberg, Tel Aviv
Frau Schure, Landesarchiv Berlin
Rolf-Dieter Müller, Militärgeschichtliches Forschungsamt Potsdam
Klaus-Dieter Müller, Stiftung Sächsische Gedenkstätten
Urkundenstelle Standesamt Tiergarten
Erhard Geißler, Berlin
Stefan Winkle †, übermittelt durch Erhard Geißler
Fort Mead, USA
Bernd Gausemeier, Berlin
Falk Müller, Frankfurt am Main
Astrid Ley, Gedenkstätte Sachsenhausen
Ines Reich, Gedenkstätte Sachsenhausen
Leo-Baeck-Archiv, Jerusalem
Axel Hüntelmann, Berlin
Dietmar Schulze, Leipzig
Susanne Zimmermann, Jena
Manfred Stürzbecher, Berlin
Sören Flachowsky, Falkensee

Literatur vor 1945

Adelsberger, Lucie, Anaphylaxie und Atopie. III. Mitteilung: Anaphylaxieversuche mit Atopenen, in: Zeitschrift für Hygiene und Infektionskrankheiten 111, 1930, S. 577–599.

Aussprache über den Vortrag von Franz Ickert »Rassehygiene und Tuberkulosebekämpfung«, in: Beiträge zur Klinik der Tuberkulose 83, 1933, S. 661–666.

Behring, Emil, Kitasato, Shibasaburo, Ueber das Zustandekommen der Diphtherie-Immunität und der Tetanusimmunität bei Thieren, in: DMW 16, 1890, S. 1113–1114.

Behring, Emil, Untersuchungen über das Zustandekommen der Diphtherieimmunität bei Thieren, in: DMW 16, 1890, S. 1145–1148.

Bericht der Notgemeinschaft der deutschen Wissenschaft (Deutsche Forschungsgemeinschaft) über ihre Tätigkeit, 1 (1920/21) – 12 (1932/33), Berlin 1922–1933.

Bericht über die Tätigkeit des Robert-Koch-Instituts für die Zeit vom 1. April 1941 bis 31. Dezember 1942, in: Veröffentlichungen aus dem Gebiete des Volksgesundheitsdienstes 57, 1943, S. 137–199. (Tätigkeitsbericht RKI 1941/1942)

Bericht über die Tätigkeit des Instituts für Infektionskrankheiten »Robert Koch« für die Zeit vom 1. April 1939 bis 31. März 1941, in: Veröffentlichungen aus dem Gebiete des Volksgesundheitsdienstes 56, 1942, S. 453–501. (Tätigkeitsbericht RKI 1939/1941)

Bericht über die Tätigkeit des Instituts für Infektionskrankheiten »Robert Koch« in Berlin in der Zeit vom 1. April 1938 bis 31. März 1939, in: Veröffentlichungen aus dem Gebiete des Volksgesundheitsdienstes 54, 1940, S. 603–653. (Tätigkeitsbericht RKI 1938/1939)

Bericht über die Tätigkeit des Instituts für Infektionskrankheiten »Robert Koch« in Berlin in der Zeit vom 1. April 1937 bis 31. März 1938, in: Veröffentlichungen aus dem Gebiete des Volksgesundheitsdienstes 52, 1939, S. 163–215. (Tätigkeitsbericht RKI 1937/1938)

Bericht über die Tätigkeit des Instituts für Infektionskrankheiten »Robert Koch« in Berlin in der Zeit vom 1. April 1936 bis 31. März 1937, in: Veröffentlichungen aus dem Gebiete des Volksgesundheitsdienstes 50, 1938, S. 529–577. (Tätigkeitsbericht RKI 1936/1937)

Berry, George P., Slavin, Howard B., Studies on herpetic infection in mice. I. Passive protection against virus inoculated intranasally, in: Journal of experimental medicine 78, 1943, S. 305–313.

Bieling, Richard, Masern, in: Eugen Gildemeister, Eugen Haagen, Otto Waldmann, Handbuch der Viruskrankheiten, Bd. 1, Jena 1939, S. 432–444.

Bormann, Felix von, Die Praxis der Diphtherieschutzimpfung, in: Medizinische Welt 16, 1942, S. 1204–1206.

Bormann, Felix von, Infektionswege der Diphtherie und ihre Abwege, in: Forschungen und Fortschritte 15, 1939, S. 110–111.

Brauer, Ludolph, Mendelssohn-Bartholdy, Albrecht, Meyer-Abich, Adolf (Hg.), Forschungsinstitute – ihre Geschichte, Organisation und Ziele, 2 Bde, Hamburg 1930.

Brauns, L., Über Vaterschaftsbegutachtung, in: Der Öffentliche Gesundheitsdienst 6, 1940, Reihe A, S. 546–550.

Breger, Johannes, Veröffentlichungen und Arbeiten der Hygieneorganisation des Völkerbundes, in: DMW 57, 1931, S. 545–547.

Brüche, Ernst, 10 Jahre Entwicklung des Elektronen-Übermikroskops der AEG, in: Jahrbuch der AEG-Forschung 6, 1940, S. 2–8.

Brüche, Ernst, Haagen, Eugen, Ein neues, einfaches Übermikroskop und seine Anwendung in der Bakteriologie, in: Die Naturwissenschaften 27, 1939, S. 809–811.

Coles, Alfred C., Microorganism in Psittacosis, in: The Lancet 1, 1930, S. 1011–1012. (1930a)

Coles, Alfred C., Microorganisms in Psittacosis, in: British Medical Journal, 1930, S. 719. (1930b)

Das Reichsgesundheitsamt 1876–1926. Festschrift aus Anlaß seines fünfzigjährigen Bestehens, Berlin 1926.

Degkwitz, Rudolf, Diphtherieschutzimpfung, in: Münchener Medizinische Wochenschrift 71, 1924, S. 705–708.

Deist, Hellmuth, Praxis der Tuberkulosekrankheit und ihrer Behandlung, Leipzig 1938.

Der Völkerbund und die deutsche Wissenschaft, in: Mitteilungen des Verbandes der deutschen Hochschulen, 3. Jg., Dezember 1923, Heft 7, S. 128–133.

Die Robert Koch-Ehrung in Berlin, am 5. März 1932, in: Veröffentlichungen aus dem Gebiete der Medizinalverwaltung 37, 1. Heft, Berlin 1932.

Diehl, Karl, Verschuer, Otmar von, Der Erbeinfluß bei der Tuberkulose (Zwillingstuberkulose II), Jena 1936.

Diehl, Karl, Verschuer, Otmar von, Zwillingsforschung und erbliche Tuberkulosedisposition (Zwillingstuberkulose I), Jena 1933.

Emmel, Ludwig, Die Cercarien von Bithynia tentaculata L. und B. leachi Leach aus einem Berliner Standort, ihre jahreszeitliche Verteilung und die Spezifität ihrer Anpassung an den Zwischenwirt, in: Zentralblatt für Bakteriologie, Parasitenkunde und Infektionskrankheiten, I. Abt., Bd. 149, Originale, 1943, S. 81–98.

Emmel, Ludwig, Gölz, E., Jakob, A., Elektronenoptische Untersuchungen an Malaria-Sporozoiten, in: Deutsche tropenmedizinische Zeitschrift 46, 1942, S. 573–575.

Emmel, Ludwig, Jakob, A., Gölz, E., Elektronenoptische Untersuchungen an Malaria-Sporozoiten und Beobachtungen an Kulturformen von Leishmania donovani, in: Deutsche tropenmedizinische Zeitschrift 46, 1942, S. 254–258 (bzw. 344–348).

Engelhardt, A. v., Behring, Emil von, Chronik seiner Forschungsarbeit und seines Institutes für experimentelle Therapie (= Behringwerk-Mitteilungen, Heft 10), Berlin 1940.

Erdmann, Rhoda, Haagen, Eugen, Börnstein, K., Der Einfluss von Vitaminschäden auf die Entstehung bösartiger Neubildungen, in: DMW 53, 1927, S. 796–797.

Erdmann, Rhoda, Haagen, Eugen, Einfluss von Vitaminschäden auf die Krebsentstehung, in: Medizinische Welt 2, 1928, S. 1521–1560.

Fischer, Werner, Die Bewertung der Blutgruppen im Zivil- und Strafprozeß, in: Der Öffentliche Gesundheitsdienst 5, 1939, Reihe A, S. 233–244.

Fischer, Werner, Beitrag zur Untersuchung des menschlichen Blutgruppenmerkmals B, in: Zeitschrift für Immunitätsforschung 84, 1935, S. 136–148. (1935a)

Fischer, Werner, Über Blutgruppeneigenschaften beim Kaninchen, Zeitschrift für Immunitätsforschung 86, 1935, S. 97–129. (1935b)

Fischer, Werner, Untersuchungen über die Vererbung der Disposition bei Scharlach, in: Arbeiten aus dem Staatsinstitut für experimentelle Therapie und dem Georg Speyer-Hause zu Frankfurt a.M., Heft 21, 1928, S. 219–229.

Fischer, Werner, Raquet, Benno, Beitrag zur Frage des Nachweises einer serologischen Differenzierung der menschlichen Rassen, in: Zeitschrift für Immunitätsforschung 94, 1938, S. 104–121.

Fischer, Werner, Hahn, Fritz, Über auffallende Schwäche der gruppenspezifischen Reaktionsfähigkeit bei einem Erwachsenen, in: Zeitschrift für Immunitätsforschung 84, 1935, S. 177–188.

Fortner, Joseph, Pfaffenberg, Rudolf, Über das gehäufte Auftreten der Psittakose, in: Zeitschrift für Hygiene und Infektionskrankheiten 116, 1934/1935, S. 397–416.

Fortner, Joseph, Pfaffenberg, Rudolf, Über das gehäufte Wiederauftreten der Psittakose. II. Mitteilung, in: Zeitschrift für Hygiene und Infektionskrankheiten 117, 1936, S. 286–297.

Gaffky, Georg, Das Königliche Institut für Infektionskrankheiten in Berlin, Jena 1907. (Separat-Abdruck aus der Festschrift zum XIV. Internationalen Kongreß für Hygiene und Demographie, Berlin 1907, dargeboten von dem Preußischen Minister der geistlichen, Unterrichts- und Medizinal-Angelegenheiten, Berlin 1907).

Gildemeister, Eugen, Über die Züchtung des Poliomyelitisvirus im künstlichen Nährmedium, in: DMW 59, 1933, S. 877–879.

Gildemeister, Eugen, Haagen, Eugen, Fleckfieberstudien. II. Mitteilung: Über die Züchtung der Rickettsia mooseri und der Rickettsia prowazeki im Dottersack des Hühnereies und über die Herstellung von Kulturimpfstoffen, in: Zentralblatt für Bakteriologie, Parasitenkunde und Infektionskrankheiten, I. Abt. Bd. 148, Originale, 1942, S. 257–264.

Gildemeister, Eugen, Haagen, Eugen, Scheele, L., Über das Verhalten des Herpesvirus in der Gewebekultur, in: Zentralblatt für Bakteriologie, Parasitenkunde und Infektionskrankheiten, I. Abt., Bd. 114, Originale, 1929, S. 309–314.

Gildemeister, Eugen, Haagen, Eugen, Waldmann, Otto, Handbuch der Viruskrankheiten, 2 Bde, Jena 1939.

Gildemeister, Hermann, Antitoxine und Agglutinine bei Ruhrkonvaleszenten, in: Veröffentlichungen aus dem Gebiet des Volksgesundheitsdienstes 53, H.5, 1940, S. 749–755.

Gins, Heinrich A., Untersuchungen über die Spirillen der menschlichen Mundhöhle, in: Zeitschrift für Hygiene und Infektionskrankheiten 124, 1943, S. 460–479.

Gins, Heinrich A., Die Entwicklung der Schutzimpfung gegen Viruskrankheiten in den letzten 50 Jahren, in: Philipp-Universität Marburg (Hg.), Behring zum Gedächtnis. Reden und wissenschaftliche Vorträge anlässlich der Behring-Erinnerungsfeier Marburg an der Lahn 4.–6.12.1940, Berlin, 1942, S. 128–136. (1942a)

Gins, Heinrich A., Die Spirillose der menschlichen Mundhöhle, in: Deutscher Militärarzt 7, 1942, S. 553–559. (1942b)

Gins, Heinrich A., Bakteriologische Zahnfleischuntersuchungen an Berliner Schulkindern, in: Deutsche zahnärztliche Wochenschrift 44, 1941, S. 373–377.

Gins, Heinrich A., Untersuchungen über den bakteriellen Anteil an der kariösen Zahnzerstörung, in: Zentralblatt für Bakteriologie, Parasitenkunde und Infektionskrankheiten, I. Abt., Bd. 144, Originale 1939, Beih., S. 54–61.

Gins, Heinrich A., Beiträge zur Bakteriologie der Zahnkaries, in: Deutsche zahnärztliche Wochenschrift 40, 1937, S. 25–29.

Gins, Heinrich A., Erbbiologische Gedankengänge in der Seuchenforschung, in: Forschungen und Fortschritte 11, 1935, S. 59–60. (1935a)

Gins, Heinrich A., Rassenbedingte Unterschiede in der Empfänglichkeit für Infektionskrankheiten, in: Medizinische Welt 9, 1935, S. 1228–1230. (1935b)

Gins, Heinrich A., Beiträge zur Bakteriologie der Zahn- und Mundkrankheiten (Demonstration lebender Kulturen), Deutsche zahnärztliche Wochenschrift 34, 1931, S. 995–998

Gins, Heinrich A., Biologie, Bakteriologie, Serologie: Zum Problem der biologischen Leistung der Tonsillen, in: Fortschritte der Zahnheilkunde 6, 1. Teil, 1930, S. 281–311.

Gins, Heinrich A., Die Bakteriologie der Zahnpulpa und der Wurzelhauterkrankungen, in: Deutsche zahnärztliche Wochenschrift 32, 1929, S. 49–58. (1929a)

Gins, Heinrich A., Biologie, Bakteriologie, Serologie: Desinfectionsmassnahmen im Gebiete der Mundhöhle, in: Fortschritte der Zahnheilkunde 5, 1929, 1. Teil, 287–316. (1929b)

Gins, Heinrich A., Über experimentelle Vaccine und Vaccineimmunität. Bericht über die im Auftrage des Herrn Ministers des Innern unternommenen Versuche, in: Zeitschrift für Hygiene und Infektionskrankheiten 82, 1916, S. 89–142.

Gundel, Max (Hg.), Die ansteckenden Krankheiten. Ihre epidemiologische Bekämpfung und spezifische Therapie, 3. verm. und verb. Aufl., Leipzig 1944.

Gundel, Max, Die Diphtherie. Epidemiologie und Bekämpfung, in: ders. (Hg.), Die ansteckenden Krankheiten. Ihre Epidemiologie, Bekämpfung und spezifische Therapie, 3. verm. und verb. Auflage, Leipzig 1944, S. 222–235.

Gundel, Max, Die aktive Schutzimpfung gegen Diphtherie und die Ergebnisse der in den Jahren 1934 und 1935 in Deutschland durchgeführten Diphtherieschutzimpfungen (= Veröffentlichungen aus dem Gebiete des Volksgesundheitsdienstes 47, 5. Heft), Berlin 1936.

Gundel, Max, Einige Beobachtungen bei der rassenbiologischen Durchforschung Schleswig-Holsteins, in: Klinische Wochenschrift 5, 1926, S. 1186.

Gundel, Max, Müller-Voigt, F., Die Organisation der Diphtherieschutzimpfung in einer Großstadt, in: DMW 60, 1934, S. 1663–1666.

Gundel, Max, Rassenbiologische Untersuchungen an der schleswig-holsteinischen Bevölkerung unter Anwendung der Blutgruppenbestimmung, in: Zeitschrift für Immunitäts-Forschung 59, 1928, S. 156–184. (1928a)

Gundel, Max, Rassenbiologische Untersuchungen an der schleswig-holsteinischen Bevölkerung. Blutgruppen und Krankheiten, in: Zeitschrift für Immunitäts-Forschung 56, 1928, S. 60–76. (1928b)

Gundel, Max, Blutgruppenuntersuchungen bei Strafgefangenen, in: Zeitschrift für die gesamte gerichtliche Medizin 11, 1928, S. 99–119. (1928c)

Gundel, Max, Niermann, Die planmäßige Diphtherieschutzimpfung, in: DMW 60, 1935, S. 775–779.

Günther, Paul, Haagen, Eugen, Gebert, Fritz, Röntgenbestrahlung eines geschwulsterzeugenden, filtrierbaren Virus, in: Die Naturwissenschaften 27, 1939, S. 858–859.

Haagen, Eugen, Die Bedeutung des Elektronenmikroskops für die experimentelle Virusforschung, in: Jahrbruch der AEG-Forschung 6, 1940, S. 88–90.

Haagen, Eugen, Experimentelle Zellforschung und Virusforschung, Hauptreferat auf dem

V. Internationalen Zellforscherkongress in Zürich vom 7. bis 13.8.1938, in: Archiv für experimentelle Zellforschung 22, 1939, S. 436–444.

Haagen, Eugen, Die Bedeutung der Gewebezüchtung für die experimentelle Virusforschung, 3. Mitteilung, in: Archiv für experimentelle Zellforschung 18, 1936, S. 360–407.

Haagen, Eugen, Weitere Untersuchungen über das Verhalten des Gelbfiebervirus in der Gewebekultur, in: Zentralblatt für Bakteriologie, Parasitenkunde und Infektionskrankheiten, I. Abt. Bd. 129, Originale, 1933, S. 237–254.

Haagen, Eugen, Über das Verhalten des Variola-Vakzinevirus in der Gewebekultur, in: Zentralblatt für Bakteriologie, Parasitenkunde und Infektionskrankheiten, I. Abt. Bd. 109, Originale, 1928, S. 31–44.

Haagen, Eugen, Crodel, Brigitte, Die Züchtung des Psittakosevirus, in: Zentralblatt für Bakteriologie, Parasitenkunde und Infektionskrankheiten, I. Abt. Bd. 138, Originale, 1936, S. 20–27.

Haagen, Eugen, Dscheng-Hsing, Du, Versuche mit einem in Deutschland isolierten Influenzavirusstamm, in: Zentralblatt für Bakteriologie, Parasitenkunde und Infektionskrankheiten, I. Abt. Bd. 144, Originale, 1939, S. 345–350.

Haagen, Eugen, Gildemeister, Eugen, Crodel, Brigitte, Über das Verhalten des Variola-Vakzinevirus in der Gewebekultur, Zentralblatt für Bakteriologie, Parasitenkunde und Infektionskrankheiten, I. Abt., Bd. 124, Originale, 1932, S. 478–482.

Haagen, Eugen, Mauer, G., Über eine auf den Menschen übertragbare Viruskrankheit bei Sturmvögeln und ihre Beziehung zur Psittakose, in: Zentralblatt für Bakteriologie, Parasitenkunde und Infektionskrankheiten, I. Abt. Bd. 143, Originale, 1938, S. 81–88.

Haagen, Eugen, Theiler, Max, Untersuchungen über das Verhalten des Gelbfiebervirus in der Gewebekultur. Mit besonderer Berücksichtigung seiner Kultivierbarkeit, in: Zentralblatt für Bakteriologie, Parasitenkunde und Infektionskrankheiten, 125, I. Abt. I., Originale, 1932, S. 145–158. (1932a)

Haagen, Eugen, Theiler, Max, Studies of yellow fever virus in tissue culture, in: Proceedings of the Society for Experimental Biology and Medicine, Bd. 29, 1932, S. 435–436. (1932b)

Hirszfeld, L., M. Łącki, Über Immunisierung gegen Diphtherie in Warschau, in: Klinische Wochenschrift 15, 1936, S. 79–85.

Hoffmann, Wilhelm (Hg.), Handbuch der ärztlichen Erfahrungen im Weltkriege 1914/1918, Bd. 7: Hygiene, Leipzig 1922.

Hofmeier, Kurt, Jansen, Annelise, Über Wert und Grenzen der aktiven Immunisierung gegen Diphtherie, in: Zeitschrift für Immunitätsforschung 93, 1938, S. 436–456.

Horneck, Karl G., Über den Nachweis serologischer Verschiedenheiten der menschlichen Rassen, in: Zeitschrift für menschliche Vererbungs- und Konstitutionslehre 26, 1942/43, S. 309–319.

Hottinger, Adolf, Unsere Erfahrungen bei toxischer Diphtherie, in: Monatsschrift für Kinderheilkunde 51, 1932, S. 478–490.

Immunisation against diphtheria. Resolutions of the conference held in London in June 1931, in: Quarterly Bulletin of the Health Organisation of the League of Nations 1, 1932, S. 1–6.

Jakob, A., Mahl, Hans, Anwendung der Übermikroskops in der Bakteriologie, insbesondere für Versuche der Kapseldarstellung, in: Jahrbuch der AEG-Forschung 6, 1940, S. 77–87.

Jakob, A., Über das elektrostatische Übermikroskop und seine Leistungsfähigkeit, in: Zeitschrift für das gesamte Krankenhauswesen 37, 1941, S. 8–11.

Junghans, Erich, Über den Nachweis allergischer Faktoren bei der Pathogenese der Eklampsie, in: Archiv für Gynäkologie 168, 1939, S. 656–701.

Kauffmann, Fritz, Zur Bakteriologie der Psittakose, in: Zeitschrift für Hygiene und Infektionskrankheiten 114, 1933, S. 112–115.

Kausche, Gustav A., Pfannkuch, Edgar, Ruska, Helmut, Die Sichtbarmachung von pflanzlichem Virus im Übermikroskop, in: Die Naturwissenschaften 27, 1939, S. 292–299.

Kleine, Friedrich Karl, Ist eine Immunisierung von Rindern gegen die Tsetsekrankheit (Nagana) möglich, in: Der Kolonialtierarzt, Beilage zur Deutschen Tierärztlichen Wochenschrift, Nr. 2, 1941, S. 299–300.

Kleine, Friedrich Karl, Trypanosomenkrankheiten der Haustiere und der Menschen, in: Der Kolonialtierarzt. Beilage zur Deutschen Tierärztlichen Wochenschrift, Nr. 3, S. 119–120.

Kleine, Friedrich Karl, Mein Anteil an der Schlafkrankheitsexpedition des Völkerbundes, in: Medizinische Klinik 24, 1928, S. 566–568

Kleine, Friedrich Karl, Über meine Reise nach Afrika zur Prüfung von Bayer 205, in: Medizinische Klinik 20, 1924, S. 367–369.

Koch, Robert, Über die Trypanosomenkrankheiten, in: DMW 30, 1904, S. 1705–1711.

Koch, Robert, Seuchenbekämpfung im Kriege, in: Klinisches Jahrbuch 9, 1902, S. 1–8.

Koch, Robert, Ein Versuch zur Immunisierung von Rindern gegen Tsetsekrankheit (Surra), in: Deutsches Kolonialblatt 1901, Nr. 24 (=Gesammelte Werke Bd. II,2, S. 742).

Koch, Robert, Über bakteriologische Forschung. Verhandlungen des X. Internationalen Medizinischen Kongresses, Berlin 1891 (= Gesammelte Werke Bd. I, S. 650).

Koch, Robert, Die Ätiologie der Tuberkulose, in: Berliner Klinische Wochenschrift 19, 1882, S. 221–230.

Kossel, H., Frosch, P., Ueber die Pest in Oporto, in: Arbeiten aus dem Reichsgesundheitsamt 17, 1930, S. 1–55.

Kuczynski, Max H., Der Erreger des Fleck- und Felsenfiebers. Biologische und pathogenetische Studien. Auf Grund gemeinsamer Untersuchungen mit Dr. med. Wanda Blühbaum u. Elisabeth Brandt, Berlin 1927.

Lange, Bruno, Die individuelle natürliche Widerstandsfähigkeit als Gestaltungsfaktor der Tuberkulose unter besonderer Berücksichtigung ihrer erblichen Grundlagen, in: Ergebnisse der Hygiene und Bakteriologie 18, 1936, S. 123–192.

Lange, Bruno, Die Bedeutung der Erbfaktoren für Entstehung und Verlauf der Tuberkulose, in: Zeitschrift für Tuberkulose 72, 1935, S. 241–262. (1935a)

Lange, Bruno, Die Bedeutung exogener und endogener Faktoren für Entstehung und Verlauf der Tuberkulose, in: DMW 61, 1935, S. 1711–1716, 1753–1757. (1935b)

Lange, Bruno, Rassenhygiene und Tuberkulose, in: Dienst am Leben. Blätter zur Fortbildung im Krankendienst und in der Gesundheitsfürsorge, 1933, 23. und 24. Heft, S. 401–404.

Lange, Bruno, Das Werk Robert Kochs und die neuere experimentelle Tuberkuloseforschung, in: Zeitschrift für Tuberkulose 64, 1932, S. 31–38. (1932a)

Lange, Bruno, Die im Lübecker Prozeß erstatteten Gutachten, Zeitschrift für Tuberkulose 64, 1932, S. 129–134. (1932b)

Lange, Bruno, Untersuchungen zur Klärung der Ursachen der im Anschluß an die Calmette-Impfung aufgetretenen Säuglingserkrankungen in Lübeck, in: Zeitschrift für Tuberkulose 59 1930, S. 1–18. (1930a)

Lange, Bruno, Die Bedeutung der spezifischen Immunität für Entstehung und Verlauf der menschlichen Tuberkulose, in: Medizinische Klinik 26, 1930, S. 855–859. (1930b)

Lange, Bruno, Lydtin, K., Experimentelle Untersuchungen an Rindern über die Schutzwirkung der Kultur BCG (Calmette), in: Zeitschrift für Hygiene und Infektionskrankheiten 108, 1928, S. 808–819.

Lange, Bruno, Wethmar, R., Immunisierungsversuche an Rindern und Schafen mit der Kultur BCG, in: Zeitschrift für Hygiene und Infektionskrankheiten 119, 1929, S. 465–498.

Lange, Ludwig, Die Tuberkuloseimpfungen in Lübeck, in: Klinische Wochenschrift 9, 1930, S. 1105–1108.

Lentz, Otto, Gedanken über die Geschwulstveranlagung, in: Zeitschrift für Krebsforschung, Originale, Bd. 51, 1941, S. 274–295.

Lentz, Otto, Die Bedeutung der Diphtherie für die Volksgesundheit und ihre Bekämpfung, in: DMW 60, 1934, S. 1191–1194.

Levinthal, Walter, Das Rockefeller Institut in New York. Methodik und Ergebnisse der Erforschung filtrierbarer Virusarten nach persönlichen Eindrücken, in: Medizinische Klinik 21, 1925, S. 1441–1444 und 1480–1485.

Levinthal, Walter, Zur Ätiologie der Psittakosis, in: Klinische Wochenschrift 9, 1930, S. 654.

Lillie, R.D., Psittacosis: Rickettsia-like in man and experimental animals, in: Public Health Reports, Nr. 45, 1930, S. 773–778

Möllers, Bernhard, Die Tätigkeit des Reichsgesundheitsamts in den Jahren 1926–1932, in: Reiter, Hans (Bearb.), Ziele und Wege des Reichsgesundheitsamtes im Dritten Reich. Zum 60jährigen Bestehen des Reichsgesundheitsamtes, Leipzig 1936, S. 11–27.

Mühlens, Peter, Über Gefahren bei der Fieberbehandlung der Paralyse, in: Klinische Wochenschrift 2, 1923, S. 2340–2341.

Münter, Heinrich, Lungentuberkulose und Erblichkeit. Eine erbbiologische Untersuchung, in: Beiträge zur Klinik der Tuberkulose 76, 1930, S. 257–344.

Olpp, Gottlieb, Hervorragende Tropenärzte in Wort und Bild, München 1932.

Olzscha, Reiner, Mitteilungen über das Vorkommen von Anopheles maculipennis im Warthegau, mit Angabe einer einfachen Methode der Blutfütterung von Mücken bei ihrer Haltung in Einzelhaft, in: Zentralblatt für Bakteriologie, Parasitenkunde und Infektionskrankheiten, I. Abt. Bd. 150, Originale, 1943, S. 215–217.

Ostertag, Robert von, Kulenkampff, Gerhard, Tierseuchen und Herdenkrankheiten in Afrika (= Afrika. Handbuch der praktischen Kolonialwissenschaften, Bd. IX), Berlin 1941.

Otto, Richard, Das Institut für Infektionskrankheiten »Robert Koch«, in: Brauer, Ludolph, Mendelssohn-Bartholdy, Albrecht, Meyer-Abich, Adolf (Hg.), Forschungsinstitute – ihre Geschichte, Organisation und Ziele, Bd. 2, Hamburg 1930, S. 89–97.

Otto, Richard, Die internationale Sanitätskonferenz zu Paris (10.V. bis 21.VII.1926), in: DMW 52, 1926, S. 1694–1696.

Otto, Richard, Die europäische Sanitätskonferenz in Warschau, in: Klinische Wochenschrift 1, 1922, S. 926–927. (1922a)

Otto, Richard, Fleckfieber (Typhus exanthemicus), in: Wilhelm Hoffmann (Hg.), Handbuch der ärztlichen Erfahrungen im Weltkriege 1914/1918, Bd. 7: Hygiene, Leipzig 1922, S. 403–460. (1922b)

Otto, Richard, Munter, Hans, Das bakteriophage Lysin, seine Beziehungen zum Bacterium und zu dem Antilysin, in: Zeitschrift für Hygiene und Infektionskrankheiten 98, 1922, S. 302–327.

Otto, Richard, Munter, Hans, Zum d'Hérelleschen Phänomen, in DMW 47, 1921, S. 1579–1581.

Otto, Richard, Wohlrab, Rudolf, Über neuere Impfstoffe gegen Flecktyphus (Rickettsien-Impfstoffe aus dem Dottersack bebrüteter Hühnerembryonen), in: Arbeiten aus dem Staatsinstitut für experimentelle Therapie und dem Forschungsinstitut für Chemotherapie zu Frankfurt a.M., Heft 40, Jena 1940, S. 1–14.

Peltier, M., Durieux, Camille , Jonchère, H. und Arquié, Emile, Pénétration du virus amaril neurotrope par voie cutanée. Vaccination contre la fièvre jaune et la variole, in: Bulletin de l'Académie de Médecine, 121, 1939, S. 657–660.

Peter, Heinrich, Die aktive Diphtherieschutzimpfung, in: Deutsches Ärzteblatt 71, 1941, S. 121–126.

Peter, K., A transmissible agent (Theiler's virus) in the intestines of normal mice, in: Journal of experimental medicine 72, 1940, S. 113–127.

Pfaundler, Meinhard von, Über Diphtherieschutzimpfung, in: Der Öffentliche Gesundheitsdienst 3, 1937, Heft 4, S. 137–140.

Philipps-Universität Marburg an der Lahn (Hg.), Behring zum Gedächtnis. Reden und wissenschaftliche Vorträge anlässlich der Behring-Erinnerungsfeier Marburg an der Lahn 4. bis 6. Dezember 1940, Berlin 1941.

Pockels, W., Zur Kritik der heute meist verwandten aktiven Immunisierungsmethoden gegen Diphtherie, in: DMW 55, 1929, S. 564–566.

Reiter, Hans, Das Reichsgesundheitsamt 1933–1939. Sechs Jahre nationalsozialistische Führung, Berlin 1939.

Reiter, Hans, Die Entwicklung des Reichsgesundheitsamts nach der Machtübernahme durch den Nationalsozialismus, in: Reiter, Hans (Bearb.), Ziele und Wege des Reichsgesundheitsamtes im Dritten Reich, Leipzig 1936, S. 16–27.

Rivers, Thomas M., Haagen, Eugen, Muckenfuss, Ralph S., Development in tissue cultures of intracellular changes characteristic of vaccinal and herpetic infections, in: Journal of Experimental Medicine 50, 1929, S. 665–672. (1929a)

Rivers, Thomas M., Haagen, Eugen, Muckenfuss, Ralph S., A study of vaccinal immunity in tissue cultures, in: Journal of Experimental Medicine 50, 1929, S. 673–685. (1929b)

Rose, Gerhard, Fortschritte in der Bekämpfung des Läuse-Fleckfiebers und der Malaria, in: Acta tropica 1, 1944, S. 193–218.

Rose, Gerhard, Fleckfieberfragen bei der Umsiedlung der Volksdeutschen aus dem Ostraum 1939/1940, in: DMW 67, 1941, S. 1262–1265.

Rose, Gerhard, Die deutsche Tropenmedizin nach ihrem Ausschluß von den Tropen, in: Deutsches Wollen 1, 1939, Nr. 2.

Ruska, Helmut, Borries, Bodo von, Die Bedeutung der Übermikroskopie für die Virusforschung, in: Archiv für die gesamte Virusforschung 1, 1939, S. 155–169.

Sabin, Albert B., Olitsky, Peter K., Cultivation of poliomyelitis virus in vitro in human embryonic nervous tissue, in: Proceedings of the Society for Experimental Biology and Medicine 34, 1936, S. 357–359.

Sawyer, W. A., Kitchen, S.F., Lloyd, Wray, Vaccination against yellow fever with immune serum and virus fixe for mice, in: Journal of experimental medicine 55, 1932, S. 945–969.

Schelling, Hermann von, Zur statistischen Beurteilung des Erfolges von Schutzimpfungen, in: Klinische Wochenschrift 17, 1938, S. 1758–1760.

Schick, Bela, Aktive Immunisierung gegen Diphtherie, in: Monatsschrift für Kinderheilkunde 51, 1932, S. 454–469.

Schilling, Claus, unter der Mitarbeit von H. Schreck, H. Neumann und H. Kunert: Versuche zur Schutzimpfung gegen Tsetsekrankheit. I.-VII. Teil, in: Zeitschrift für Immunitätsforschung und experimentelle Therapie 83, 1934, S. 71–94; 85, 1935, S. 513–528 (1935a); 87, 1936, S. 47–71, 482–518; 89, 1936, S. 112–114, 279–295, 306–311.

Schilling, Claus, Schutzimpfung gegen Tsetse- und Schlafkrankheit, in: Forschungen und Fortschritte 11, 1935, S. 312–313. (1935b)

Schilling, Claus, Über spezifische Behandlung der Lungentuberkulose, in: DMW 50, 1924, S. 681–682.

Schilling, Claus, Ein neues Immunisierungsverfahren gegen Trypanosomen-Krankheiten, in: DMW 38, 1912, S. 13–14.

Schilling, Claus, Chemotherapeutische Versuche bei Trypanosomeninfektionen, in: Archiv für Schiffs- und Tropen-Hygiene 12, 1908, S. 1–18.

Schilling, Claus, Versuche zur Immunisierung gegen Tsetsekrankheit, in: Zeitschrift für Hygiene und Infektionskrankheiten 52, 1906, S. 149–160.

Schilling, Claus, Hackenthal, Hermann, Passive Übertragung der Überempfindlichkeit bei Tuberkulose der Menschen und der Tiere, in: DMW 52, 1926, S. 1373–1375.

Schilling, Claus, Hackenthal, Hermann, Überempfindlichkeitsversuche mit wässrigen Extrakten aus Tuberkelbacillen nach der Schultz-Daleschen Methode, in: Zeitschrift für Hygiene und Infektionskrankheiten 102, 1924, S. 417–427.

Schilling, Claus, Jaffé, J., Weitere chemotherapeutische Versuche bei Trypanosomenkrankheiten, in: Archiv für Schiffs- und Tropen-Hygiene 13, 1909, S. 525–534.

Schilling, Claus, Schulze, F.O., Wie wirkt Chinin bei Malaria, in: DMW 56, 1930, S. 46–47.

Schlossberger, Hans, Laubenheimer, Kurt, Fischer, Werner, Wichmann, F. W., Blutgruppenuntersuchungen an Schulkindern im Niedgau und in der südlichen Wetterau, in: Zeitschrift für Rassenphysiologie 1, 1928/1929, S. 117–120.

Schlossberger, Hans, Laubenheimer, Kurt, Fischer, Werner, Wichmann, F. W., Blutgruppenuntersuchungen an Schulkindern in der Umgebung von Frankfurt a.M., in: Medizinische Klinik 24, 1928, S. 851–852.

Schloßmann, Arthur, Die Gefährdung des Personals in Krankenanstalten durch Diphtherie, in: Klinische Wochenschrift 11, 1932, S. 18–19.

Schrader, G., Die Bedeutung der Blutgruppenuntersuchung bei umstrittener Vaterschaft, in: Medizinische Klinik, 34, 1938, S. 141–143.

Schubert, O., Die Impfung gegen Diphtherie in der Tschechoslowakei, in: DMW 59, 1933, S. 967–968.

Schulze, F. O., Metalues mit Malaria quartana, in: Festschrift zum 50jährigen Bestehen der Anstalt Dalldorf, Berlin, 1929, S. 67–69.

Schwalbe, J., Der Wert der Diphtherieschutzimpfung, in: DMW 54 1928, S. 47–51.

Seligmann, Erich, Die Diphtherieschutzimpfung in Nordamerika, in: Die Medizinische Welt 3, 1929, S. 1785–1787, 824–1827. (1929a)

Seligmann, Erich, Ergebnisse der aktiven Schutzimpfung gegen Diphtherie nach einjähriger Durchführung in Berlin, in: DMW, 55, 1929, S. 1117–1120. (1929b)

Sioli, Franz, Kentenich, A., Vollmer, Ortrud: Über die Zucht der Anopheles und die Verwendung der Anopheles zur Malariabehandlung der Paralytiker, in: Zeitschrift für die gesamte Neurologie und Psychiatrie 155, 1936, S. 783–797.

Sioli, Franz, Über die Wirkung des Atebrin bei der Impfmalaria der Paralytiker, in: DMW 58, 1932, S. 531–533.

Sioli, Franz, Prüfung des Plasmochins bei der Impfmalaria der Paralytiker, in: Die Naturwissenschaften 14, 1926, S. 1160–1162.

Sonnenschein, Curt, Das Fleckfieber (Flecktyphus), in: Gundel, Max (Hg.), Die ansteckenden Krankheiten. Ihre epidemiologische Bekämpfung und spezifische Therapie, 3. Aufl., Leipzig 1944, S. 594–606.

Stümer, o.V., Die Abteilung V (Verwaltung) 1933 bis 1939, in: Reiter, Hans, Das Reichsgesundheitsamt 1933–1939. Sechs Jahre nationalsozialistische Führung, Berlin 1939, S. 297–302.

Uhlenhuth, Paul, Das biologische Verfahren zur Erkennung und Unterscheidung von Menschen und Tierblut sowie anderer Eiweißsubstanzen und seine Anwendung in der forensischen Praxis, Jena 1905.

Uhlenhuth, Paul, Ein neuer biologischer Beweis für die Blutsverwandtschaft zwischen Menschen- und Affengeschlecht, in: Archiv für Rassen- und Gesellschaftsbiologie 1, 1904, S. 682–688.

Uhlenhuth, Paul, Eine Methode zur Unterscheidung der verschiedenen Blutarten, im besonderen zum differentialdiagnostischen Nachweise des Menschenblutes, in: DMW 27, 1901, S. 82–83.

Ulmenstein, Christian Ulrich von, Der Abstammungsnachweis, 5. neubearb. Aufl., Berlin 1941.

Verhandlungen des Preußischen Landesgesundheitsrates Nr. 10: A. Praktische Auswertung der neuen Forschungen über Scharlachätiologie. B. Aktive Immunisierung gegen Diphtherie. Bericht über die Verhandlungen des Ausschusses c (für Seuchenbekämpfung) des Landesgesundheitsrates am 29. November 1927 (= Veröffentlichungen auf dem Gebiete der Medizinalverwaltung 26, Heft 2), Berlin 1928.

Wagner-Jauregg, Julius, Die Malariabehandlung der Neurolues vom Standpunkt des Syphilidologen, in: Tung-Chi Medizinische Monatsschrift 6, 1930, S. 193–205.

Wassermann, August, Schütze, Albert, Über eine neue forensische Methode zur Unterscheidung von Menschen- und Thierblut, in: Berliner Klinische Wochenschrift 38, 1901, S. 187–190.

Weber, F. A., Das Reichsgesundheitsamt. Seine geschichtliche Entwicklung und Organisation sowie seine Bedeutung für die Volksgesundheit in den 50 Jahren seines Bestehens, in: Klinische Wochenschrift 5, 1926, S. 1305–1308.

Wenckebach, Georg, Die Züchtung der Rickettsia Mooseri in dem Chorio-Allantoisgewebe von lebendem Hühnerembryonen, in: Zeitschrift für Hygiene und Infektionskrankheiten 117, 1936, S. 358–369.

Wenckebach, Georg, Kunert, Herbert, Die Züchtung des Masernvirus, in: DMW 63, 1937, S. 1006–1008.

Wentzler, Ernst, Der praktische Arzt im Kampf gegen die Diphtherie, in: Reichsärzteblatt 71, 1941, S. 193–195

Wohlfeil, Traugott, Die Diphtherieseuchenwelle in Deutschland und ihre Bekämpfung mittels der aktiven Schutzimpfung. Bericht über die Ergebnisse einmaliger Impfungen mit den Präzipitatimpfstoffen Ditoxoid-Asid und AlFT. Aus den Jahren 1936/37 und die Wirkungsdauer der älteren Schutzimpfungen aus den Jahren 1934/35 mittels der Impfstoffe TA., TAF. Und FT. (= Veröffentlichungen aus dem Gebiete des Volksgesundheitsdienstes 52, Heft 7, Berlin 1939.

Wohlfeil, Traugott, Über Impfstoffe für die aktive Schutzimpfung und Gesichtspunkte für ihre Anwendung, in: Reichsgesundheitsblatt, 1937, Nr. 19, S. 324–327.

Woodruff, Alice M., Goodpasture, Ernest W., The susceptibility of chorio-allantoic membrane of chick embryos to infection with the fowl-pox virus, in: American Journal of Pathology 7, 1931, S. 209–222.

Zeiss, Heinz, Rodenwaldt, Ernst, Einführung in die Hygiene und Seuchenlehre, Stuttgart, 1936; 2. erweiterte Aufl., Stuttgart 1937; 4. vermehrte Aufl., Stuttgart 1942.

Literatur nach 1945

Adelsberger, Lucie, Auschwitz. Ein Tatsachenbericht. Das Vermächtnis der Opfer für uns Juden und für alle Menschen, neu herausgegeben, ergänzt und mit einem Anhang versehen von Eduard Seidler, Bonn 2001.

Baader, Gerhard, Das Humanexperiment in den Konzentrationslagern. Konzeption und Durchführung, in: Osnowski, Rainer (Hg.), Menschenversuche: Wahnsinn und Wirklichkeit, Köln 1988, S. 48–69. (1988a)

Baader, Gerhard, Versuch-Tierversuch-Menschenversuch, in: Osnowski, Rainer (Hg.), Menschenversuche: Wahnsinn und Wirklichkeit, Köln 1988, S. 14–45. (1988b)

Baader, Gerhard, Auf dem Weg zum Menschenversuch im Nationalsozialismus. Historische Vorbedingungen und der Beitrag der Kaiser-Wilhelm-Institute, in: Sachse, Carola (Hg.), Die Verbindung nach Auschwitz. Biowissenschaften und Menschenversuche an Kaiser-Wilhelm-Instituten. Dokumentation eines Symposiums, Göttingen 2003, S. 105–157.

Baader, Gerhard, Blutgruppenforschung im Nationalsozialismus, in: Gadebusch Bondio, Mariacarla (Hg.), Blood in History and Blood Histories, Florenz 2005, S. 331–345.

Baker, Jeffrey P., Immunization and the American Way: 4 Childhood Vaccines, in: American Journal of Public Health 90, 2000, S. 199–207.

Barkleit, Gerhard, Manfred von Ardenne. Selbstverwirklichung im Jahrhundert der Diktaturen (= Zeitgeschichtliche Forschungen 30), Berlin 2006.

Bayle, François, Croix gammée contre caducée. Les expériences humaines en Allemagne pendant la Deuxième Guerre mondiale, o.O. 1950.

Beddies, Thomas, Zur Einführung einer obligatorischen Tuberkuloseimpfung im Dritten Reich, in: Hulverscheidt, Marion, Laukötter, Anja (Hg.), Das Robert Koch-Institut in der Zeit des Nationalsozialismus. Institution, Organisation und Forschung, Göttingen 2009.

Benz, Wolfgang, Distel, Barbara (Hg.), Medizin im NS-Staat. Täter, Opfer, Handlanger (Dachauer Hefte 4), München 1993.

Bergstrand, H., Physiology or Medicine 1951. Presentation Speech by Professor H. Bergstrand, Chairman of the Nobel Committee for Physiology or Medicine of the Royal Caroline Institute. In: Nobel Lectures Physiology or Medicine 1942–1962. Amsterdam, London, New York, 1964, S. 347–350.

Berlin 1947. Jahresbericht des Magistrats, Berlin o.J.

Bleker, Johanna, Schleiermacher, Sabine, Ärztinnen aus dem Kaiserreich. Lebensläufe einer Generation, Weinheim 2000.

Bochalli, Richard, Die Entwicklung der Tuberkuloseforschung in der Zeit von 1878 bis 1958. Rückblick eines deutschen Tuberkulosearztes, Stuttgart 1958.

Bonah, Christian, Menut, Philippe, BCG Vaccination around 1930 – Dangerous Experiment or Established Prevention? Practices and Debates in France and Germany, in: Roelcke, Volker, Maio, Giovanni (Hg.), Twentieth Century Ethics of Human Subjects Research. Historical Perspectives on Values, Practices, and Regulations, Stuttgart 2004, S. 111–127.

Borowy, Iris, Wissenschaft, Gesundheit, Politik. Das Verhältnis der Weimarer Republik zur Hygieneorganisation des Völkerbundes, in: Sozial.Geschichte 20, 2005, S. 30–56.

Brandt, Christina, Metapher und Experiment. Von der Virusforschung zum genetischen Code, Göttingen 2004.

Brentjes, Burchard, 60 Jahre Nationale Sowjetrepubliken in Mittelasien im Spiegel der Wissenschaften, Halle/Saale 1985

Brentjes, Burchard, Die »Arbeitsgemeinschaft Turkestan im Rahmen der DMG« – Ein Beispiel des Missbrauchs der Wissenschaften gegen die Völker Mittelasiens, in: ders., 60 Jahre Nationale Sowjetrepubliken in Mittelasien im Spiegel der Wissenschaften, Halle/Saale 1985, S. 151–172.

Briese, Olaf, Angst in den Zeiten der Cholera, 4 Bde., Bd. 1: Über kulturelle Ursprünge des Bakteriums, Berlin 2003.

Brock, Thomas D., Robert Koch. A Life in Medicine and Bacteriology, Berlin, Heidelberg et al. 1988.

Bruch, Rüdiger vom, Müller, Rainer A., Formen außerstaatlicher Wissenschaftsförderung im 19. und 20. Jahrhundert, Stuttgart 1990.

Buchberger, Dietmar, Metzner, Jürgen, »Versuchstier« Mensch?, Frankfurt am Main 2005.

Bürgers, Th. J., Diphtherie, in: Fiat Reviews of German Science 1939–1946, Hygiene Part III: Epidemiology, Wiesbaden 1948, S. 89–104.
Cottebrune, Anne, Vom Ideal der serologischen Rassendifferenzierung zum Humanexperiment im Zweiten Weltkrieg, in: Eckart, Wolfgang U., Neumann, Alexander (Hg.), Medizin im Zweiten Weltkrieg. Militärmedizinische Praxis und medizinische Wissenschaft im »Totalen Krieg«, Paderborn, München et al. 2006, S. 43–67.
Cottebrune, Anne, Blut und Rasse. Serologische Forschungen im Umfeld des Robert Koch-Instituts, in: Hulverscheidt, Marion, Laukötter, Anja (Hg.), Das Robert Koch-Institut in der Zeit des Nationalsozialismus. Institution, Organisation und Forschung, Göttingen 2009.
Dahr, Peter, Meine Lebenserinnerungen, Bensberg 1980.
Darai, Gholamrezma, Handermann, Michaela, Hinz, Erhard, Sonntag, Hans-Günther, Lexikon der Infektionskrankheiten des Menschen, 2. Aufl., Berlin, Heidelberg, New York 2003.
Der Magistrat berichtet [...] aus der Arbeit des Jahres 1948, Berlin 1950.
Dinter, Andreas, Seuchenalarm in Berlin. Seuchengeschehen und Seuchenbekämpfung in Berlin nach dem II. Weltkrieg, Berlin 1999.
Dinter, Andreas, Die Seuchen in Berlin in der Nachkriegszeit 1945–1949, Diss. med. FU Berlin 1994.
Ebbinghaus, Angelika, Dörner, Klaus (Hg.), Vernichten und Heilen. Der Nürnberger Ärzteprozeß und seine Folgen, Berlin 2001.
Eckart, Wolfgang U., Von der Idee eines »Reichsinstituts« zur unabhängigen Forschungsinstitution – Vorgeschichte und Gründung des Hamburger Instituts für Schiffs- und Tropenkrankheiten 1884–1901, in: Bruch, Rüdiger vom, Müller, Rainer A., Formen außerstaatlicher Wissenschaftsförderung im 19. und 20. Jahrhundert, Stuttgart 1990, S. 31–52.
Eckart, Wolfgang U., »Der größte Versuch, den die Einbildungskraft ersinnen kann« – Der Krieg als hygienisch-bakteriologisches Laboratorium und Erfahrungsfeld, in: ders., Gradmann, Christoph (Hg.), Die Medizin und der Erste Weltkrieg, Pfaffenweiler 1996, S. 299–320.
Eckart, Wolfgang U., Medizin und Kolonialimperialismus. Deutschland 1884–1945, Paderborn, München, Wien, Zürich 1997.
Eckart, Wolfgang U., Humanexperiment und Probandenrecht in der Medizin des 20. Jahrhunderts, in: Mundt, Christoph, Hohendorf, Gerrit, Rotzoll, Maike (Hg.), Psychiatrische Forschung und NS-»Euthanasie«. Beiträge zu einer Gedenkveranstaltung an der Psychiatrischen Universitätsklinik Heidelberg, Heidelberg 2001, S. 247–263.
Eckart, Wolfgang U.; »Normale« Wissenschaft unter den Bedingungen der Diktatur?. Anmerkungen zur humanexperimentellen Forschung, Deutschland/Japan 1933–1945, in: Bruch, Rüdiger vom, Kaderas, Brigitte (Hg.): Wissenschaften und Wissenschaftspolitik. Bestandsaufnahmen zu Formationen, Brüchen und Kontinuitäten im Deutschland des 20. Jahrhunderts. Stuttgart 2002, S. 282–287.
Eckart, Wolfgang U., Geschichte der Medizin, 5. korr. und akt. Aufl., Heidelberg 2005.
Eckart, Wolfgang U., Gradmann, Christoph, Hygiene, in: Eckart, Wolfgang U., Sellin, Volker, Wolgast, Eike (Hg.), Die Universität Heidelberg im Nationalsozialismus, Heidelberg 2006, S. 697–718.
Eckart, Wolfgang U., Neumann, Alexander (Hg.), Medizin im Zweiten Weltkrieg. Militärmedizinische Praxis und medizinische Wissenschaft im »Totalen Krieg«, Paderborn, München, Wien, Zürich 2006.
Eckart, Wolfgang U., Sellin, Volker, Wolgast, Eike (Hg.), Die Universität Heidelberg im Nationalsozialismus, Heidelberg 2006.
Eckart, Wolfgang U., Vondra, Hana, Malaria and World War II. German malaria experiments 1939–1945, in: Parassitologia 42, 2000, S. 53–58.
Eichler, Wolfdietrich (Hg.), Insektizide heutzutage, Berlin 1954.
Ein Zeitzeuge erinnert sich – Fragen an Professor Henneberg, in: Reichsgesundheitsamt 1933–1945 – eine Ausstellung. Bundesgesundheitsblatt 32, 1989, Sonderheft, S. 28–30.
Elkeles, Barbara, Wissenschaft, Medizinethik und gesellschaftliches Umfeld. Die Diskussion um den Heilversuch um 1900, in: Frewer, Andreas, Neumann, Josef N. (Hg.), Medizingeschichte und Medizinethik. Kontroversen und Begründungsansätze 1900–1950, Frankfurt am Main, New York 2001, S. 21–43.

Emmel, Ludwig, Die Anfänge der DDT-Forschung in Deutschland auf dem Gebiete der hygienischen Zoologie in den Jahren 1943–1945, in: Eichler, Wolfdietrich (Hg.), Insektizide heutzutage, Berlin 1954, S. 13–15.

Enders, John F., General preface to studies on the cultivation of poliomyelitis viruses in tissue cultures, in: Journal of Immunology 69, 1952, S. 639–643.

Enke, Ulrike, Wissenschaft auf Reisen. Die deutsche Pestexpedition nach Indien, in: dies. (Hg.), Die Medizinische Fakultät der Universität Gießen: Institutionen, Akteure und Ereignisse von der Gründung 1607 bis ins 20. Jahrhundert, Stuttgart 2007, S. 251–286.

Enke, Ulrike (Hg.), Die Medizinische Fakultät der Universität Gießen: Institutionen, Akteure und Ereignisse von der Gründung 1607 bis ins 20. Jahrhundert, Stuttgart 2007.

Eppinger, S., Schmitt, J., Meurer, M., Morbus Reiter oder reaktive Arthritis – darf eine Krankheit nach einem NS-Funktionär benannt werden?, in: Hautarzt 57, 2006, S. 336–339.

Evans, Richard I., Death in Hamburg. Society and Politics in the Cholera Years 1830–1910, Oxford 1987.

Eyer, Hermann, Franz Redeker †, in: DMW 88, 1963, S. 1063–1065.

Fischer, Hubert, Der deutsche Sanitätsdienst 1921–1945. Organisation, Dokumente und persönliche Erfahrungen, Supplementband 2, Osnabrück 1999.

Flexner, Simon, Flexner, James Thomas, William Henry Welch und das heroische Zeitalter der amerikanischen Medizin, Stuttgart 1948.

Flachowsky, Sören, Von der Notgemeinschaft zum Reichsforschungsrat. Wissenschaftspolitik im Kontext von Autarkie, Aufrüstung und Krieg (= Studien zur Geschichte der Deutschen Forschungsgemeinschaft 3), Stuttgart 2008.

Forsbach, Ralf, Die Medizinische Fakultät der Universität Bonn im »Dritten Reich«, München 2006.

Fortner, Joseph, Dem Freunde der tierärztlichen Wissenschaft Geheimrat Friedrich Karl Kleine (1869–1951), in: Tierärztliche Umschau 15, 1960, S. 336–338.

Fortner, Joseph, Geschichtliche Notizen aus meiner Zeit bis 1945, in: Tierärztliche Umschau 19, 1964, S. 567–574. (1964a)

Fortner, Joseph, Wer hat den Erreger der Psittakose zuerst gesehen, in: Zentralblatt für Bakteriologie, Parasitenkunde, Infektionskrankheiten und Hygiene, I. Abt., Bd. 193, Originale, 1964, S. 134–1935. (1964b)

Fortner, Joseph, Gins, Heinrich A., Henneberg, Georg, Marcuse, K., Professor Dr. med. Claude Walter Levinthal †, in: Zentralblatt für Bakteriologie, Parasitenkunde, Infektionskrankheiten und Hygiene, I. Abt., Bd. 193, Originale, 1964, S. 137–139.

Frewer, Andreas, Neumann, Josef N. (Hg.), Medizingeschichte und Medizinethik. Kontroversen und Begründungsansätze 1900–1950, Frankfurt am Main, New York 2001.

Gadebusch Bondio, Mariacarla (Hg.), Blood in History and Blood Histories, Florenz 2005.

Gausemeier, Bernd, Natürliche Ordnungen und politische Allianzen. Biologische und biochemische Forschung an Kaiser-Wilhelm-Instituten 1933–1945, Göttingen 2005.

Gausemeier, Bernd, Rassenhygienische Radikalisierung und kollegialer Konsens. Verschuer, Butenandt und die Blutproben aus Auschwitz, in: Sachse, Carola (Hg.), Die Verbindung nach Auschwitz. Biowissenschaften und Menschenversuche an Kaiser-Wilhelm-Instituten. Dokumentation eines Symposiums, Göttingen 2003, S. 178–199.

Geisenhainer, Katja, »Rasse ist Schicksal«. Otto Reche (1879–1966) – ein Leben als Anthropologe und Völkerkundler, Leipzig 2002.

Geißler, Erhard, Biologische Waffen – Nicht in Hitlers Arsenalen. Biologische und Toxin-Kampfmittel in Deutschland von 1915 bis 1945, 2. Aufl., Münster 1998.

Gerber, Klaus, Bibliographie der Arbeiten aus dem Robert Koch-Institut 1891–1965, Stuttgart 1966.

Gins, Heinrich A., Die übertragbare Zahnfleischentzündung (Paradentose) und ihre Bekämpfung, in: Das deutsche Gesundheitswesen 1, 1946, S. 194–197.

Gins, Heinrich A., Die übertragbare Zahnfleischentzündung (Spirillose), Stuttgart 1947.

Gradmann, Christoph, Krankheit im Labor. Robert Koch und die medizinische Bakteriologie, Göttingen 2005.

Gradmann, Christoph, Money and Microbes: Robert Koch, Tuberculin and the Foundation of the Institute for Infectious Diseases in Berlin in 1891, in: History and Philosophy of the Life Sciences 22, 2000, S. 59–79.

Gradmann, Christoph, Ein Fehlschlag und seine Folgen: Robert Kochs Tuberkulin und die Gründung des Instituts für Infektionskrankheiten in Berlin 1891, in: ders., Schlich, Thomas (Hg.), Strategien der Kausalität. Konzepte der Krankheitsverursachung im 19. und 20. Jahrhundert, Pfaffenweiler 1999.

Gradmann, Christoph, Schlich, Thomas (Hg.), Strategien der Kausalität. Konzepte der Krankheitsverursachung im 19. und 20. Jahrhundert, Pfaffenweiler 1999.

Graffmann-Weschke, Katharina, Lydia Rabinowitsch-Kempner (1871–1935). Leben und Werk einer der führenden Persönlichkeiten der Tuberkuloseforschung am Anfang des 20. Jahrhunderts, Herdecke 1999.

Gross, G.W., Prof. Dr. med. Felix von Bormann 60 Jahre, in: Ärztliche Praxis vom 24.6.1961, S. 1495.

Grunwald, Erhard, Studien zum militärärztlichen Ausbildungswesen in Deutschland 1919–1945, München 1980.

Guth, Ekkehart (Hg.), Sanitätswesen im Zweiten Weltkrieg, Herford, Bonn 1990.

Haagen, Eugen, Haagen-Crodel, Brigitte, Über das Vorkommen sogenannter cytopathogener Effekte in »normalen« Zellkulturen, in: Zeitschrift für Hygiene 144, 1957, S. 181–201.

Haagen, Eugen, Haagen-Crodel, Brigitte, Über das Verhalten von Tuberkelbazillen, in: Zentralblatt für Bakteriologie, Parasitenkunde, Infektionskrankheiten und Hygiene, I. Abt., Bd. 172, Originale, 1958, S. 525–549.

Hahn, Judith, Kavčič, Silvija, Kopke, Christoph (Hg.), Medizin im Nationalsozialismus und das System der Konzentrationslager. Beiträge eines interdisziplinären Symposiums, Frankfurt am Main 2005.

Hammermann, Gabriele, Die Dachauer Außenlager um Mühldorf, in: KZ-Außenlager. Geschichte und Erinnerung. Dachauer Hefte 15, 1999, S. 77–98.

Hammerstein, Notker, Die Deutsche Forschungsgemeinschaft in der Weimarer Republik und im Dritten Reich. Wissenschaftspolitik in Republik und Diktatur 1920–1945, München 1999.

Hanauske, Dieter (Bearb.), Die Sitzungsprotokolle des Magistrats der Stadt Berlin 1945/46, 2 Bde, Berlin 1995 und 1999.

Harms, Bruno, Gesundheitswesen, in: Berlin 1947. Jahresbericht des Magistrats, Berlin o.J., S. 16–26.

Harten, Hans-Christian, Neirich, Uwe, Schwerendt, Matthias, Rassenhygiene als Erziehungsideologie des Dritten Reichs. Bio-Bibliographisches Handbuch, Berlin 2006.

Hartung, Kurt (Hg.), Praktikum der Schutzimpfungen. Grundlagen-Durchführung-Impfstatistik-Rechtsfragen, Berlin 1962.

Heim, Susanne, KWG im Nationalsozialismus. Wissenschaft ohne Gewissen, in: MaxPlanck-Forschung, 2005, Heft 2, S. 60–65.

Henneberg, Georg, Der Wiederaufbau des Robert Koch-Instituts 1945 bis 1969 – ein Bericht, in: Bundesgesundheitsblatt 35, 1992, S. 343–347.

Henneberg, Georg, Die Geschichte der Stiftung für experimentelle Therapie – Aronson-Stiftung, Berlin 1989.

Henneberg, Georg, Die wissenschaftliche Arbeit der Virusabteilung des Robert Koch-Institutes (1946–1970), in: Bundesgesundheitsblatt 15, 1972, S. 21–27.

Herrlich, A., Handbuch der Schutzimpfungen, Berlin, Heidelberg, New York 1965.

Hildebrand, Klaus, Vom Reich zum Weltreich. Hitler, NSDAP und koloniale Frage 1919–1945, München 1969.

Hillgruber, Andreas, Hitlers Strategie. Politik und Kriegsführung 1940–1941, Frankfurt am Main 1965.

Hinz-Wessels, Annette, Hulverscheidt, Marion, Die tropenmedizinische Abteilung des Robert Koch-Instituts im »Dritten Reich«: Forschungsfelder, Personen und Beiträge zur nationalsozialistischen Eroberungspolitik, angenommen beim Medizinhistorischen Journal.

Hinz-Wessels, Annette, Konjunkturen der deutschen Gelbfieberforschung in der ersten Hälfte des 20. Jahrhunderts: Akteure und Interessen, in: Medizinhistorisches Journal, 2008 (im Druck).

Hoppe, Brigitte, Die Institutionalisierung der Zellforschung in Deutschland durch Rhoda Erdmann (1870–1935), in: Biologie Heute (= Beilage zur Zeitschrift Naturwissenschaftliche Rundschau) 366, 1989, H. 7, S. 2–9.

Hubenstorf, Michael, »Aber es kommt mir doch so vor, als ob Sie dabei nichts verloren hätten.« Zum Exodus von Wissenschaftlern aus den staatlichen Forschungsinstituten Berlins im Bereich des öffentlichen Gesundheitswesens, in: Fischer, Wolfram, Hierholzer, Klaus, Hubenstorf, Michael (Hg.), Exodus von Wissenschaften aus Berlin. Fragestellungen – Ergebnisse – Desiderate. Entwicklungen vor und nach 1933 (Forschungsbericht 7 der Akademie der Wissenschaften zu Berlin), Berlin, New York 1994, S. 355–460.

Hubenstorf, Michael, Aufbruch und Abbruch. Die »jüdischen« WissenschaftlerInnen des RKI und ihre erzwungene Emigration nach 1933 (Abstract zur Tagung »Das Robert Koch-Institut im Nationalsozialismus«, eine wissenschaftshistorische Bestandsaufnahme, 19./20.1.2007 in Berlin).

Hulverscheidt, Marion, Laukötter, Anja (Hg.), Das Robert Koch-Institut in der Zeit des Nationalsozialismus. Institution, Organisation und Forschung, Göttingen 2009.

Hulverscheidt, Marion, Blutgruppenforschung am Robert Koch-Institut während des Nationalsozialismus – ein Feld für wissenschaftliche Meriten, Gebiet der Rassenhygiene oder reine Alltagspraxis?, Aufsatzmanuskript

Hulverscheidt, Marion, German Malariology experiments with humans, supported by the DFG until 1945, in: Eckart, Wolfgang U. (Hg.), Man, Medicine, and the State. The Human Body as an Object of Government Sponsored Medical Research in the 20th Century (= Beiträge zur Geschichte der Deutschen Forschungsgemeinschaft, Bd. 2), Stuttgart 2006, S. 221–235 (2006a).

Hulverscheidt, Marion, Fiebrige Auseinandersetzungen – Malariaforschung in der deutschen Armee während des Zweiten Weltkrieges, in: Eckart, Wolfgang U., Neumann, Alexander (Hg.), Medizin im Zweiten Weltkrieg. Militärmedizinische Praxis und medizinische Wissenschaft im »Totalen Krieg«, Paderborn u.a. 2006, S. 93–111. (2006b)

Hulverscheidt, Marion, Menschen, Mücken und Malaria – Das wissenschaftliche Umfeld des KZ-Malariaforschers Claus Schilling, in: Hahn, Judith, Kavčič, Silvija, Kopke, Christoph (Hg.), Medizin im Nationalsozialismus und das System der Konzentrationslager. Beiträge eines interdisziplinären Symposiums, Frankfurt am Main 2005, S. 108–126.

Hüntelmann, Axel, Biopolitische Netzwerke. Die interpersonellen und interinstitutionellen Verbindungen zwischen dem Institut für Infektionskrankheiten und dem Reichsgesundheitsamt vor 1935, in: Hulverscheidt, Marion, Laukötter, Anja (Hg.), Das Robert Koch-Institut in der Zeit des Nationalsozialismus. Institution, Organisation und Forschung, Göttingen 2009.

Hüntelmann, Axel, Die Globalisierung der serologischen Wertbestimmung. Das preußische Institut für experimentelle Therapie und die ständige Standardisierungskommission der Hygieneorganisation des Völkerbundes in der Zwischenkriegszeit (Vortrag auf der 90. Jahrestagung der DGGMNT in Wuppertal, 28.–30.9.2007).

Hüntelmann, Axel, Gesundheitspolitik im Kaiserreich und in der Weimarer Republik. Das Reichsgesundheitsamt von 1876–1933. Diss. phil. Bremen 2006.

Kater, Michael H., Ärzte als Hitlers Helfer, Hamburg, Wien 2000.

Kauffmann, Fritz, Erinnerungen eines Bakteriologen, Munksgaard, Kopenhagen 1969.

Kaufmann, Doris (Hg.), Geschichte der Kaiser-Wilhelm-Gesellschaft im Nationalsozialismus, Bestandsaufnahme und Perspektiven der Forschung, 2 Bde, Göttingen 2000.

Klee, Ernst, Deutsche Medizin im Dritten Reich. Karrieren vor und nach 1945, Frankfurt am Main 2001.

Klee, Ernst, Auschwitz, die NS-Medizin und ihre Opfer, 2. Aufl., Frankfurt am Main 2002.

Klee, Ernst, Das Personenlexikon zum Dritten Reich. Wer war was vor und nach 1945, Frankfurt am Main 2003.

Kleine, Friedrich Karl, Fred Neufeld †, in: Zeitschrift für Hygiene und Infektionskrankheiten 127, 1947, S. 185f.

Kleist, Peter, Kleist, C. Zerobin, Eine kurze Geschichte der klinischen Studie. Meilensteine evidenzbasierter Arzneimittelprüfungen, in: Schweizerische Ärztezeitung 86, 2005, S. 2475–2482.

Koch, Sabine, Leben und Werk der Zellforscherin Rhoda Erdmann 1870–1935. Diss. med. Marburg 1985.

Kogon, Eugen, Der SS-Staat. Das System der deutschen Konzentrationslager, 1. Aufl., München 1946, 2. Aufl. Berlin 1947, 43. Aufl. München 2006.

Krüger, Detlev H., Schneck, Peter, Gelderblom, Hans R., Helmut Ruska and the visualition of viruses, in: The Lancet, Nr. 355, 2000, S. 1713–1717.

Krüpe, Martin, Löpmann, A., Imaginesbekämpfung der Anophelen im Sinne der »Malariadesinfektion« mit den DDT-Präparaten, in: Zeitschrift für Hygiene und Infektionskrankheiten 127, 1947, S. 262–272.

Kunert, Herbert, Friedrich Karl Kleine, in: Kleine, Friedrich Karl, Ein deutscher Tropenarzt, Hannover 1949, S. 9–23.

Labisch, Alfons, Die »hygienische Revolution« im medizinischen Denken. Medizinisches Wissen und ärztliches Handeln, in: Ebbinghaus, Angelika, Dörner, Klaus (Hg.), Vernichten und heilen. Der Nürnberger Ärzteprozeß und seine Folgen, Berlin 2001, S. 68–89.

Labisch, Alfons, Tennstedt, Florian, Der Weg zum »Gesetz über die Vereinheitlichung des Gesundheitswesens« vom 3. Juli 1934. Entwicklungslinien und -momente des staatlichen und kommunalen Gesundheitswesens in Deutschland, 2 Bde, Düsseldorf 1985.

Laukötter, Anja, From Smallpox to Caries – Heinrich A. Gins and the Constructed Danger of International Diseases. Paper for the Conference »Infectious Diseases and Institutions. The Robert Koch-Institute in international perspective 1930–1950«, Berlin January 2008.

Leven, Karl-Heinz, Fleckfieber beim deutschen Heer während des Krieges gegen die Sowjetunion, in: Guth, Ekkehart (Hg.), Sanitätswesen im Zweiten Weltkrieg, Herford, Bonn 1990, S. 127–164.

Leven, Karl-Heinz, Die Geschichte der Infektionskrankheiten. Von der Antike bis ins 20. Jahrhundert, Landsberg/Lech 1997.

Leyendecker, Brigitte, Klapp, Burghard F., Deutsche Hepatitisforschung im Zweiten Weltkrieg, in: Pross, Christian, Aly, Götz (Redaktion), Der Wert des Menschen. Medizin in Deutschland 1918–1945, Berlin 1989, S. 261–293.

Liese, Walter, Zur Entstehungsgeschichte des Bundesgesundheitsamtes, in: Bundesgesundheitsblatt 5, 1962, S. 49–55.

Lilienthal, Georg, Anthropologie und Nationalsozialismus: Das erb- und rassenkundliche Abstammungsgutachten, in: Jahrbuch des Instituts für Geschichte der Medizin der Robert Bosch Stiftung 6, 1987, S. 71–91.

Lösch, Niels C., Rasse als Konstrukt. Leben und Werk Eugen Fischers, Frankfurt am Main, Berlin, Bern, New York, Paris, Wien 1997.

Luchterhandt, Martin, Robert Ritter und sein Institut: Vom Nutzen und Benutzen der »Forschung«, S. 321–328, in: Zimmermann, Michael (Hg.), Zwischen Erziehung und Vernichtung. Zigeunerpolitik und Zigeunerforschung im Europa des 20. Jahrhunderts (= Beiträge zur Geschichte der Deutschen Forschungsgemeinschaft, Bd. 3), Stuttgart 2007.

Luchterhandt, Martin, Der Weg nach Birkenau. Entstehung und Verlauf der nationalsozialistischen Verfolgung der »Zigeuner«, Lübeck 2000.

Lüdtke, Karlheinz, Zur Geschichte der frühen Virusforschung, Max-Planck-Institut für Wissenschaftsgeschichte, Preprint 125, 1999.

Lundgreen, Peter, Horn, Bernd, Krohn, Wolfgang, Küppers, Günter, Paslack, Rainer, Staatliche Forschung in Deutschland 1870–1980, Frankfurt am Main, New York 1986.

Magistrat der Stadt Berlin (Hg.), Das erste Jahr. Berlin im Neuaufbau. Ein Rechenschaftsbericht des Magistrats der Stadt Berlin, Berlin 1946.

Maitra, Robin T., »…wer imstande und gewillt ist, dem Staate mit Höchstleistungen zu dienen!« Hans Reiter und der Wandel der Gesundheitskonzeption im Spiegel der Lehr- und Handbücher der Hygiene zwischen 1920 und 1960 (= Abhandlungen zur Geschichte der Medizin und der Naturwissenschaften 88), Husum 2001.

Massin, Benoît, Mengele, die Zwillingsforschung und die »Auschwitz-Dahlem Connection«, in: Sachse, Carola (Hg.), Die Verbindung nach Auschwitz. Biowissenschaften und Menschenversuche an Kaiser-Wilhelm-Instituten. Dokumentation eines Symposiums, Göttingen 2003, S. 201–254.

Mendelsohn, J. Andrew, Von der Ausrottung zum Gleichgewicht. Wie Epidemien nach dem Ersten Weltkrieg komplex wurden, in: Gradmann, Christoph, Schlich, Thomas (Hg.), Strategien der Kausalität. Konzepte der Krankheitsverursachung im 19. und 20. Jahrhundert, Pfaffenweiler 1999, S. 227–268.

Mendelsohn, J. Andrew, Cultures of Bacteriology: Formation and transformation of a science in France and Germany, 1870–1914, Princeton University 1996.

Miller, C. Phillip, Rufus Cole 1872–1966. A biographical Memoir, in: Memoirs of the National Academy of Sciences, Washington 1979, S. 119–139.

Mitscherlich, Alexander, Mielke, Fred, Medizin ohne Menschlichkeit. Dokumente des Nürnberger Ärzteprozesses, 15. Aufl., Frankfurt am Main 2001.

Möllers, Bernhard, Robert Koch. Persönlichkeit und Lebenswerk. 1843–1910, Hannover 1950.

Moser, Gabriele, »Forschungen für die Abwehr biologischer Kriegsmethoden« und Krebsforschung im Zweiten Weltkrieg: Die Forschungsarbeiten beim »Reichsbevollmächtigten für Krebsforschung«, Kurt Blome, 1943–1945, in: Eckart, Wolfgang U., Neumann, Alexander (Hg.), Medizin im Zweiten Weltkrieg. Militärmedizinische Praxis und medizinische Wissenschaft im »Totalen Krieg«, Paderborn, München, Wien, Zürich 2006, S. 131–150.

Moser, Gabriele, »Peststämme aus dem Pariser Pasteur-Institut«: Forschung und Entwicklung eines deutschen Pestimpfstoffes durch das Robert Koch-Institut im NS-besetzten Europa, in: Hulverscheidt, Marion, Laukötter, Anja (Hg.), Das Robert Koch-Institut in der Zeit des Nationalsozialismus. Institution, Organisation und Forschung, Göttingen 2009.

Mundt, Christoph, Hohendorf, Gerrit, Rotzoll, Maike (Hg.), Psychiatrische Forschung und NS-»Euthanasie«. Beiträge zu einer Gedenkveranstaltung an der Psychiatrischen Universitätsklinik Heidelberg, Heidelberg 2001.

Munk, Klaus, Virologie in Deutschland. Die Entwicklung eines Fachgebietes, Basel, Freiburg et al. 1995.

Nadav, Daniel S., The »Death Dance of Lübeck«: Julius Moses and the German Guidelines for Human Experimentation, in: Roelcke, Volker, Maio, Giovanni (Hg.), Twentieth Century Ethics of Human Subjects Research. Historical Perspectives on Values, Practices, and Regulations, Stuttgart 2004, S. 129–135.

Neumann, Alexander, »Arzttum ist immer Kämpfertum« Die Heeressanitätsinspektion und das Amt »Chef des Wehrmachtssanitätswesens« im Zweiten Weltkrieg (1939–1945), Düsseldorf 2003.

Oehler-Klein, Sigrid (Hg.), Vergangenheitspolitik in der universitären Medizin nach 1945. Institutionelle und individuelle Strategien im Umgang mit dem Nationalsozialismus, Stuttgart 2007

Osnowski, Rainer (Hg.), Menschenversuche: Wahnsinn und Wirklichkeit, Köln 1988.

Ost, Eugéne, Die Malaria-Versuchsstation im Konzentrationslager Dachau, in: Benz, Wolfgang, Distel, Barbara (Hg.), Medizin im NS-Staat. Täter, Opfer, Handlanger (Dachauer Hefte 4), München 1993, S. 174–189.

Pfletschinger, Gerd, Krebsstatistik, Medizinhistorik, »Umsiedlung« und medizinische Auslandskontakte in der nationalsozialistischen Gesundheitspolitik, Diss. med. FU Berlin 2000.

Pross, Christian, Aly, Götz (Redaktion), Der Wert des Menschen. Medizin in Deutschland 1918–1945, Berlin 1989.

Prüll, Cay-Rüdiger, Medizin am Toten oder am Lebenden? Pathologie in Berlin und in London, 1900–1945, Basel 2003.

Quing, Lin, Zur Frühgeschichte des Elektronenmikroskops, Stuttgart 1995.

Raim, Edith, Die Dachauer Außenkommandos Kaufering und Mühldorf. Rüstungsbauten und Zwangsarbeit im letzten Kriegsjahr 1944/45, Landsberg 1992

Reichsgesundheitsamt 1933–1945 – eine Ausstellung. Bundesgesundheitsblatt 32, 1989, Sonderheft.

Reuland, Andreas, Menschenversuche in der Weimarer Republik, Norderstedt 2004.

Rheinberger, Hans-Jörg, Virusforschung an den Kaiser-Wilhelm-Instituten, in: Kaufmann, Doris (Hg.), Geschichte der Kaiser-Wilhelm-Gesellschaft im Nationalsozialismus, Bestandsaufnahme und Perspektiven der Forschung, 2 Bde, Göttingen 2000, Bd. 1, S. 667–698.

Rieder, Hans L., Die Abklärung der Lübecker Säuglingstuberkulose, in: Pneumologie 57, 2003, S. 402–405.

Rivers, Tom, Reflections on a Life in medicine and Science. An Oral History Memoir prepared by Paul Benison, Cambridge, Massachusetts and London, England 1967.

Robert Koch-Institut (Hg.), Steckbriefe seltener und importierter Infektionskrankheiten, Berlin 2006.

Roelcke, Volker, Maio, Giovanni (Hg.), Twentieth Century Ethics of Human Subjects Research. Historical Perspectives on Values, Practices, and Regulations, Stuttgart 2004.

Rose, Gerhard, Eine Luftwaffen-Sanitätseinheit in einem Landeskrankenhaus und ihre Übergabe im Zeichen des Genfer Roten Kreuzes, in: Wehrmedizinische Monatsschrift, Heft 11, 1986, S. 508–511.

Sachse, Carola (Hg.), Die Verbindung nach Auschwitz. Biowissenschaften und Menschenversuche an Kaiser-Wilhelm-Instituten. Dokumentation eines Symposiums, Göttingen 2003.

Saretzki, Thomas, Reichsgesundheitsrat und Preußischer Landesgesundheitsrat in der Weimarer Republik, Berlin 2000.

Schäfer, Julia, Vermessen – gezeichnet – verlacht. Judenbilder in populären Zeitschriften 1918–1933, Frankfurt, New York 2005.

Schelthoff, Elke, Tierseuchenbekämpfung im Düren-Jülicher Raum im 20. Jahrhundert. Ein Beitrag zur Geschichte des öffentlichen Veterinärwesens. Diss. med.vet. Gießen 2004.

Scherf, Werner, Die Verbrechen der SS-Ärzte im KZ Buchenwald – der antifaschistische Widerstand im Häftlingskrankenbau. 2. Beitrag: Juristische Probleme. Diss. jur. HU Berlin 1987.

Schmidt, Ulf, Brandt, Karl, The Nazi Doctor. Medicine and Power in the Third Reich, Hambledon 2007.

Schmuhl, Hans Walter, Grenzüberschreitungen. Das Kaiser-Wilhelm-Institut für Anthropologie, menschliche Erblehre und Eugenik, Göttingen 2005.

Schneck, Peter, »... ich bin ja nur eine Frau, aber Ehrgefühl habe ich auch«. Zum Schicksal der Berliner Zellforscherin Rhoda Erdmann (1870–1935) unter dem Nationalsozialismus, in: Wessels, Karl-Friedrich (Hg.): Ein Leben für die Biologie(geschichte). Festschrift zum 75. Geburtstag von Ilse Jahn. Bielefeld 2000, 170–190.

Schreiber, Gerhard, Stegemann, Bernd, Vogel, Detlef, Der Mittelmeerraum und Südosteuropa. Von der »non belligeranza« Italien bis zum Kriegseintritt der Vereinigten Staaten (= Das Deutsche Reich und der Zweite Weltkrieg, Bd. 3), Stuttgart 1984.

Silberstein, Werner, My way from Berlin to Jerusalem, Jerusalem 1994.

Singer, Claude, Les universités françaises face à l'occupant allemand (1940–1944), in: Pfeil, Ulrich (Hg.), Deutsch-französische Kultur- und Wissenschaftsbeziehungen im 20. Jahrhundert. Ein institutionsgeschichtlicher Ansatz, München 2007, S. 167–178.

Stöckel, Sigrid, Walter, Ulla (Hg.), Prävention im 20. Jahrhundert. Historische Grundlagen und aktuelle Entwicklungen in Deutschland, Weinheim, München 2002.

Straumann, Lukas, Nützliche Schädlinge. Angewandte Entomologie, chemische Industrie und Landwirtschaftspolitik in der Schweiz 1874–1952, Zürich 2005.

Stürzbecher, Manfred, Zur Biographie von Otto Lentz, in: Bundesgesundheitsblatt 7, 1964, S. 262–266.

Stürzbecher, Manfred, Geschichte des Bundesgesundheitsamtes, in: Weise, Hans-Joachim (Redaktion), Bundesgesundheitsamt. Über ein Jahrhundert im Dienste der Gesundheit. Aus Anlaß der Einweihung des Instituts für Arzneimittel 1983, Berlin 1983, S. 164–197.

Stürzbecher, Manfred, Franz Redeker zum 100. Geburtstag, in: Bundesgesundheitsblatt 34, 1991, S. 377–380;

Süß, Winfried, Der »Volkskörper« im Krieg. Gesundheitspolitik, Gesundheitsverhältnisse und Krankenmorde im nationalsozialistischen Deutschland 1939–1945, München 2003.

Tjornelund, Henrik, Medicine without borders. The Robert Koch-Institute and the State Institute of Copenhagen, in: Hulverscheidt, Marion, Laukötter, Anja (Hg.), Das Robert Koch-Institut in der Zeit des Nationalsozialismus. Institution, Organisation und Forschung, Göttingen 2009.

Trunk, Achim, Zweihundert Blutproben aus Auschwitz. Ein Forschungsvorhaben zwischen Anthropologie und Biochemie (1943–1945). Ergebnisse 12. Vorabdrucke aus dem Forschungsprogramm »Geschichte der Kaiser-Wilhelm-Gesellschaft im Nationalsozialismus«, Berlin 2003.

Uhlig, Ralph (Hg.), Vertriebene Wissenschaftler der Christian-Albrechts-Universität zu Kiel (CAU) nach 1933, Frankfurt am Main, Bern, New York, Paris 1991.

Vondra, Hana, Malariaexperimente in Konzentrationslagern und Heilanstalten während des Nationalsozialismus, Diss. med. Hannover 1989.

Walk, Joseph, Kurzbiographien zur Geschichte der Juden 1918–1945, München, New York, London Paris 1988.

Wechsler, Patrick, La Faculté de Medecine de la »Reichsuniversität Straßburg« (1941–1945), a l'heure nationale socialiste, Freiburg im Breisgau 2005.

Weindling, Paul, Nazi medecine and the Nuremberg Trials. From Medical War Crimes to informed Consent, Basingstoke 2004.

Weindling, Paul, The Divisions in Weimar Medicine: German Public Health and the League of Nations Health Organization, in: Stöckel, Sigrid, Walter, Ulla (Hg.), Prävention im 20. Jahrhundert. Historische Grundlagen und aktuelle Entwicklungen in Deutschland, Weinheim, München 2002, S. 110–121.

Weindling, Paul, Epidemics and Genozide in Eastern Europe 1890–1945, Oxford 1999.

Weindling, Paul, Between Bacteriology and Virology. The Development of Typhus Vaccines Between the First and Second World Wars, in: History and Philosophy of the Life Sciences 17, 1995, S. 81–90.

Weise, Hans-Joachim (Redaktion), Bundesgesundheitsamt. Über ein Jahrhundert im Dienste der Gesundheit. Aus Anlaß der Einweihung des Instituts für Arzneimittel 1983, Berlin 1983.

Werther, Thomas, Fleckfieberforschung im Deutschen Reich 1914–1945. Untersuchungen zur Beziehung zwischen Wissenschaft, Industrie und Politik unter besonderer Berücksichtigung der IG Farben. Diss phil. Philipps-Universität Marburg 2004.

Werther, Thomas, Menschenversuche in der Fleckfieberforschung, in: Angelika Ebbinghaus, Klaus Dörner (Hg.), Vernichten und Heilen. Der Nürnberger Ärzteprozeß und seine Folgen, Berlin 2001, S. 152–173.

Weß, Ludger, Menschenversuche und Seuchenpolitik – Zwei unbekannte Kapitel aus der Geschichte der deutschen Tropenmedizin, in: 1999. Zeitschrift für Sozialgeschichte des 20. und 21. Jahrhunderts 8, Heft 2, S. 10–50.

Wessels, Karl-Friedrich (Hg.): Ein Leben für die Biologie(geschichte). Festschrift zum 75. Geburtstag von Ilse Jahn. Bielefeld 2000.

Whitrow, Magda, Wagner-Jauregg and Fever Therapy, in: Medical History 34, 1990, S. 294–310.

Wiesemann, Claudia, Frewer, Andreas (Hg.), Medizin und Ethik im Zeichen von Auschwitz. 50 Jahre Nürnberger Ärzteprozeß, Erlangen, Jena 1996.

Winau, Rolf, Versuche mit Menschen. Historische Entwicklung und ethischer Diskurs, in: Sachse, Carola (Hg.), Die Verbindung nach Auschwitz. Biowissenschaften und Menschenversuche an Kaiser-Wilhelm-Instituten. Dokumentation eines Symposiums, Göttingen 2003, S. 158–177.

Winau, Rolf, Medizin und Menschenversuch. Zur Geschichte des »informed consent«, in: Wiesemann, Claudia, Frewer, Andreas (Hg.), Medizin und Ethik im Zeichen von Auschwitz. 50 Jahre Nürnberger Ärzteprozeß, Erlangen, Jena 1996, S. 13–29;

Wirth, I., Strauch, H., Geserick, G., Das Uhlenhuth-Verfahren. Vorgeschichte in Berlin und erste forensische Gutachten, in: Rechtsmedizin 11, 2001, S. 217–222.

Woitke, Gudrun, Tuberkulosebekämpfung im »Dritten Reich«. Die Tätigkeit neu geschaffener staatlicher Organe zur Erfassung, Behandlung und Versorgung Tuberkulosekranker in den Jahren von 1933 bis 1945, Diss. med., Universität Leipzig 1993.

Wolff, Horst Peter, Kalinich, Arno, Zur Geschichte der Krankenhausstadt Berlin-Buch, 2. erw. und überar. Aufl., Frankfurt am Main 2006.

Wulf, Stefan, Das Hamburger Tropeninstitut 1919 bis 1945. Auswärtige Kulturpolitik und Kolonialrevisionismus nach Versailles, Berlin, Hamburg 1994.

Zimmermann, Michael (Hg.), Zwischen Erziehung und Vernichtung. Zigeunerpolitik und Zigeunerforschung im Europa des 20. Jahrhunderts (= Beiträge zur Geschichte der Deutschen Forschungsgemeinschaft, Bd. 3), Stuttgart 2007.

Zimmermann, Susanne, Die Medizinische Fakultät der Universität Jena während des Nationalsozialismus, Berlin 2000.

Zschiegner, Walter, Ein Beitrag zur Frage der Übertragbarkeit der Spirillose, in: Zahnärztliche Rundschau 55, 1946, S. 155–158.

75 Jahre Robert Koch-Institut 1. Juli 1966, hg. von Georg Henneberg, Berlin 1966.

100 Jahre Robert Koch-Institut 1. Juli 1991, hg. vom Robert Koch-Institut des Bundesgesundheitsamtes, Berlin 1991.

Personenregister

Abbildungsnachweis

Titelseite oben und unten sowie S. 2: Robert Koch-Institut, Berlin

Rückseite	Reiter, Hans, Das Reichsgesundheitsamt 1933–1939. Sechs Jahre nationalsozialistische Führung, Berlin 1939
(Abb. 1)	Archiv Kinder- und Jugendmedizin, Berlin
(Abb. 2–4)	Robert Koch-Institut, Berlin
(Abb. 5)	Reiter, Hans, Das Reichsgesundheitsamt 1933–1939. Sechs Jahre nationalsozialistische Führung, Berlin 1939
(Abb. 6–9)	Robert Koch-Institut, Berlin
(Abb. 10)	François Bayle, Croix gammée contre caducée. Les expériences humaines en Allemagne pendant la Deuxième Guerre mondiale, o.O. 1950
(Abb. 11)	Carl Ramsauer (Hg.), Zehn Jahre Elektronenmikroskopie. Ein Selbstbericht des AEG-Forschungs-Instituts, Berlin 1941
(Abb. 12)	Archiv für Schiffs- und Tropenhygiene, 1931
(Abb. 13)	François Bayle, Croix gammée contre caducée. Les expériences humaines en Allemagne pendant la Deuxième Guerre mondiale, o.O. 1950
(Abb. 14–21)	Robert Koch-Institut, Berlin
(Abb. 22)	François Bayle, Croix gammée contre caducée. Les expériences humaines en Allemagne pendant la Deuxième Guerre mondiale, o.O. 1950
(Abb. 23–24)	Robert Koch-Institut, Berlin